肩关节切开手术学

Open Surgeries for the Shoulder

北京大学积水潭医院肩关节丛书

肩关节切开手术学

Open Surgeries for the Shoulder

主　编　姜春岩　鲁　谊　朱以明
副主编　李奉龙

北京大学医学出版社

JIANGUANJIE QIEKAI SHOUSHUXUE

图书在版编目（CIP）数据

肩关节切开手术学 / 姜春岩，鲁谊，朱以明主编.
– 北京：北京大学医学出版社，2019.8
ISBN 978-7-5659-2016-5

Ⅰ. ①肩… Ⅱ. ①姜… ②鲁… ③朱… Ⅲ. ①肩关节—外科手术 Ⅳ. ①R684

中国版本图书馆CIP数据核字(2019)第162663号

肩关节切开手术学

主　　编：姜春岩　鲁　谊　朱以明
出版发行：北京大学医学出版社
地　　址：（100191）北京市海淀区学院路38号　北京大学医学部院内
电　　话：发行部 010-82802230；图书邮购 010-82802495
网　　址：http：//www.pumpress.com.cn
E-mail：booksale@bjmu.edu.cn
印　　刷：北京圣彩虹制版印刷技术有限公司
经　　销：新华书店
责任编辑：刘　燕　　**责任校对**：靳新强　　**责任印制**：李　啸
开　　本：889 mm × 1194 mm　1/16　　**印张**：11.5　　**字数**：295千字
版　　次：2019年8月第1版　2019年8月第1次印刷
书　　号：ISBN 978-7-5659-2016-5
定　　价：130.00元

本书由
北京大学医学出版基金
资助出版

前　言

在骨科领域尤其是运动医学领域，手术治疗的微创化是大势所趋，但这并不意味着切开手术方式就一定代表落后或低端进而会被彻底淘汰。恰恰相反，如肩关节周围骨折、盂肱关节重度退行性骨病等，目前的手术治疗金标准仍是切开术式。即便对于目前已经成熟的各种肩关节镜下微创术式，标准及规范的切开术式不仅可以作为可靠的备用手段，而且是逐步掌握微创技术过程中的重要一环。以喙突移位手术（Latarjet 手术）为例，由于镜下 Latarjet 手术的学习曲线较长，镜下操作较为繁复，因此，必须首先掌握切开 Latarjet 手术的各项技术要点及关键点，同时对肩关节前上方的解剖了然于心，这样才能更快、更安全地掌握镜下手术。即便在镜下手术无法完成时，仍可以从容地依靠切开手术接应，从而保证了手术的顺利完成。

本书设有七章，分别针对肩部骨折、肩关节运动损伤、退行性疾病和人工肩关节置换等主要的肩关节周围疾病的切开手术治疗进行了详尽、全面的阐述。本书所用的示例及图片均来自过去二十余年中我们亲手治疗的病例资料。在本书的编写过程中我们尽量从手术实战的角度出发，着重强调了各类切开术式的适应证，并对手术中的关键技巧以及常见的陷阱进行了细致的描述。希望本书能为国内的同道提供有价值的临床参考。

切开手术与镜下微创手术并不是对立的死敌，而是相辅相成的好搭档。肩关节外科领域有太多的未解之谜等待我们去探究和解决。这注定是一条漫长而艰辛之路，那么就让我们用更丰富、多样化的武器装备自己，左手刀，右手镜，去迎接一个又一个的挑战吧！

姜春岩

2019 年 9 月 1 日

于北京积水潭医院

主编介绍

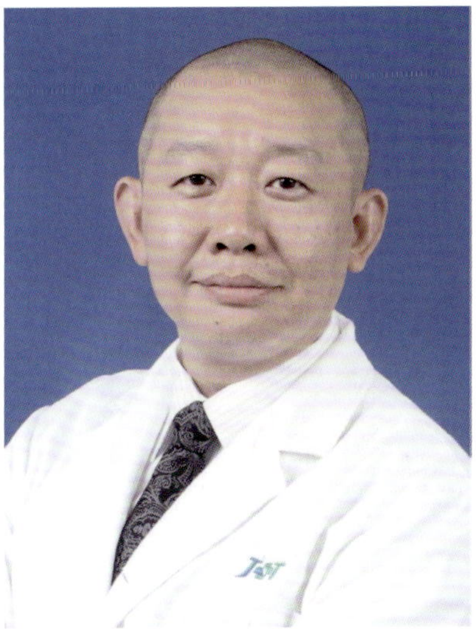

姜春岩
肩关节外科专业医师
北京积水潭医院　主任医师
北京大学医学部　教授、博士研究生导师

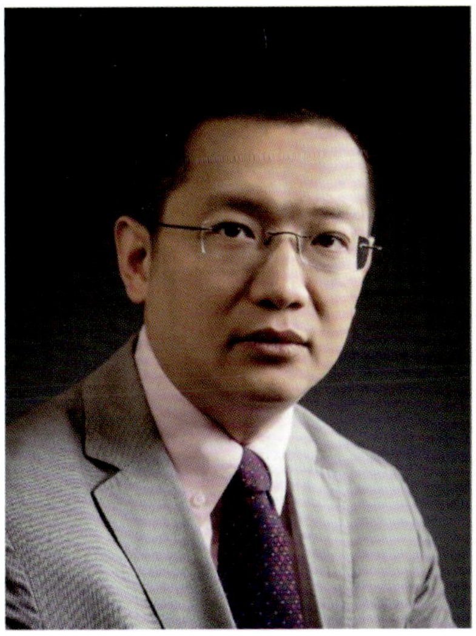

鲁　谊
肩关节外科专业医师
北京积水潭医院　主任医师
北京大学医学部　教授、硕士研究生导师

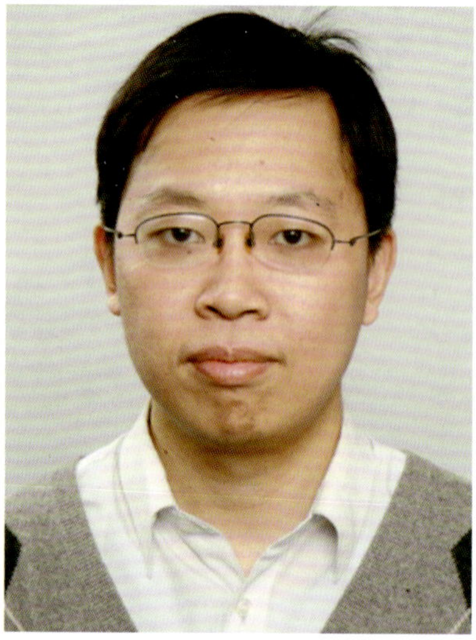

朱以明

肩关节外科专业医师

北京积水潭医院　主任医师

北京大学医学部　副教授

目　录

第一章　肱骨近端骨折……1

第一节　概况……1

第二节　肱骨近端骨折的保守治疗……7

第三节　明显移位的肱骨近端新鲜骨折切开复位内固定治疗……8

第四节　肱骨近端陈旧骨折的处理……30

第五节　并发症及处理……34

第二章　肩胛骨骨折……41

第一节　概况……41

第二节　保守治疗……44

第三节　手术治疗……45

第四节　并发症及处理……51

第三章　锁骨骨折……55

第一节　概况……55

第二节　保守治疗……60

第三节　明显移位的锁骨中段骨折切开复位内固定治疗……61

第四节　锁骨远端骨折切开复位内固定治疗……64

第五节　锁骨近端骨折……66

第六节　并发症及处理……67

第四章　肩锁关节损伤……71

第一节　概况……71

第二节 分类及临床检查……72
第三节 手术治疗……75
第四节 并发症及处理……83

第五章 肩袖损伤切开修复术……87
第一节 概况……87
第二节 手术适应证及禁忌证……88
第三节 手术技术……88
第四节 手术结果……92
第五节 并发症及处理……93
第六节 背阔肌移位术……94

第六章 肩关节不稳定……101
第一节 肩关节前方不稳定……101
第三节 肩关节多方向不稳定……112
第四节 肩关节后脱位……115

第七章 人工肩关节……123
第一节 概况……123
第二节 半肩关节置换术……127
第三节 全肩关节置换术……145
第四节 反肩关节置换术……154

第一章

肱骨近端骨折

肱骨近端骨折是一类临床常见的损伤。鉴于我国人口基数大，罹患此类疾病的患者人数较多，因此，正确地处理这类损伤与有效地控制医疗 - 社会资源密切相关。本书虽然是一本手术操作的指导，仍不能免俗地首先谈及一些基础知识，然后再论及手术技术。因为对这些基础知识的熟悉与把握直接决定了手术的治疗效果。

另外，考虑到目前接骨板仍然是治疗存在明显移位的肱骨近端骨折的主要方法，我们特将接骨板治疗的并发症合并在“并发症及处理”一节予以详细讨论，而关于闭合穿针和髓内钉治疗的并发症，则放在相关部分。此处不再赘述，望读者予以注意。关于人工关节治疗肱骨近端骨折，请参阅第七章的内容。

第一节 概　　况

一、流行病学研究

肱骨近端骨折是一种常见的骨折类型，其发病率仅次于腕关节和髋关节 [1]。国外近期的研究认为其发生率约为 5.7%，男女比率为 1∶3[7]。Palvanen 在 1970 年的统计发现 100 000 人中有 32 例肱骨近端骨折，到了 2002 年，则上升为 105 例，即平均每年增加 13.7%[3]！

肱骨近端骨折可以发生于任何年龄组。随着年龄的增长，肱骨近端骨折的发病率呈指数上升。对于青中年患者，一般多为高能量损伤造成。在青少年组，由于骨活动能力增加，骺板相对薄弱，发生率有所增加，多为 Salter - Harris Ⅱ 型骨骺损伤。对于老年患者，轻微暴力即可造成骨折。Lofman 对 55 ~ 75 岁的肱骨近端骨折患者进行了 DEXA 评估，发现 89% 的患者存在骨质疏松 [4]。其他研究也支持肱骨近端骨折的发生与骨质疏松密切相关 [5-6]。

此外，肱骨近端骨折是发生髋关节骨折的一项高危因素。曾有学者对 8000 名女性进行了长达 10 年的调研，结果发现发生过肱骨近端骨折的人群中 14% 会再次发生髋关节骨折，而在既往无肱骨近端骨折的人群中，出现髋关节骨折的比例仅为 9.6%。尤其在肱骨近端骨折发生的头一年中，患者应尤为小心髋关节发生骨折 [7-8]。

当然，以上研究均来源于国外的研究报道。不同的人种、文化背景与生活习惯，可能会造成我国的肱骨近端骨折患者的流行病学情况并不尽相同。但由于目前仍缺乏严谨、科学的大规模流行病学统计，国外的研究数据仍可帮助我们进行肱骨近端骨折的评估。

二、临床检查

肱骨近端骨折与骨质疏松有一定的关系。对于老年患者，轻中度暴力即可造成骨折，常见于在站立位摔伤，即患肢外展时身体向患侧摔倒。患肢着地，使暴力向上传导，导致肱骨近端骨折。对于年轻患者，造成其受伤的暴力较大，常伴多发损伤。当肩关节受到直接暴力时，也可以发生肱骨近端骨折。另一种少见的原因是电击伤，可致骨折或骨折脱位，尤其是对后脱位应给予足够的重视，避免漏诊（关于脱位，可参见本书第六章第三节）。

1. 临床表现与体格检查　发生肱骨近端骨折后最明显的表现是疼痛、肿胀及活动受限。因肩部软组织较厚，畸形表现不明显。在检查过程中应仔细询问受伤过程，常见的原因是间接暴力伤。在青少年，受伤时身体向后摔倒，患肢外展，肘关节伸直，腕关节以背伸位着地，暴力向上传导，造成肱骨近端骨折。对老年患者，轻微暴力即可造成骨折，患肢常为外展位。青壮年患者多为直接暴力伤，多来自外侧或前外侧。注意是否有其他合并伤，如脑损伤及胸部创伤等。询问病史时要注意是否有癫痫发作、电击或电治疗病史。此时常导致肩关节后脱位或骨折脱位。

体检时患肩明显压痛，可触及骨擦感。伤后 24 ~ 48 h 可见瘀斑。受伤严重者伤后数天可向上臂和胸部蔓延。在骨折脱位时，肩关节空虚。前脱位时肩关节前方饱满，肩峰突出，肩关节后方扁平，呈明显的方肩畸形。后脱位时肩关节后方饱满，喙突明显突出，肩关节前方扁平。合并外科颈骨折时，外旋受限可能不明显。诊断须要依靠良好的 X 线片或 CT 检查。

发生肱骨近端骨折时必须检查患肢的血管和神经。发生肱骨外科颈骨折时远折端向内侧移位，可能伤及腋动脉。腋神经损伤是最常见的神经损伤，发生率为 5% ~ 30% [13]。应注意检查肩外侧的皮肤感觉。但因为早期疼痛而无法检查三角肌收缩，所以即使患者感觉正常，也不能除外腋神经损伤。因三角肌失去张力，可导致肩关节半脱位。若 4 周后仍持续肩关节半脱位，则应注意进一步检查腋神经的情况。

2. 影像学检查　清晰、准确的 X 线片对肩部创伤诊断有重要意义，可以帮助判断骨折的部位、移位程度及骨折脱位的方向。在肩部创伤诊断中必须投照三个相互垂直平面的平片，即创伤系列片，包括肩胛骨正位 X 线片、肩胛骨侧位 X 线片（肩胛骨切线位片）和腋位 X 线片（图 1-1）。

由于肩胛骨平面与冠状面成 30° ~ 40°，盂肱关节前倾，普通的肩关节前后位片实际为肩关节斜位片。在投照真正的肩胛骨正位片时，使患肩紧靠片盒，健侧向前倾斜约 40°。此时投照肱骨头与肩胛盂无重叠，清楚地显示关节间隙，肩盂前后缘完全重叠。当肩关节发生脱位时，则正常肩关节间隙消失，肱骨头与肩胛盂重叠。当发生外科颈骨折时，肩关节正位片不能充分地反映骨折移位的方向，造成错误印象，导致治疗选择不正确。对于骨折畸形愈合或其他陈旧病变，须在前后位测量颈干角（解剖颈的

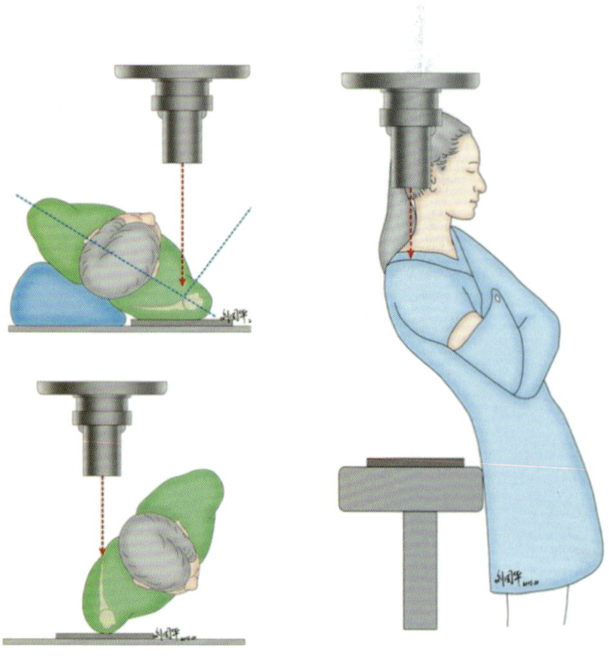

图 1-1　肱骨近端创伤系列 X 线片的拍摄方法

垂直线与肱骨干中心线的夹角)。投照时肩关节应处于旋转中立位，外旋时颈干角减小，内旋时颈干角增大(图 1-2)。

在投照真正的肩胛骨侧位 X 线片时，使患肩外侧紧靠片盒，健侧向前倾斜约 40°，使 X 线束在肩胛冈下切线为通过。肩胛骨投影为 Y 形结构，前方分叉为喙突，后方为肩峰，垂直一竖为肩胛体投影，肩盂位于 Y 形结构的中心。在真正的肩胛骨侧位片上，可清晰地显示外科颈骨折向前成角，大、小结节骨折及肩关节前后脱位。对于肱骨近端骨折，只有在真正的肩胛骨正、侧位片才可清楚地判断其移位或成角的方向和大小(图 1-3)。普通的肩关节前后位和穿胸位片均为肩关节斜位片，不能真正地反映移位、成角及脱位情况。对于肱骨近端骨折患者，在颈腕吊带制动下可轻松投照。

腋位 X 线片可清晰地显示盂肱关系，在肱骨近端骨折时应设法拍照。投照时，尽量取仰卧位，患肩外展 70° ~ 90°(避免加重骨折移位)。将片盒置于肩上，使 X 线束稍低于身体，由腋下向上投照。在新鲜损伤患者，因疼痛导致肩关节外展明显受限，可按改良腋位法投照，即 Velpeau 位：患者呈站立位，上半身向后倾斜约 30°，将片盒方于腋下，使 X 线片束从上向下垂直投照。由于其影像重叠较多，临床上应尽量取仰卧位投照。在清晰的腋位片上，可以准确地诊断肩关节后脱位、大小结节骨折的移位方向和程度、盂缘骨折及肱骨头骨折(图 1-4)。

对于复杂的肱骨近端骨折，创伤系列的 X 线片加上 CT 影像可以提供更准确的信息[14-15]。虽然有文献认为 CT 检查对肱骨近端骨折的分型并无明显的意义，但我们认为 CT 在判断大小结节移位、肱骨头劈裂骨折、压缩骨折、盂缘骨折及骨折脱位方面有很

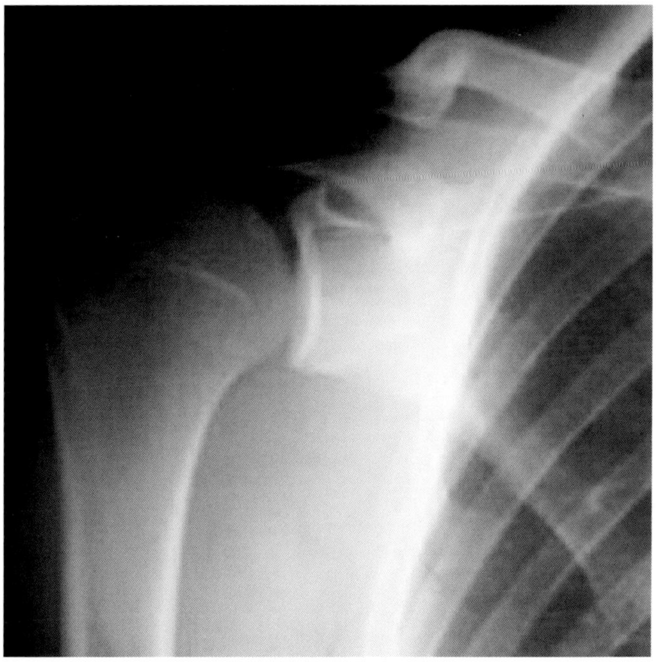

图 1-2 肩胛骨正位 X 线片

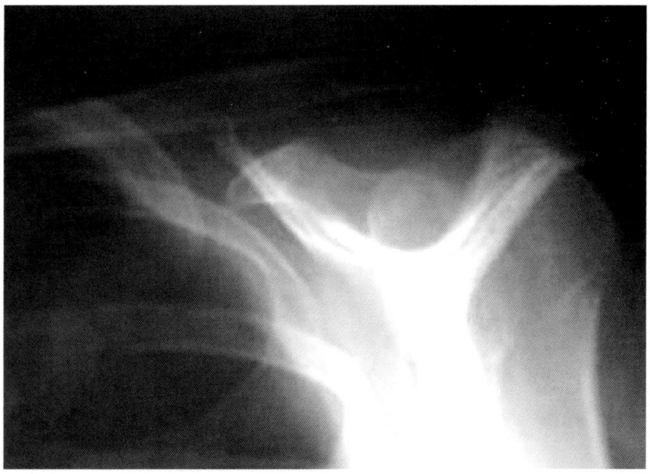

图 1-3 肩胛骨侧位 X 线片

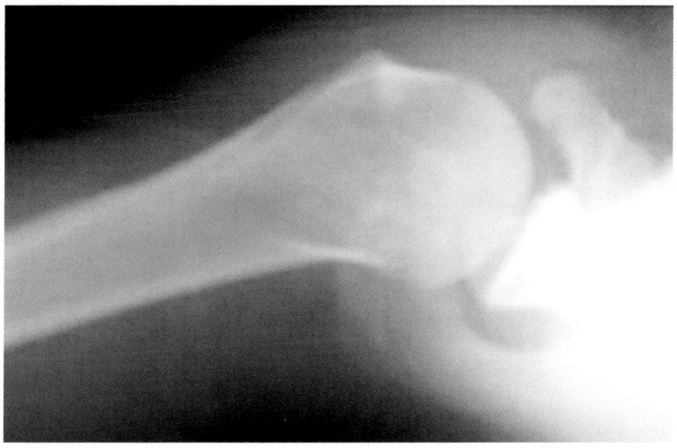

图 1-4 肩胛骨腋位 X 线片

大的帮助，在临床上应结合使用（图 1-5）。

MRI 检查对于软组织损伤的诊断有明确意义，尤其是肩袖、肱二头肌腱及盂缘的损伤。Gallo 报道在 30 例肱骨近端骨折的患者中（10 例为一部分骨折，11 例为两部分骨折，9 例为三部分骨折）71% 存在不同程度的肩袖损伤，40% 合并至少一根肌腱的全层撕裂，仅 9 例患者（30%）没有肩袖损伤[16]。但由于其费用较高，临床一般不作为常规检查。当大结节处有小片撕脱骨折时，因对冈上肌腱、冈下肌腱及小圆肌腱损伤不能完全了解，可考虑做 MRI 检查。肱骨近端骨折及骨折脱位可造成腋动脉、旋肱前动脉及旋肱后动脉损伤，发生率较低。在临床检查过程中，一旦怀疑血管损伤，可通过血管造影来明确诊断。

三、骨折的分类

肱骨近端骨折较为复杂，其中大部分为无移位或轻微移位骨折，与移位骨折的治疗及预后有明显不同，因此准确分型非常重要。它不仅能反映骨折部位和移位方向，还可以指导治疗和预后，同时可便于治疗的比较和总结。Neer 在 1970 年提出的分类

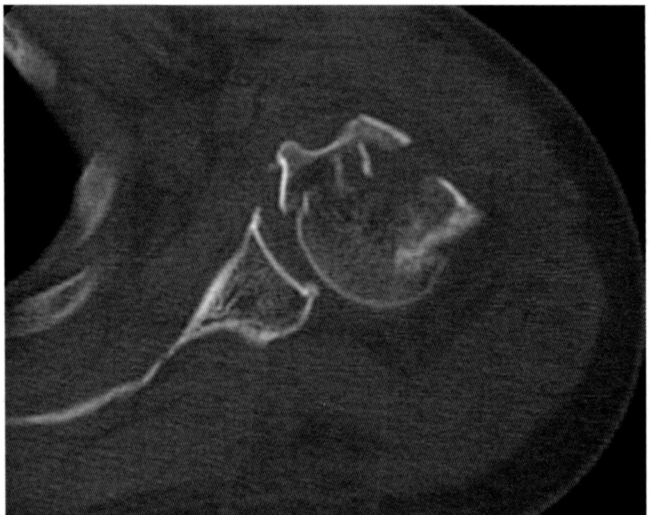

图 1-5 借助 CT，可以更好地判断大、小结节的移位程度

方法，经过 1975 年和 2002 年的进一步完善，目前已广泛使用[9-11]（图 1-6）。

Neer 在 Codman 对肱骨近端四个解剖部位，即肱骨头、大结节、小结节和肱骨干的认识上，依据四个解剖部分相互之间的移位程度来进行分类。认识其解剖部位及骨折后的移位方向极为重要。当发生大结节骨折后，其在冈上肌、冈下肌和小圆肌的牵拉下向后上方移位；小结节骨折在肩胛下肌的牵拉下向内侧移位；发生外科颈骨折后，胸大肌将远折端向内侧牵拉。

在 Neer 分类系统中，应当正确理解其分类概念，而不能仅把它作为一个数量分级。在肱骨近端四个解剖部位中，任何一个部位骨折后，其分离移位大于 1 cm 或成角大于 45°，即认为其发生移位，而不是强调骨折线的多少。虽然一个肱骨近端骨折有多条骨折线，但其四个解剖部位之间相互移位小于 1 cm 或成角小于 45°，即视为无移位或轻微移位骨折，或称一部分骨折（图 1-7）。

当仅一个部位骨折并且移位时，称为两部分骨折。它有四种形式，即解剖颈骨折、大结节骨折、小结节骨折或外科颈骨折。在肱骨近端四个解剖部位中，有两个部位发生骨折并且移位时，称为三部分骨折。它有两种形式，常见的是大结节和外科颈骨折，另一种为小结节和外科颈骨折。当肱骨近端四个解剖部位均发生骨折移位时，称为四部分骨折。此时肱骨头向外侧脱位，血液供应破坏严重，极易发生缺血坏死。Neer 分型中也强调了骨折脱位。根据脱位方向可分为前脱位和后脱位，根据骨折部分可分为两部分骨折脱位、三部分骨折脱位及四部分骨折脱位。对于肱骨头压缩骨折，根据其压缩程度进行分级，即 <20%、20%～45% 或 >45%。肱骨头劈裂骨折是指肱骨头关节面劈裂成几个部分，而不是指附着于大结节或小结节骨折上的小部分肱骨头（小于 10% 或 15%）。肱骨头劈裂骨折多为严重的暴力创伤所致，常与其他肱骨近端骨折同时存在。

有学者对 Neer 分型的可靠性及可重复性进行了

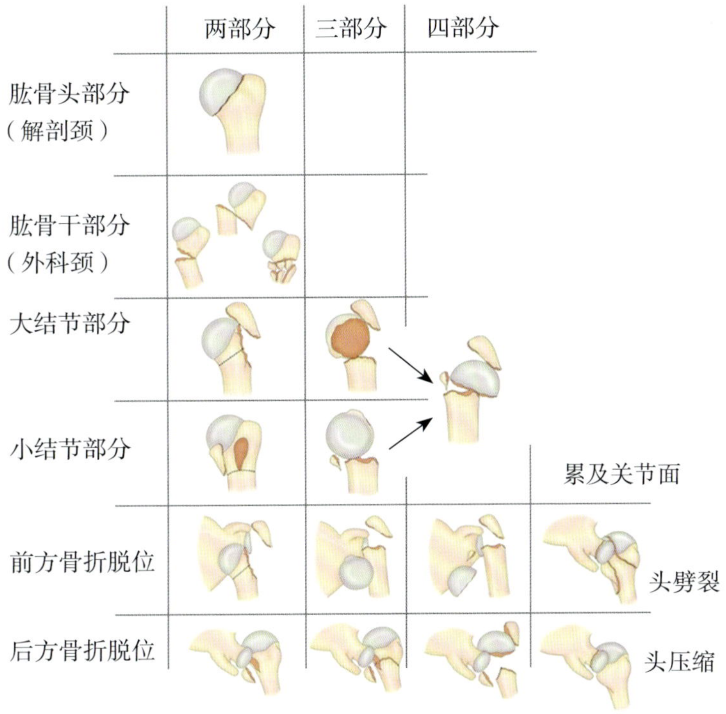

图 1-6 Neer 分型

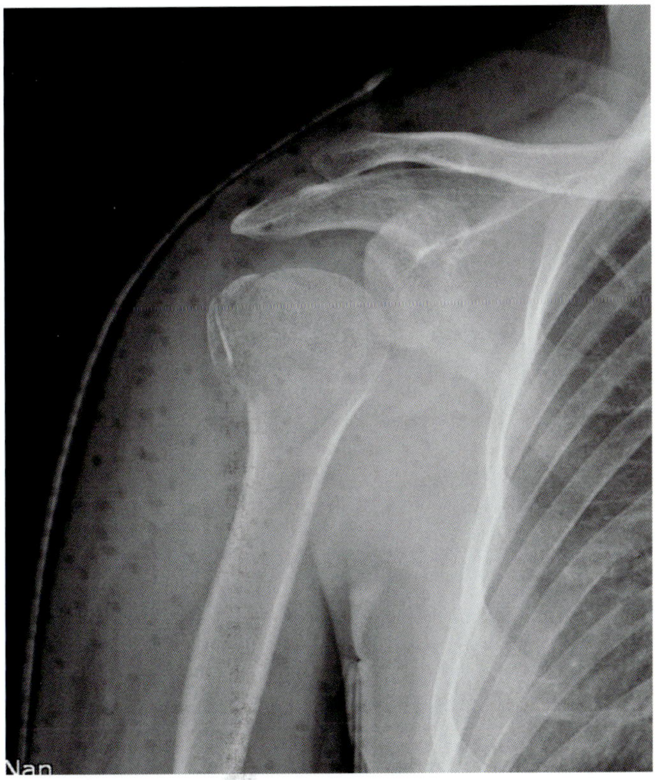

图 1-7 尽管存在众多骨折线，但该骨折应被认为属于一部分骨折

调查。Sidor 等调查发现其组内可重复性高于组间可靠性，医生的经验和专业水平是非常重要的因素[12]。我们也认为，即使最有经验的专业医生在诊断方面也会有疑问，须要在手术中加以证实。

目前新的分类方法层出不穷，例如 AO/OTA 分型、Hertel 分型及 Edelson 基于 CT 的分型等，但由于 Neer 分型有简单易记以及便于预后评估等特点，目前在临床工作中仍为大多数医生所乐于使用。值得提出的是，Hertel 等通过对肱骨近端血供的研究，设计出 12 个临床问题，并根据答案的“是”与“否”进行组合，得出了类似乐高积木的 12 种不同骨折类型。在 Hertel 的分型中，作者指出，肱骨头骨折向后内侧干骺端延伸的长度 <8 cm，肱骨干移位 >2 cm 造成内侧软组织合页的完整性被破坏，以及解剖颈骨折，是导致出现肱骨头缺血坏死的高危因素。在病例中，如果这三个因素同时存在，97% 的患者会发生缺血坏死[17]（图 1-8）。

四、功能评估

一个科学、有效的评分系统对手术结果的评估十分重要。针对肩关节目前存在很多评分系统，如简明肩关节功能测试 (simple shoulder test, SST)、加州大学洛杉矶分校（University of California, Los Angeles, UCLA）评分、Constant-Murley 评分以及美国肩肘外科协会评分（American Shoulder and Elbow Surgeons, ASES）评分等是笔者最常用的评分系统。这些评分的设计都是将疼痛、功能（进行日常活动及特定活动的能力）、活动度以及肌力等方面进行综合评价。但由于各个评分系统对不同方面权重的不同，导致应用不同评分所得到的结果不尽相同，因而须要整合不同的评分系统进行综合评估。下面将对一些常用的评分系统作简单介绍。

SST 是由 12 个问题构成的一项评分系统。患者仅须回答“是”或“否”，因此，如果均为“是”，则为满分 12 分。该评分系统可以在临床上面对大量患者时将评估问题简单化，并且可以敏感地反映患者的日常肩关节功能 [18]。Constant-Murley 评分是在欧洲应用得最为广泛的评分系统，其满分也为 100 分，包括患者的主观评估如疼痛 15 分、功能 20 分，以及客观评估如活动度 40 分、三角肌肌力 25 分。其特点为对主观评估结果和客观评估结果存在不同的权重（主观 35 分，客观 65 分）[19]。UCLA 评分同样包括了疼痛 10 分、功能 10 分及活动度 10 分三项内容的评估，并附加了患者的满意度 5 分。其特点是给予三项评估内容相同的权重，因此，某一项评估的优良结果不能掩盖其他项评估的较差结果 [20]。ASES 评分是近年来为统一标准化评分系统制订的一套评分，包括患者自我主观评估和医生客观评估两个部分。自我主观评估包括疼痛、稳定度和功能三个部分，疼痛和稳定度按 1 ~ 10 分级进行自我评定，功能评分通过 10 个日常生活活动的完成情况进行评定。医生客观评估包括活动度、肌力、稳定性以及是否存在各种体征（如局部压痛和撞击等）。最后的评分仅由自我主观评估部分的得分计算得出（疼痛 50%，功能 50%）。值得注意的是，ASES 评分的应用日趋广泛，希望其能够成为一个公认的肩关节功能评分系统 [21]。

与骨折分型相关的问题
1. 大结节与肱骨头之间是否存在骨折？（是 / 否）
2. 大结节与肱骨干之间是否存在骨折？（是 / 否）
3. 小结节与肱骨头之间是否存在骨折？（是 / 否）
4. 小结节与肱骨干之间是否存在骨折？（是 / 否）
5. 大、小结节之间是否存在骨折？（是 / 否）
其他问题
6. 肱骨近端后内侧皮质长度是多少？（mm）
7. 肱骨干相对于肱骨头的移位程度是多少？（mm）
是否向内侧或外侧移位？
8. 大、小结节相对于肱骨头的移位程度是多少？（mm）
9. 骨折成角情况如何？（度）
是否有内翻或外翻？
10. 是否伴发脱位？（是 / 否）
是前脱位或后脱位？
11. 是否存在肱骨头压缩骨折？（是 / 否）
是前方还是后方？
12. 是否存在头劈裂骨折？（超过 20% 肱骨头受累及）(是 / 否）
是否伴有两处关节面骨折平面？（是 / 否）
是否伴有一处关节面骨折平面？（是 / 否）

若依据 X 线片无法准确回答所有问题，须进行 CT 或 MRI 检查进一步明确。

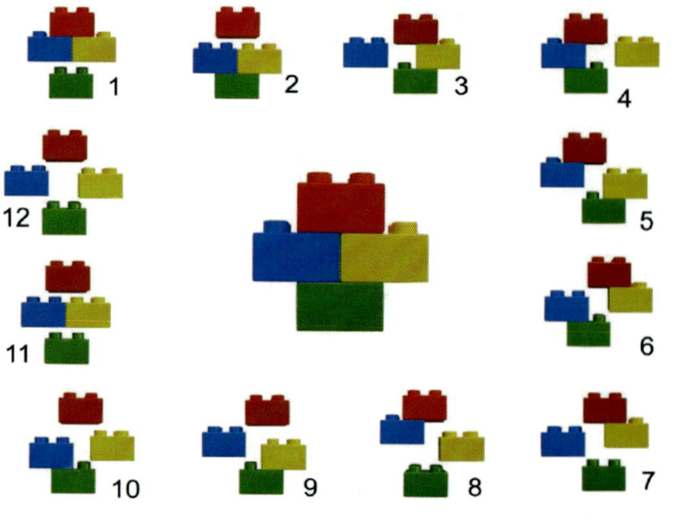

图 1-8 12 个问题及基于此建立的 Hertel 分型

第二节 肱骨近端骨折的保守治疗

作为一名骨科医生，我们应时刻牢记，大多数肱骨近端骨折是不需要外科手术干预的。一个糟糕的手术往往会使患者丧失恢复正常生活的能力，并进而对其家庭造成巨大的影响。所以，在我们拿起手术刀之前，应慎而又慎，严格把握手术适应证。

1. 无移位或轻微移位骨折 在肱骨近端骨折中，80%～85% 为无移位或轻微移位骨折，在 Neer 分型中又称一部分骨折。它是指肱骨近端四个解剖位置之间相互移位＜1 cm，或成角小于 45°，而不论骨折线的多少。一般保守治疗可取得满意结果，即颈腕吊带制动及早期功能锻炼。但我们认为在治疗中要明确骨折的稳定性，以免造成骨折进一步移位（图 1-7）。

2. 稳定骨折 稳定骨折是指骨折后骨折端在旋转过程中无异常活动，远、近端可作为整体共同旋转，多为骨折端嵌插或线形骨折。对此类骨折，采用简单的颈腕吊带制动即可。当伤后 2 周，疼痛及肿胀等症状明显好转时，即可开始功能锻炼（图 1-9）。

对于无移位或轻微移位骨折，大多数学者认为保守治疗的满意率较高。Clifford 等对无移位骨折进行了保守治疗并随访 18 个月后发现满意率达到 94%[22]。Kristiansen 对轻度移位的肱骨近端骨折接受保守治疗的患者随访了 4 年，显示根据 Neer 评分系统，优良率也为 94%[23]。Koval 在 1997 年报道了 104 例保守治疗无移位或轻微移位骨折的结果，平均随访时间为 41 个月（12～117 个月），总的优良率为 77%，其中 90% 的患者无疼痛或有轻微疼痛；46% 的患者功能完全恢复，81% 的患者功能恢复 90%。与健侧相比，活动度平均恢复 88%，前屈活动恢复 89%，外旋活动恢复 87%，内旋活动恢复 88%。2 周内开始功能锻炼的患者，其优良率及外旋活动的恢复明显高于 2 周后开始功能锻炼的患者[24]。因此，早期正确的功能锻炼至关重要。

3. 功能锻炼（含手术后） 肩关节功能锻炼应在医生的指导下完成，并根据骨折的类型、稳定性、手术方法、固定是否牢固及患者的理解程度来决定。由于患者大多第一次经历该骨折，因此，术前、术后对患者的交代及指导至关重要。早期锻炼时应尽量减轻疼痛，消除疑虑。目前常用的功能锻炼分为三个阶段，即被动功能锻炼、主动功能锻炼及加强活动范围和力量锻炼。

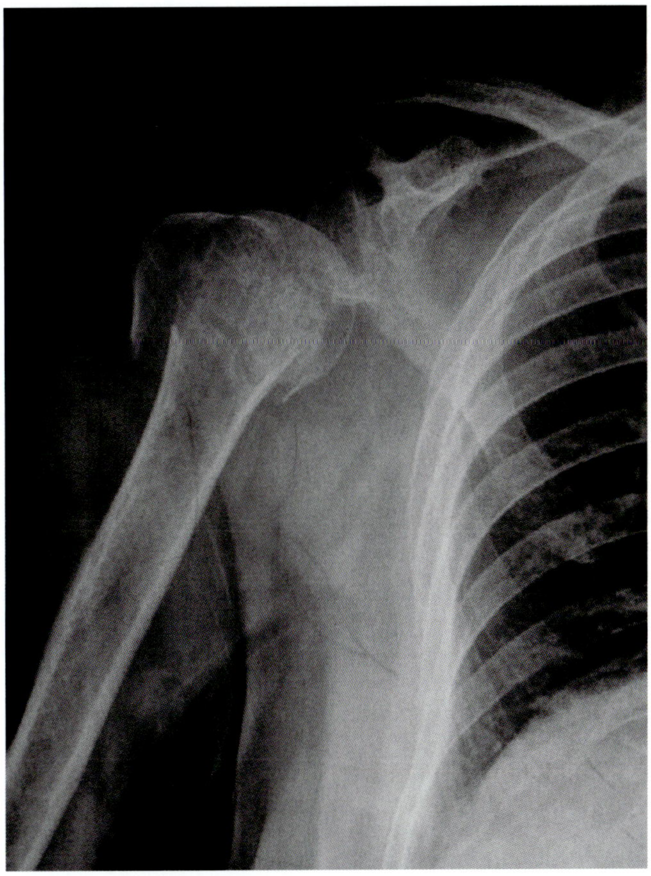

图 1-9 外展嵌插稳定骨折

第一阶段：此阶段为被动功能锻炼，以增加活动范围为主，尽量减少关节囊和韧带等软组织粘连。对无移位或轻微移位骨折和经闭合复位后的稳定骨折，伤后在疼痛控制的前提下可进行肘、腕、手的活动，2 周后可开始肩关节被动功能锻炼。早期进行钟摆样锻炼（可在颈腕吊带下）。随着症状好转，进行外旋锻炼。3 周后骨折进一步稳定，在医生的帮助下进行前屈锻炼。

对手术固定较牢固的患者，术后 1～2 天即可开始。主要进行钟摆样锻炼，以及在医生的帮助下进行前屈和外旋锻炼，4 周后可进行肌肉等长收缩锻炼。

第二阶段：此阶段为主动功能锻炼，一般从 X 线下出现愈合迹象后开始，逐步增加三角肌及肩袖肌力。主要在仰卧位下主动前屈。注意保持屈肘位以减少上肢重力，利于前屈锻炼。后来逐步在坐位或站立位下进行。可用橡皮带增加内外旋锻炼。可鼓励患者双手抱头，进行上肢外展和外旋锻炼。

第三阶段：主要加强活动范围和力量锻炼。上肢可倚于墙上，用力加强前屈，以伸展肩关节。3 个月后可逐步开始力量锻炼。

第三节　明显移位的肱骨近端新鲜骨折切开复位内固定治疗

一、两部分大结节骨折

（一）手术适应证

两部分大结节骨折约占两部分骨折的 18%。大结节骨折后，可在冈上肌的牵拉下向上方移位，也可在冈下肌和小圆肌的牵拉下向后方移位。移位明显时，向上方移位的大结节骨折块在肩外展时可引起肩峰下撞击，导致外展受限；或向后方移位的大结节骨折块在肩外旋时可引起肩盂后方撞击，导致外旋受限。大多数患者对外旋受限的容忍程度要高于由于骨折块上移产生的肩峰撞击。根据 Neer 分类标准，当移位 ＞1 cm 时即应手术。但目前认为，大结节骨折不同于其他部位骨折，移位时容易引起症状，当移位 ＞5 mm 时即应手术，甚至有学者认为大结节骨折块移位超过 3 mm 时就有手术指征 [25-26]。3 cm 也好，5 cm 也好，笔者认为，对于移位程度与是否手术，应针对具体患者的情况具体分析。如患者年轻，生活要求较高，经常从事过头活动，或者是体育运动爱好者等，则应偏重于手术治疗；对高龄患者，合并内科情况时手术风险较高，日常活动较少。对没有运动要求的患者，则可倾向于保守治疗。

（二）手术技术

1. 经骨髓道缝合　该方法主要利用张力带技术。其优点在于组织破坏较小，最大程度地保护血运，花费少，以及避免金属内固定物留置体内引发的问题等 [27]。

手术可采用肩关节前外侧入路。切口沿 Langer 线，起自肩峰前外侧，长约 5 cm。该切口正对大结节骨折部位，暴露较为充分。若主要为大结节后方受累，切口可适当向后延长。此外，由于切口沿皮肤纹理方向，术后瘢痕形成较小，较为美观（图 1-10）。

切开皮肤后显露三角肌，沿其前中纤维间隙纵行劈开三角肌 3～4 cm，最长不能超过肩峰下 5 cm。术前最好于肩峰下 5 cm 处做肌肉缝合标记，以免向远端过分劈开三角肌而损伤腋神经（图 1-11）。

向两侧拉开三角肌，显露肩峰下间隙，清除积血块或瘢痕组织，清晰地显露大结节骨折块及骨折面。准确复位大结节。在复位过程中，新鲜骨折的复位较容易，但要注意避免过度牵拉导致大结节被重叠覆盖在骨床上，而产生不必要的过度张力，影

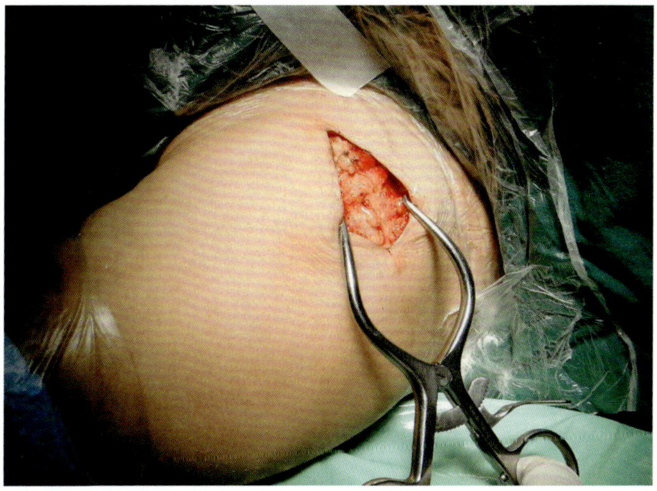

图 1-10　在肩关节外侧沿 Langer 线切口

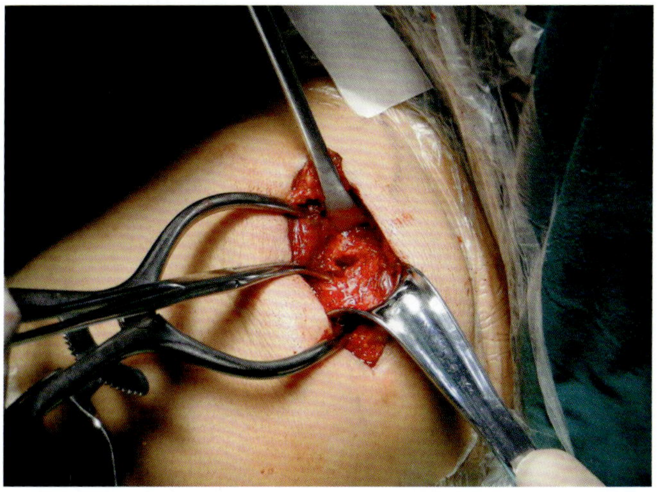

图 1-11　在前、中三角肌之间进行显露，在肩峰下 5 cm 处用可吸收缝线做肌肉缝合标记，以免向远端过度劈开三角肌，而损伤腋神经

响骨折愈合。对于陈旧骨折，往往须要对回缩的肌腱组织进行广泛的松解，才有可能将大结节解剖复位（图 1-12）。

复位后，在肱骨近端以直径 2.0 的钻或克氏针钻骨孔，通过肩袖肌腱止点和肱骨干用不吸收缝线以 8 字张力带形式对大结节骨折块进行缝合固定（图 1-13）。

2. 缝合锚钉固定技术　手术切口及复位同前，利用缝合锚钉对骨折块进行固定。在肱骨近端大结

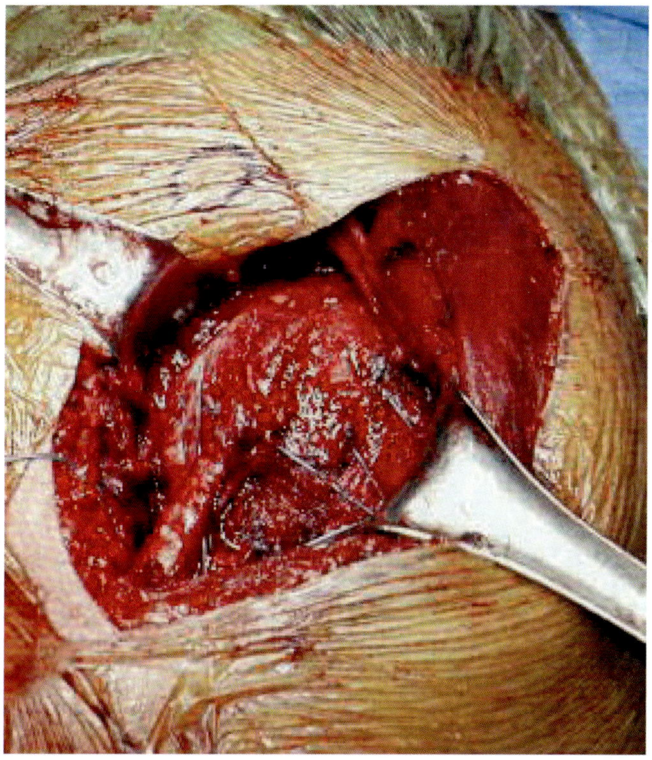

图 1-12　用不吸收缝线牵拉复位大结节

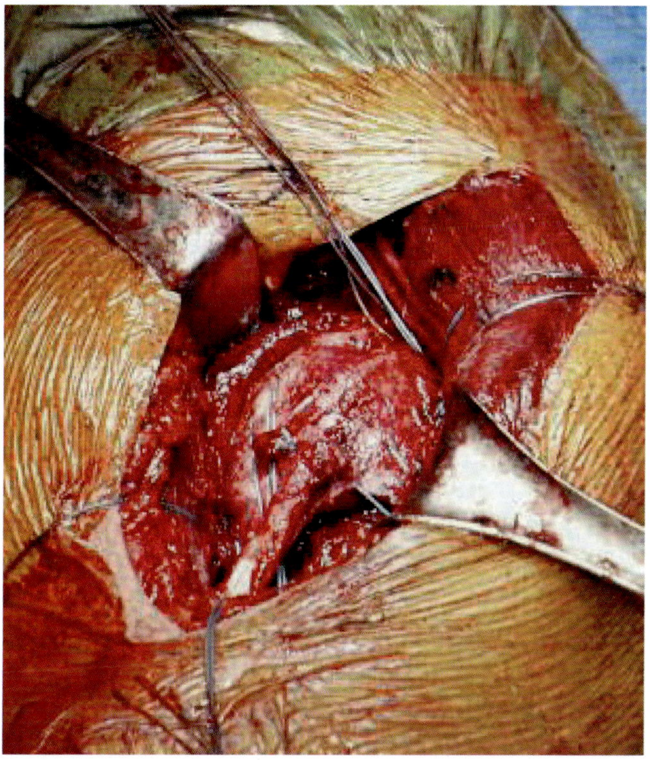

图 1-13　以 8 字张力带形式缝合固定大结节骨折块

节原解剖位置的偏远端根据骨折块的大小自后向前打入缝合锚钉（通常为 1～3 枚）。尾线穿过大结节与肩袖的腱骨交界部分后打结固定，将骨折块缝合到原位。该方法的一个改良方式为利用缝线桥技术固定骨折块：将内排锚钉分别在骨折块原解剖位置的近端拧入主骨，注意锚钉的尾端不要露在骨皮质外。使尾线通过过线技术分别穿过大结节与肩袖的结合部并自前向后均匀分布。复位骨折块后自内排锚钉各选取一根尾线，通过外排螺钉固定于大结节原解剖位置的远端，将内排缝线抽紧，进而稳定固定骨折块（图 1-14）。

部分病例大结节骨折块或者较为粉碎，或者不同的骨折块为不同的肌腱牵拉移位，术中须注意缝合每一个移位明显的骨折块，避免将较大的骨折块复位后而较小的骨折块被遗留于肩峰下，从而影响肩关节的活动。借助于术中透视可以很好地避免这种情况。术后用外展包制动 6 周。6 周后可开始进行肩关节被动功能锻炼。

3. 空心螺钉固定　从生物力学分析，利用上肢空心螺钉对骨折块进行固定是最为稳定的，但其前提是大结节为一个较完整的骨折块。这种情况下，可利用术中透视，先以多枚空心导针从不同的位置从后外上向前内下方将大结节与主骨临时固定。检查位置满意后用空心钻钻孔，拧入合适长度的空心螺钉。在拧入螺钉时须注意：①确保螺钉长度适中，不要穿过对侧骨皮质。②在固定时不建议附加垫片。但由于大多数大结节骨折块较为粉碎，临床上可以应用这种方法的情况相对较少（图 1-15）。

4. 锁定接骨板固定　有一些两部分大结节骨折，在肱骨近端颈干之间也存在骨折，但彼此之间没有明显移位，仅大结节发生显著的移位。对这种骨折，如果仅按上述方法对大结节进行切开复位固定，由于肱骨头与骨干之间存在的骨折，仍无法使患者术后即刻进行功能锻炼。在这种情况下，我们建议在复位大结节骨折的同时，利用锁定接骨板对颈干之间的骨折进行同期固定，以便开展早期功能锻炼（图 1-16）。

在两部分大结节骨折中，部分患者合并肩关节前脱位，约占肩关节前脱位的 33%。治疗时首选麻醉下闭合复位，利用大结节附近的软组织合页使得肩关节复位后大结节可“自动”恢复到正常的解剖位置，避免进一步手术复位。复位后采取颈腕吊带制

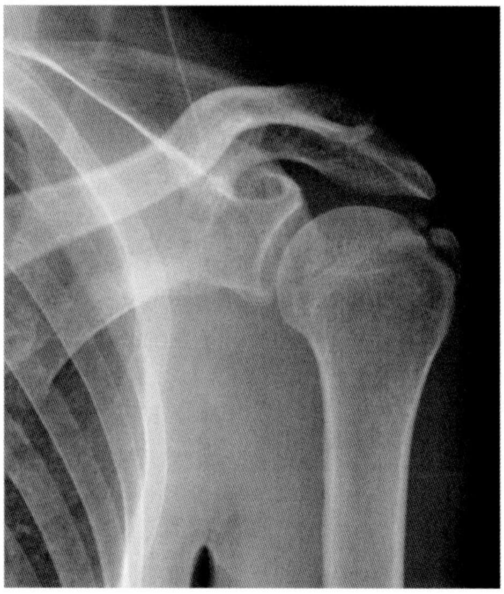

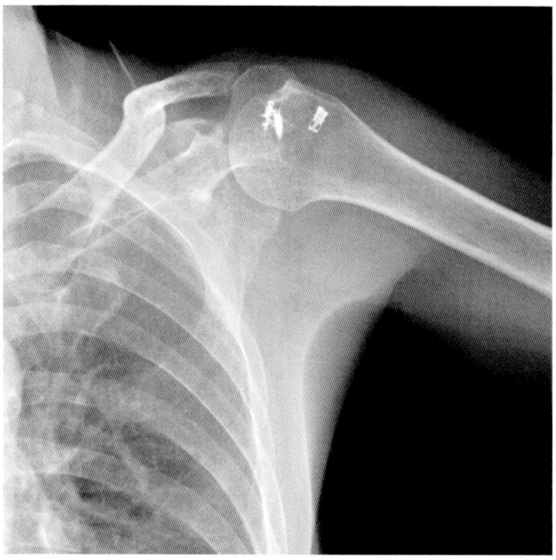

图 1-14　利用缝线桥技术固定大结节骨折

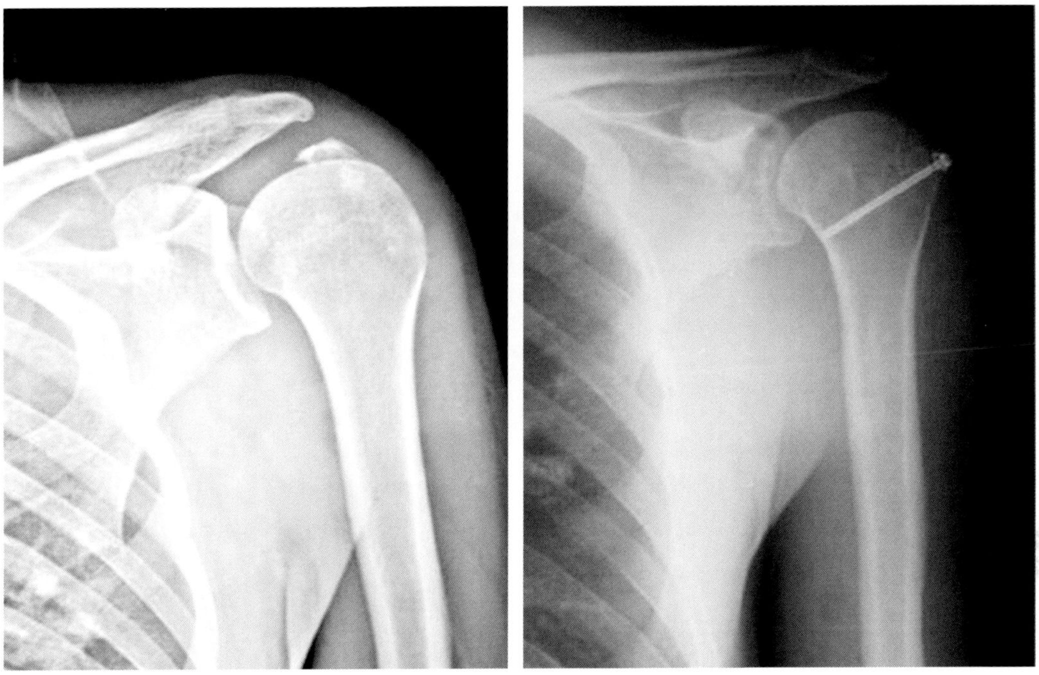

图 1-15 使用空心螺钉对完整、较大的大结节骨折块进行固定

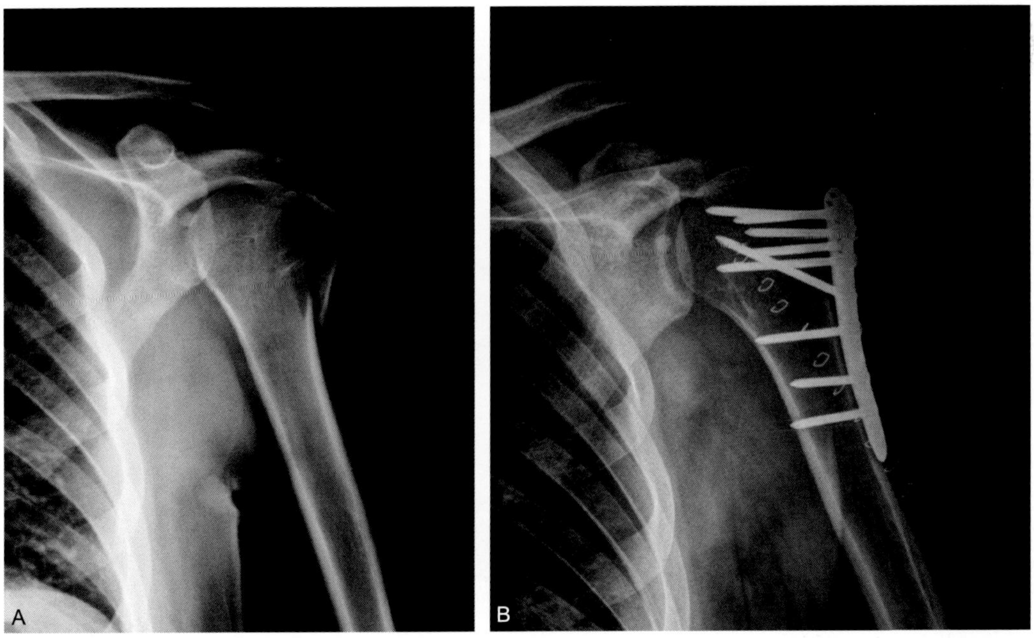

图 1-16 利用锁定接骨板固定的病例。A. 颈干之间存在骨折线的两部分大结节骨折；B. 复位大结节后用锁定接骨板固定

动，症状消失后即可被动功能锻炼，制动持续 3～4 周。大结节骨折脱位经保守治疗可获得满意的结果。但当肩关节复位后大结节移位仍很明显时（移位 >5 mm），应考虑手术治疗。此外，对这类患者，应加照 CT 以判断肩盂是否存在骨性缺损，相应的治疗可参见本书骨性 Bankart 治疗部分。

二、两部分小结节骨折

单纯两部分小结节骨折很少见，常合并肩关节后脱位。除了肩关节前方受到直接暴力外，电击及痉挛震颤也是常见的致伤原因。临床检查发现肩关节外旋受限时，应怀疑后脱位。标准创伤系列 X 线片及 CT 检查有助于诊断。对于移位明显的骨折块，若不复位，可影响肩关节内旋。对新鲜损伤，治疗首选闭合复位，最好在麻醉下进行。患者平卧，术者沿肱骨干纵轴顺畸形方向牵引，同时内旋上臂，使肱骨头与肩盂后缘解脱。此时另一术者可自后方向前推挤肱骨头或加侧方牵引，再外旋上臂，一般可使肱骨头复位。术后拍片证实复位及小结节移位情况（图 1-17）。若肩关节复位且小结节无明显移位，用支具将患肢固定于外展 10°～15°、后伸 10°～15 及外旋 10°～15° 位，3 周后开始功能锻炼。若小结节明显移位，可切开复位内固定。手术可采用三角肌 - 胸大肌间隙入路。对于骨质良好且骨折块较大者可用螺钉固定。其他的可用上述大结节缝合固定方法，不再赘述。陈旧脱位的具体手术处理见第六章第四节。

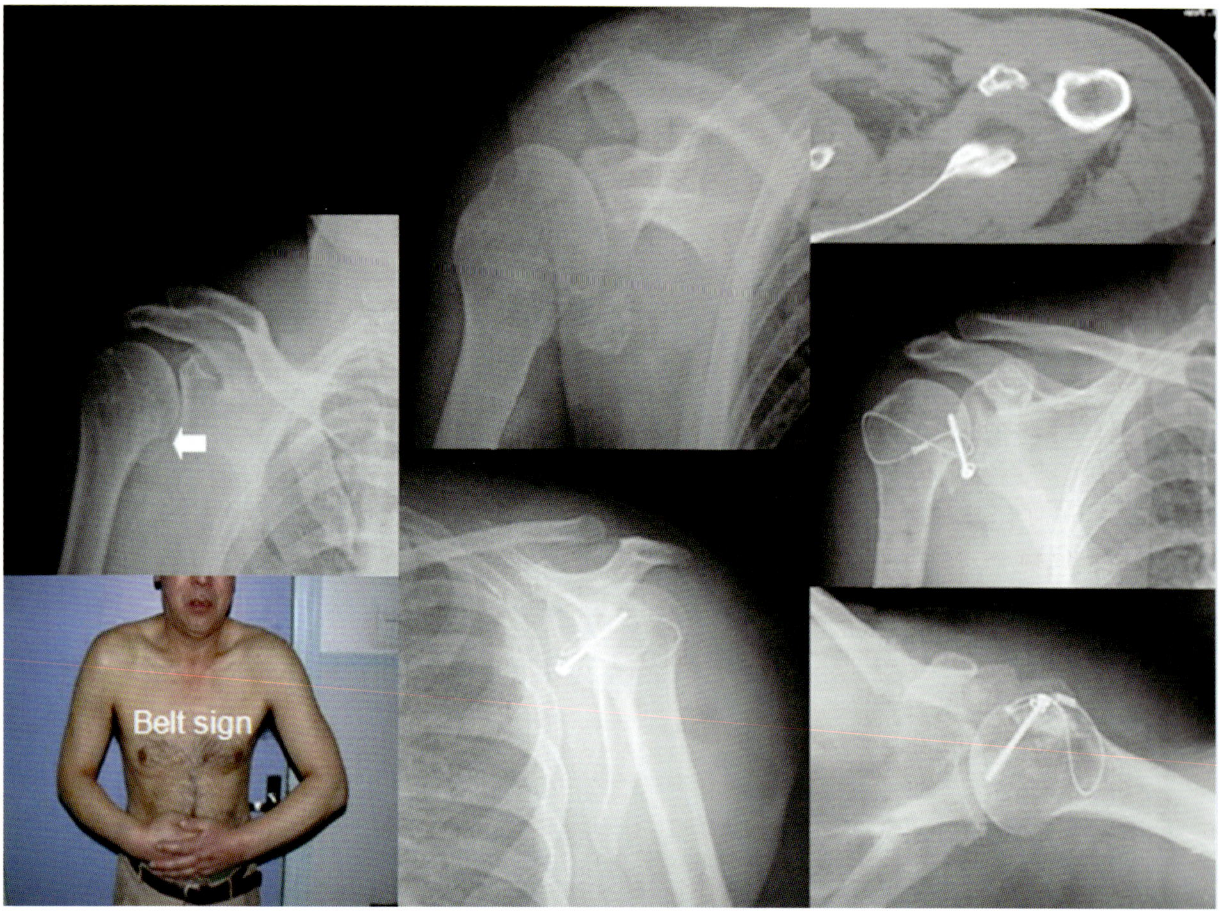

图 1-17 两部分小结节骨折及内固定术后

三、两部分外科颈骨折

如同Iannotti曾经指出的，两部分外科颈骨折呈两极分化的状态，一类患者群为年轻男性、高能量损伤。此类患者的骨质良好，并且能积极地配合术后康复训练，医生往往采用切开复位内固定对其进行治疗；另一类人群为老年女性患者，低能量损伤，其发生与绝经后的骨质疏松有关，并且由于主、客观因素，造成术后康复的配合程度较差。对这类患者须要具体情况具体分析。有些患者可以选择保守治疗，虽然最终的功能较差，但患者对结果可以接受，另一些患者由于骨质堪忧，内固定很难达到理想的稳定性，甚至可以采用人工关节置换进行治疗[28]。青少年两部分外科颈骨折的发生率也较高，多为Salter-Harris Ⅱ型骺损伤。

(一)复位

无论是否须要切开手术，复位均是必需的。对于不耐受手术的患者，良好的复位可能直接决定其最终的功能。而即使须要切开手术，复位也是第一位的。如果缺乏良好的复位，指望通过内固定来纠正移位是不现实且危险的。这就须要我们对肱骨近端的损伤机制有深入的理解。当发生外科颈骨折后，大、小结节及肩袖保持完整，肱骨头处于中立位，骨折端由于肌腱的牵拉大多向前成角，肱骨干可在胸大肌的牵拉下向内侧移位。部分患者因受伤时暴力较大，远折端穿破三角肌，或骨折端内有较厚的骨膜嵌入，导致远折端向外上移位。因此，在闭合复位过程中，除了施加沿肱骨干畸形方向纵向牵引之外，须要内收放松胸大肌后再纠正侧方移位，同时可自前向后向下压骨折近端，纠正向前成角。在复位过程中，注意尽量采用透视帮助判断复位情况。此外，纵向的牵引不应过大，以免造成骨折间产生较大的间隙而影响愈合。对于一些不稳定的骨折，复位后可适当施加纵向的挤压，使得肱骨头与肱骨干之间形成一定的嵌插。这样可以增加一定的稳定性，但在施压过程中须要保证颈干角与后倾角度不能产生过大的偏差。另一个须要注意的问题是，患者对于颈干之间的轻度外展畸形的容忍程度远远超过内翻畸形。后者在复位过程中是不能接受的，因其会对日常生活造成较大影响。如闭合复位不成功，则采取切开复位内固定。外科颈骨折后，因胸大肌和背阔肌均可牵拉远折端向内移位，大多数外展架仅能使骨折的远端外展而非肱骨头外展，因此会加大骨折的移位，故不建议使用外展架维持复位。

(二)经皮穿针固定

1. 适应证　经皮穿针是一种微创方式，其优势在于最大程度地保护骨折周围血运，保护邻近的血管和神经，降低血肿形成、感染以及肱骨头缺血坏死的风险，以及使伤口相对美观等[29-30]。但并非所有存在移位的肱骨近端骨折均适用于经皮穿针治疗，骨折类型以及患者的骨质疏松情况是正确选择适应证的关键。笔者通过自身的经临床验总结，认为经皮穿针固定的适应证包括：①青少年肱骨近端Salter-Harris Ⅱ型骺损伤。此类患者由于肱骨近端与肱骨头之间的骨骺线尚未闭合（通常骨骺闭合的年龄为17～20岁），采用其他内固定方式均会严重破坏患者的进一步生长能力，因此，我们认为是采用闭合穿针的最适宜损伤类型。②骨质良好的成人患者，骨折类型主要为两部分外科颈骨折，也可包括存在外科颈骨干嵌插骨折的两部分大结节骨折和外展嵌插四部分骨折。

2. 禁忌证　绝大多数两部分外科颈骨折均可以使用经皮穿针固定治疗，一定程度的骨质疏松并不是经皮穿针固定的绝对禁忌证。但生物力学试验结果表明，穿针固定的生物力学强度低于诸如接骨板螺钉固定或髓内固定等其他固定方式。因此，对于存在极为严重的骨质疏松或外科颈骨折粉碎极为严重者，尤其是内侧骨皮质粉碎严重的患者不适于进行穿针固定。对于单一骨折的两部分大结节骨折、两部分小结节骨折和（或）合并脱位的肱骨近端骨折等情况，亦不适合采用经皮穿针固定。

3. 手术技术　该方法须在麻醉和X线透视监视下进行。患者仰卧，将患肩放于手术床外，将透视机（C形臂或G形臂）至于床旁，以便在正位和腋位下监视复位及穿针。复位时，将上臂置于内收、前屈及轻度内旋位，以放松胸大肌，牵引肱骨干并将其压向后方，必要时加大前屈以纠正向前成角。骨折端复位后放松牵引，将患肢逐步外展约20°，进行穿针固定。在某些情况下，可以在骨折局部做小切口，通过撬拨复位纠正嵌插与成角畸形，以确保复位的质量。

固定针应选择直径2.5 mm的螺纹针，不要使用普通的克氏针。其入针点在三角肌止点以上。根据一项解剖学研究，为了避免损伤肱二头肌长头肌腱、头静脉以及腋神经等重要组织结构，进针点应选择在从肱骨头顶点向下，肱骨头直径两倍以内的外侧区域内较为安全[31]。尽管不同的医生会针对骨折特点与自身的经验，在肱骨干前方、前外侧或外侧以及大结节进针，由外上向内下或者从外下向内上等不同方向进行穿针固定，但我们推荐从前外侧进针。正常肱骨头后倾20°~30°，因此肱骨头中心位于肱骨干后方。选择前外侧进针时，固定针在冠状面上与肱骨干成45°，在矢状面上与肱骨干成30°。在透视下向肱骨头中心点进针，至肱骨头下0.5~1 cm处。必须在正位和腋位X线透视下证实固定针未进入关节，必要时可旋转肱骨干以证实固定针位置。在穿刺过程中注意软组织保护，切开皮肤组织后应以血管钳沿切口向内做钝性剥离，彻底分开软组织，避免进针过程中损伤重要的血管和神经，并过度破坏肌肉组织。以同样的方法依次使用3~4根螺纹针进行固定。尽量保证各螺纹针在进针过程中保持一定距离并相互平行。作者通过生物力学研究证实，与向心型固定相比，多针平行固定提供的抗剪切力量相似，但抗扭转力量更大，因此，平行固定可以提供更好的力学稳定性[32]。在透视监视下活动肩关节。证实固定牢固后，将针尾尽量剪短并折弯后埋于皮下，以便二期取出（图1-18）。

对于大结节存在骨折的情况下，可于大结节顶点自外上向内下进针进行固定，但要注意保护肩袖组织。

对于肱骨外科颈存在骨折但嵌插稳定的两部分大结节骨折，以及四部分外展嵌插骨折，主要表现为肱骨头的外展成角移位，而大、小结节之间以及大、小结节与肱骨干之间的骨膜通常未受损伤而保持完整，因此，恢复颈干角之后大、小结节大多可自行复位。由于内侧软组织合页未被破坏，发生肱骨头坏死的概率较低，因此，采用经皮穿针固定的治疗方式可避免切开剥离显露时对这些组织的进一步破坏，有利于骨折的愈合以及肩关节功能的恢复。对于这类骨折，在经皮穿针固定之前必须辅以经皮或小切口切开撬拨复位以恢复正常的颈干角。穿针后还应附加螺钉以固定大、小结节。

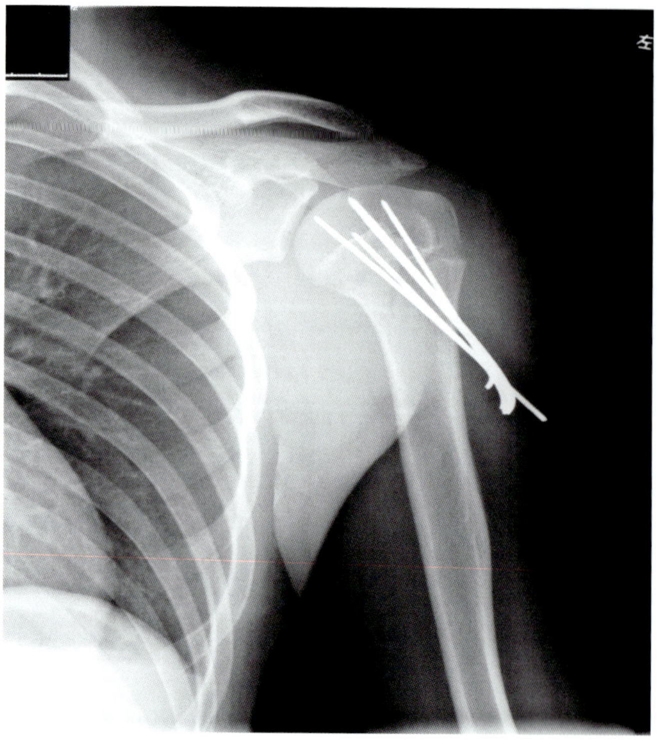

图1-18　肱骨近端骺损伤，复位后用多根螺纹针进行固定，将针尾置于皮下

4．术后 对患肢采用颈腕吊带制动3周，期间在控制疼痛的前提下允许进行肘、腕的主动活动与肩关节小范围的被动活动。通常对于青少年患者在术后8～10周影像学证实骨折已初步愈合后可以在局部麻醉下拔除螺纹针，并逐步开始主动功能活动。成年患者可适当延长到12～20周再取出螺纹针。

5．结果 我们曾经对49例肱骨近端新鲜骨折患者采用闭合穿针固定进行治疗，平均随访16.9个月，患者的平均年龄为40.9岁，包括两部分外科颈患者39例，两部分大结节骨折6例，四部分外展嵌插骨折4例。最终所有患者均顺利愈合，平均愈合时间为8.8周；功能评分ASES评分平均达到91.4分，Constant-Murley评分88.2分，UCLA评分31.2分，SST平均为10分，VAS疼痛评分平均为1.7分。活动度方面前屈上举平均为146.7°，体侧外旋39.6°，体侧内旋达到胸8－9水平。患者的满意度达到91.8% [33]。由此可以证明在治疗特定骨折类型的患者时，闭合穿针可以提供较为良好的治疗结果。

6．并发症及其预防 即使在骨质良好的患者也有固定针失效、退出以及折断的报道。此外，在进行固定时，由于采用小切口，也有损伤腋神经和桡神经的个案发生。由于固定针自身的特点，决定了其提供的力学稳定性要远远低于髓内针与锁定接骨板。因此，对于成人的两部分骨折（以及其他类型骨折），我们建议在可能的情况下尽量使用力学强度更好的固定材料。另外，在操作过程中，入针点要利用血管钳进行软组织的分离，还可以利用长套筒直接贴覆到骨皮质上进行保护。由于螺纹针的强度高于普通克氏针，因此是闭合穿针的首选。固定稳定后应将针尾折弯后埋于皮下组织中，以避免对皮肤造成刺激，并且有利于防止螺纹针退出。术后应严密随访患者。一旦骨折初步愈合，应尽早取出，不要让固定针长期留置于体内。

（三）髓内针

既往的髓内针由于设计上的缺陷，一度导致存在很高的并发症。但近年来，随着设计的改进，这种中心型固定的方式在提供了更高的力学强度的同时，由于操作更为微创，越来越受到医生与患者的喜爱。

1．适应证与禁忌证 髓内针较适合于两部分外科颈骨折的患者，尤其是低位骨折（骨折线所在水平较外科颈偏低）、累及节段较长（从外科颈向远端延及肱骨干偏远的水平）、肱骨干部分多节段或皮质较为粉碎的骨折类型。此外，如果大、小结节为较为完整骨折块的三、四部分骨折，对于有丰富经验的医生，也可尝试使用髓内针进行固定。但由于操作更为复杂，且须要额外对结节骨折块进行固定，一旦失败，往往很难再进一步内固定。因此，作者并不推荐将之使用到治疗复杂骨折以及年龄较大的患者。在这两种情况下，会直接影响髓内针的临床效果。对于单纯大、小结节骨折以及肱骨头劈裂与肱骨头压缩骨折，则不是使用髓内针的适应证。

2．手术技术 患者取仰卧位。妥善固定患者的头部。术前将透视用的G形臂或C形臂妥善安放，以保证术中能获得患侧肩关节的正位及腋位透视像。

切口位于患者肩峰的前外侧，沿皮肤Langer线走行方向前后向切开。切口一般长3～4 cm。切开后充分游离皮下组织，显露肩峰前角。从肩峰前角沿前、中部三角肌间隙向下劈开三角肌至肩峰前角远端约4 cm水平。远端可以用不吸收缝线对前中三角肌做缝合标记，以免在操作中过度向远端剥离而损伤腋神经。充分分离肩峰下滑囊及三角肌下滑囊后显露肱骨头以及其表面覆盖的肩袖组织，向前方触及结节间沟。如果使用的是既往尾端带弧度的髓内针，此时应在结节间沟向后约1.5 cm处沿冈上肌腱走行方向切开冈上肌腱，切口长约1 cm，由此处插入开髓器。在透视装置的引导下，在肱骨大结节内侧与肱骨头关节面外缘交界部的凹陷处开髓。在透视下闭合复位骨折后从开髓处置入髓内针，进入远端髓腔。如果使用的为直针，则无须破坏肩袖组织，而在肱骨头的关节面上相应开髓即可。在透视下确认髓内针插入到位后，依靠髓内针持柄上的瞄准器确定远近端锁钉的位置，依次拧入远近端锁钉。在远端锁钉置入过程中，可适当延长皮肤切口，对皮下的软组织仔细剥离，使瞄准装置紧贴远端皮质，以免伤及血管和神经。透视检查骨折复位固定情况满意后用高强度不吸收缝线修复冈上肌腱，并牢固重建三角肌在肩峰上的起点（图 1-19）。

髓内针入针点的准确选择及仔细处理是手术成功的关键步骤之一。目前大多数医生认为对于带弧度的髓内针，其入针点应选择位于大结节与肱骨头关节面之间的凹陷处。入针点选择宁可稍靠内一些，决不能偏外。如果入针点过于偏外，入点以外的大结节部分的骨皮质保留较少，在开髓时极易使大结节劈裂而影响固定的稳定性。另外，过于靠外的入针点也容易导致复位后的外科颈遗留内翻畸形，影响患者的术后功能。

由于许多肱骨外科颈骨折后肱骨头处于内翻位，使大结节转向肩峰下，从而使我们很难确定一个偏内侧的较好开髓点。在这种情况下，术中往往须要极度内收并后伸肩关节，使肱骨头关节面外侧正确的开髓点尽量靠外靠前，以躲开肩峰的阻挡。如果由于肱骨头的内翻，使这样的操作仍不足以让我们顺利地确定开髓点，则须要用骨膜剥离器或单钩从折端临时撬拨，纠正肱骨头的内翻畸形，显露正确的入针点以利于开髓。

3. 术后　术后患肢采用颈腕吊带保护。患者术后第二天即开始在理疗师的指导下进行被动的关节活动练习。至术后 6 周复查 X 线检查示有骨痂生长时可去除患肢的吊带保护，进行辅助的关节主动练习。术后 3 个月时，患肢可基本不受限地完成日常生活动作。

4. 结果　我们曾对 2005 年 3 月至 2006 年 7 月间的 24 例患肱骨近端两部分外科颈新鲜骨折的患者应用肱骨近端髓内针进行治疗，22 例获得随访的患者平均年龄为 57 岁（25～78 岁），其中男性 7 例，

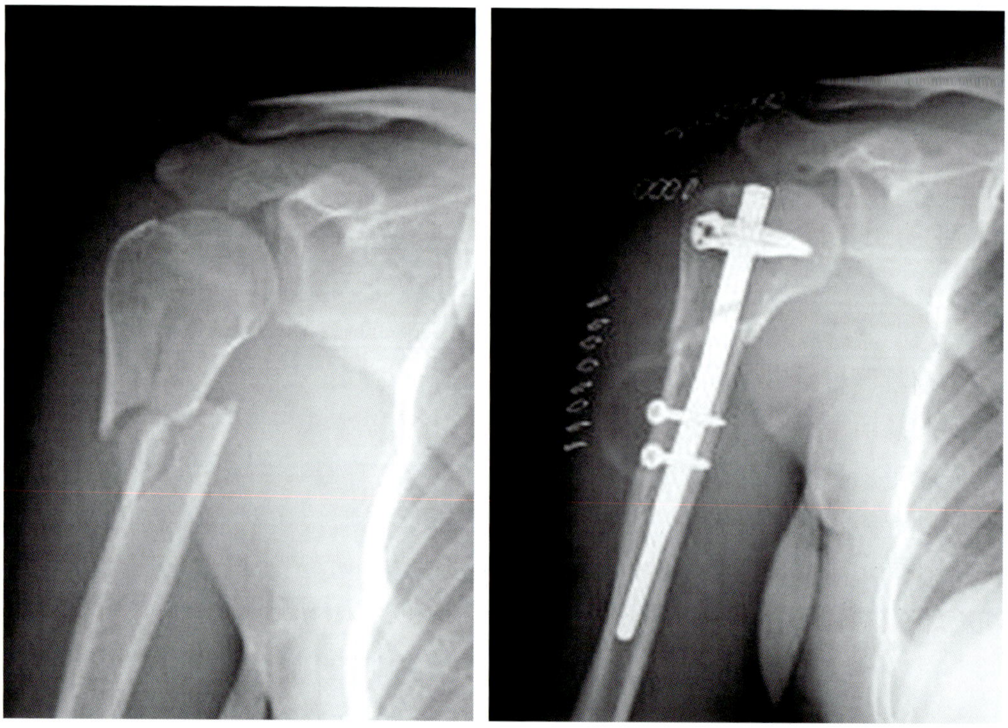

图 1-19　两部分外科颈骨折后髓内针固定及术后结果

女性15例，其中7例为主力侧受累。平均随访时间为13个月，结果显示所有患者术后8周之内骨折初步愈合；VAS评分平均为1.5分（0～5分）；前屈上举为147.8°，体侧外旋为45.5°，内旋达胸10水平；ASES评分为81.2分，Constant-Murley评分为85.4分，UCLA评分为29.9分，SST评分为9.5分。所有患者在随访时均对手术效果表示满意，22例患者中18例患者的肩关节功能评估为优或良，优良率达到81.9%[34]。国外的学者也报道髓内针的临床效果较为理想，且有较高的骨愈合率[35-37]。

从力学上分析，髓内针属于中心型固定，因此，较偏心型固定可以提供抵抗折弯与扭转更大的强度。从文献报道来看，大多数实验室的证据也支持这一理论[38-40]。但是，从临床上来看，与偏心型固定方式相比，这种差异性并未能在患者的功能恢复上体现出来。从我们对两部分外科颈骨折进行髓内针与锁定接骨板的随机对照研究来看，髓内针组患者在术后1年时的疼痛VAS评分、ASES功能评分以及肩袖肌力均低于接骨板组，两组差异在术后3年消失[41-42]。

5. 并发症及预防

（1）螺钉穿出：这是目前报道中髓内针最为常见的并发症，借助术中两个平面不同旋转角度的透视，可以有效地防止近端螺钉过长穿出关节面。

（2）内固定失效、复位丢失与肱骨头塌陷、缺血坏死：即使使用髓内固定，在力学上提供了足够的强度，仍会有部分患者术后出现复位丧失等问题。为了预防复位丢失，须要术中做到良好的复位。只有完成满意的闭合复位后，再使用髓内针进行固定。注意避免在复位尚未完成时借助髓内针置入近端髓腔后再进行复位。这种方法不仅在大多数情况下会导致失败，而且对于骨质较差的患者风险极大。我们在这里须要反复强调，任何固定都应该是在满意的复位完成后再开始的。如果原始复位不佳，随着患者术后开始功能锻炼，发生复位丢失、肱骨头继发塌陷及内固定失效的风险一定会大大增加。此外，骨折较为粉碎也是导致髓内固定容易失效的一个原因。Bernard等曾总结了11例使用Polarus髓内针治疗的肱骨近端骨折，其中4例为两部分外科颈骨折，而剩余7例为三部分大结节加外科颈骨折。所有两部分骨折的患者术后均未出现内固定失效的问题，而7例三部分骨折的患者中有5例在术后6个月内出现了内固定失效，从而须要进行第二次手术。因此，作者认为在三部分甚至是四部分骨折的病例中使用髓内固定技术会有很高的失败率[43]。另外，进行髓内针固定时，应切实体现其微创的优势，不要在骨折端进行切开复位。为了在患者及家属面前展示一个严丝合缝的复位，而付出破坏局部血运、降低骨折愈合概率的做法是十分愚蠢的！

（3）肩袖损伤与肩峰撞击：带弧度髓内固定带来的一个问题是经过冈上肌腱置入内固定物，可能导致由于肩袖损伤或肩袖肌腱炎以及内固定置入后继发的肩峰下撞击而产生的肩关节疼痛症状。我们认为髓内针的尾端置入的深度应至少与周围关节面平齐，甚至埋入肱骨头关节面下方处，以避免出现撞击。由于PHN髓内针是钛制的，因此，我们一般在术前就会告知患者内固定物将长期留置体内，不建议取出，因此也就不用考虑髓内针置入过深而影响取出的问题。我们还强调在固定前沿冈上肌走行方向劈开肌腱纤维，固定后仔细修补切开的冈上肌腱。但即使经过如此小心的处理，我们发现在自己的22例患者随访中仍有9例患者大结节表面接近髓内针入针点处存在轻度压痛，其中5例患者存在不同程度的肩峰撞击的表现。6例Jobe征阳性，提示患侧冈上肌力弱。所有患者的患侧冈上肌与后部冈下肌、小圆肌肌力的均值较健侧差，并且差距具有显著性。通过线性回归分析，发现患者的年龄（P=0.001）、术后冈上肌肌力（P=0.012）以及冈下肌、小圆肌的肌力恢复情况（P=0.0005）与使用髓内针的患者最终的ASES评分之间存在相关性[42]。分析这些结果，我们认为原因可能是多方面的。但不可否认的是，顺行的肱骨髓内针所导致的肩关节疼痛力弱的问题是这种内固定物设计的一个固有弱点。

（4）关节面破坏与创伤性关节炎：针对带弧度的髓内针在设计上的问题，目前已有人将直针应用到临床上。尽管直针的开髓点远离肩袖，但新的问题是这种类型髓内针的入针点位于肱骨头正常的关节面上，这样在开髓过程中会将原本完好的关节面做出人为的破坏。由于目前这种髓内针尚处于早期临床应用，缺乏大宗病例的长期临床观察，因此，尽管部分开发者与使用者信誓旦旦地保证，认为破坏关节面不会有任何问题，笔者对此仍存在疑问。

（5）三角肌破坏与腋神经损伤：三角肌是肩关节最重要的动力肌肉，其功能对于保存良好的肩关节功能来说至关重要。术中我们一般选择从肩峰前角，前、中部三角肌之间的间隙处向下钝性分开至肩峰前角下方约 4 cm 处。我们常规在分开的三角肌间隙下缘缝一条固定线，以防手术操作中继续向下劈裂三角肌而损伤腋神经。在操作过程中如果须要增加肱骨近端的显露，比如应用高强度缝线或钛缆加强固定大结节，可沿肩峰前缘及外缘切断部分前、中部三角肌纤维的肩峰侧起点。骨折固定结束后应仔细重建三角肌。如果术中仅仅是分开三角肌间隙，那么在重建时，须要将已分开的间隙关闭。如果术中切断了三角肌的起点，则须要在肩峰上钻孔、过线，牢固重建三角肌的起点。

（四）锁定接骨板

由于传统的内固定方式存在种种不足，对于不稳定肱骨近端骨折的治疗结果一直不尽如人意，各种方法的并发症并发生率在 11%～50%[44-46]。随着骨科器械和内固定材料的进展，肱骨近端解剖型锁定接骨板逐渐开始在临床上应用。由于其角度稳定性的特点克服了传统接骨板的不足，因而成为切开复位内固定治疗肱骨近端骨折的首选。肱骨近端解剖型锁定接骨板是一种结合了传统螺钉孔与锁定螺钉孔的内固定系统。该接骨板是按照肱骨近端解剖形态制成的，无须塑形头端有不同方向设计的锁定孔，用以与拧入的螺钉尾端紧密锁定，所以打入的近端螺钉可以从不同角度（会聚或分散）固定肱骨头，通过提供角度稳定性大大增加螺钉在松质骨中的把持能力。这一点是传统接骨板螺钉系统无法比拟的，其抗拔出能力明显优于传统的加压接骨板，其抗扭转强度和抗疲劳断裂强度亦远远大于传统接骨板。对于接骨板的远端螺孔，不同的器械公司有不同的设计。笔者经常使用的为加压和锁定结合孔均有的接骨板。这样可针对术中情况选择对骨干进行加压，以帮助骨折复位，或仅将接骨板与骨干稳定锁定。由于螺钉与接骨板之间已经牢固锁定，该内固定系统既可以提供很好的侧壁支撑作用和良好的应力分散效果，同时避免了接骨板被紧紧压在骨皮质上而影响局部骨膜处血管长入，从而最终导致出现局部缺血坏死的不利情况，使整个内置物相当于放置在体内的外固定架[47-48]。

1. 适应证与禁忌证　大多数肱骨近端骨折，包括两部分外科颈，外科颈存在骨折线的两部分大、小结节骨折，三、四部分骨折（合并或不合并肱骨头脱位），以及陈旧骨折和骨折不愈合，均是使用锁定接骨板的合适病例。当患者为骨骺未闭的青少年患者，以及骨质极度疏松的高龄患者，即使采用锁定接骨板仍无法提供足够的稳定性时，则须考虑其他治疗方法。

2. 手术方法　麻醉时建议采用全麻插管，因为单独的臂丛麻醉的范围有限，且难以有效地控制局部肌肉松弛。手术采取仰卧位，通过三角肌-胸大肌入路显露骨折。在透视监视下复位骨折，确保恢复肱骨近端正常的颈干角和后倾角度，之后以 1～2 枚直径 2.5 mm 的螺纹针做临时固定。注意螺纹针要躲开之后要放置接骨板的位置。根据骨折的情况选择不同长度的接骨板进行固定。应将接骨板放置于结节间沟外侧。当透视检查显示上述各项指标均满意时，依次拧入远近端的各锁定螺钉。通常的顺序是先打入远端 1～2 枚螺钉，之后拧入头端的 4 枚螺钉（国人的长度为 35～45 mm）。这样在基本获得初步的稳定后拔除临时固定螺纹针，再根据骨质的情况依次拧入剩余的螺钉，完成固定。拧入螺钉的数量依据术中的稳定性来决定。通常远端螺钉应尽可能拧满，近端要确保超过 5 枚螺钉从不同方向固定肱骨头，在内下方骨距处应确保有螺钉通过，以提供有效的支持（图 1-20）。

在手术过程中，应注意以下几点：

（1）确保骨折获得良好的复位，不要寄希望于利用接骨板自身的解剖形态来纠正骨折移位，而是应该首先通过前述的方法对骨折进行复位，再使用接骨板维持这种复位！术中保持或重建内侧干骺端部位的支撑作用至关重要，通过间接复位恢复内侧的支撑可以很好地重建整个肱骨近端的稳定性，便于术后早期功能锻炼。如果内侧区域存在骨缺损或骨折较为粉碎，无法有效地支撑，可以通过将骨干顶入肱骨头内来获得相对的稳定性（图 1-21）。

（2）在复位过程中，通过穿过肩袖止点的高强度不吸收缝线的牵拉可协助复位骨折端，而避免使用其他骨科器械直接牵拉肱骨头。这一点对于骨质疏松的患者尤为适用（图 1-22）。

（3）一旦接骨板近端与肱骨头通过锁定螺钉固定，肱骨与接骨板以及骨折本身的位置就不会发生进一步的改变，因此，固定前一定要保证肱骨颈干角、后倾角和大、小结节的位置恢复正常。应在术中保证接骨板的位置适中。位置偏高是造成肩峰下撞击及前屈外展受限的主要原因；位置过低则会影响肱骨头以及大结节的固定效果，导致固定失效。

（4）在以自锁螺钉固定肱骨头端时，应通过各方向透视以确保螺钉的位置以及长度。有时为了更好的固定，往往会将螺钉打入关节面下的软骨下骨，以使内固定的把持能力更强，但应避免螺钉过长穿透关节面进入盂肱关节而引起术后疼痛和活动受限。单纯肩关节正位透视并不能确保螺钉的长度适中，术中必须进行肩关节腋位透视，从两个平面进行判断，否则很容易出现误差，造成螺钉穿出关节面（图 1-23）。

（5）鉴于旋肱前动脉是供应肱骨头血运的主要

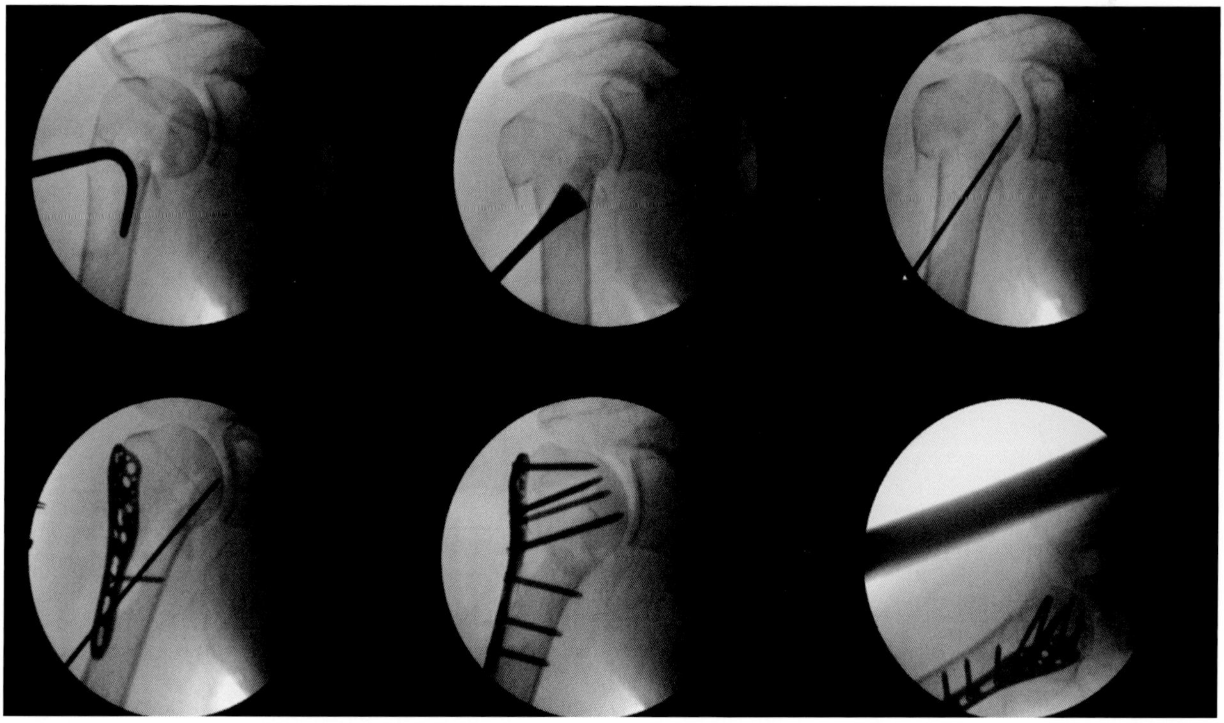

图 1-20 两部分外科颈骨折，锁定接骨板固定

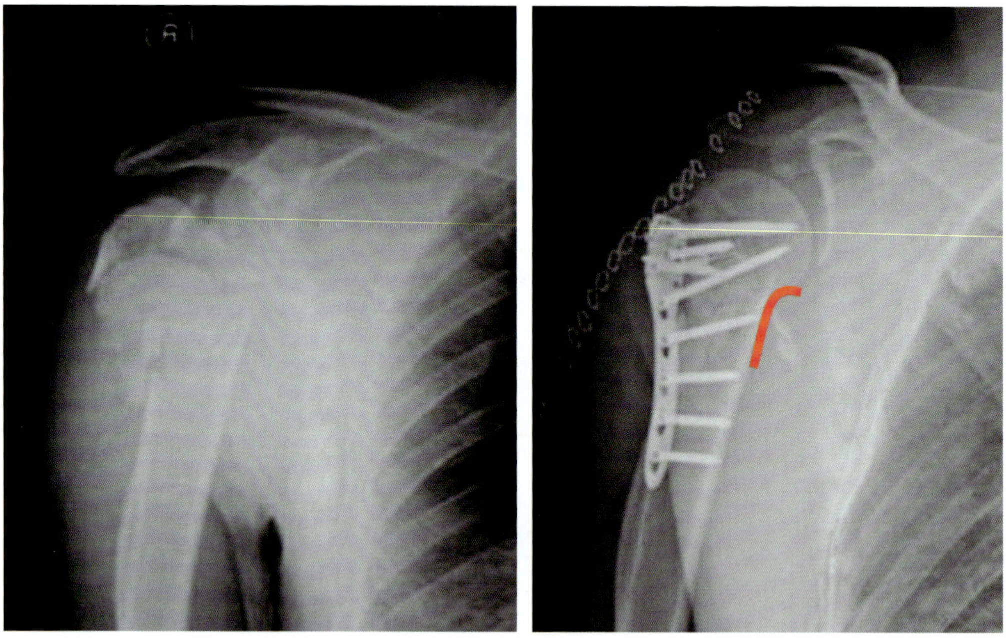

图 1-21 复位中应重建内侧干骺端部位的支撑作用

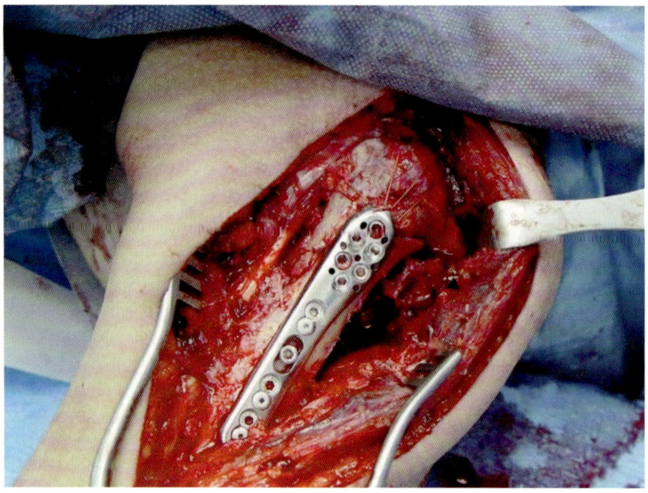

图 1-22 借助在腱骨交界部位以高强度不吸收缝线贯穿缝合，可有效地协助复位

动脉，术中应注意避免损伤该动脉。在采用三角肌-胸肌入路显露骨折的过程中要避免对软组织进行过多的剥离，尤其要小心保护紧邻肩胛下肌下方附近的旋肱前动脉的主要分支。另一方面，应将接骨板放置于结节间沟的外侧，避免对肱二头肌长头肌腱和结节间沟内侧结构进行过多的破坏。对于大多数两部分外科颈骨折患者，这一点是可以并且应该做到的（图 1-24）。

（6）由于胸大肌的牵拉作用，远骨折端往往会在复位后仍存在一定程度的内移。此时可利用解剖型接骨板自身的形态特点，先以一枚普通 3.5 mm 皮质骨螺钉通过接骨板远端螺钉孔（滑动孔）将之与肱骨骨干进行固定。这种初步的加压固定可以纠正这种轻度的移位（图 1-25）。

3. 结果　笔者曾对 23 例新鲜的两部分外科颈骨折患者进行肱骨近端锁定接骨板固定，平均随访 16.9 个月时显示患者的平均肩关节前屈上举为 153.5° ± 11.1°，体侧外旋为 37.8° ± 13.8°，体侧内旋达胸 8 水平（胸 4 — 腰 2）；VAS 评分为 0.5 ± 0.9 分，AESE 评分为 92.3 ± 7.7 分，Constant-Murley 评分为 90.8 ± 9.2 分，UCLA 评分为 31.7 ± 3.1 分，伤侧三角肌肌力恢复达到健侧的 93.1%，前屈上举肌力达到 82.5%。而在对 8 例陈旧两部分外科颈骨折施行锁定接骨板内固定时，前屈上举为 153.5° ± 11.1°，体侧外旋为 37.8° ± 13.8°，体侧内旋达胸 8 水平（胸 4 — 腰 2）；VAS 评分为 0.5 ± 0.9 分，AESE 评分为

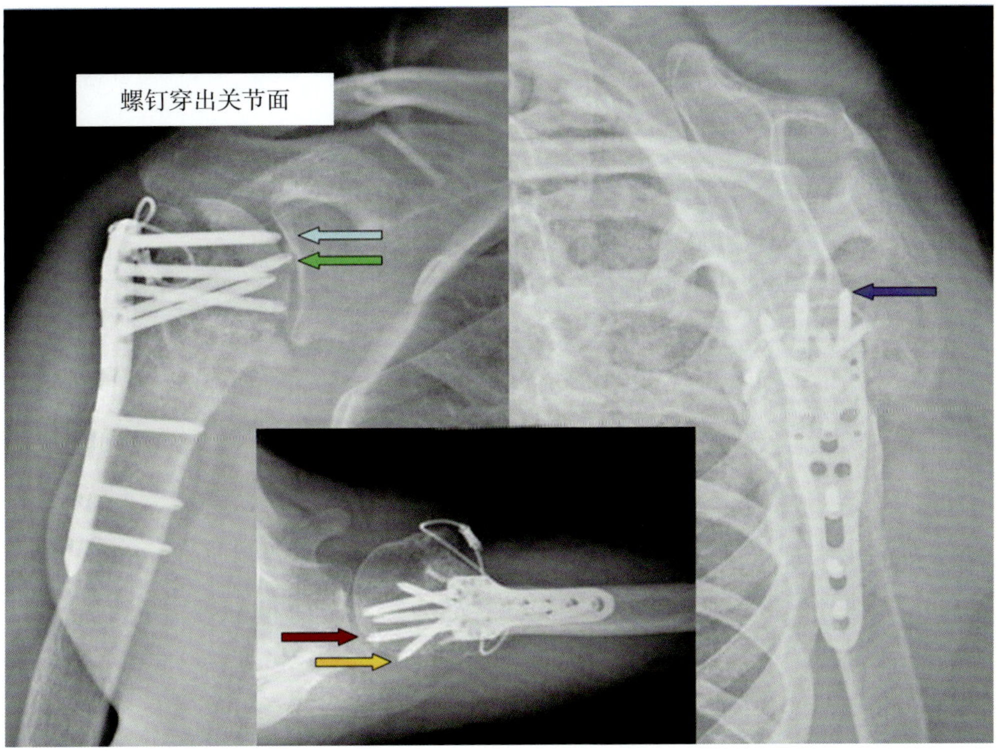

图 1-23 螺钉穿出关节面

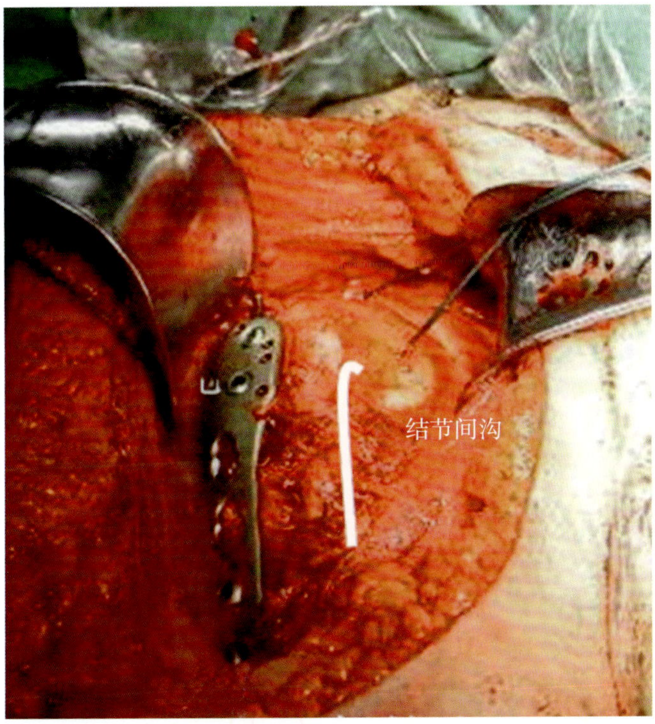

图 1-24 将接骨板放置在结节间沟外侧，避免对肱二头肌长头肌腱结节间沟内侧进行破坏血运的操作

92.3 ± 7.7 分，Constant-Murley 评分为 90.8 ± 9.2 分，UCLA 评分为 31.7 ± 3.1 分 [49]。在之后的进一步研究中，我们发现 29 例新鲜两部分外科颈骨折中 5 例出现并发症，其中 1 例因施行臂丛麻醉时导致气胸发生，另 1 例因术后未进行正规康复而出现异位骨化，其余 3 例均为早期手术经验不足导致的锁定接骨板头端螺钉穿出关节面 [50]。由此可知，在规范操作的前提下，应用肱骨近端锁定接骨板，治疗新鲜两部分外科颈骨折的总体治疗效果是较为满意的。

4．合并脱位　两部分外科颈骨折合并肱骨头脱位较为少见。一旦发生，几乎均为前脱位。虽然原始两部分外科颈骨折脱位并不常见，但医源性损伤并不少见，多为肩关节脱位时粗暴整复造成的。两部分外科颈骨折脱位也可以在麻醉下复位成功，但复位很困难，应避免反复暴力复位，以免加重损伤。如复位不成功，可采用切开复位内固定。此时应尽可能保护重要的软组织结构及血运，尽可能利用肩

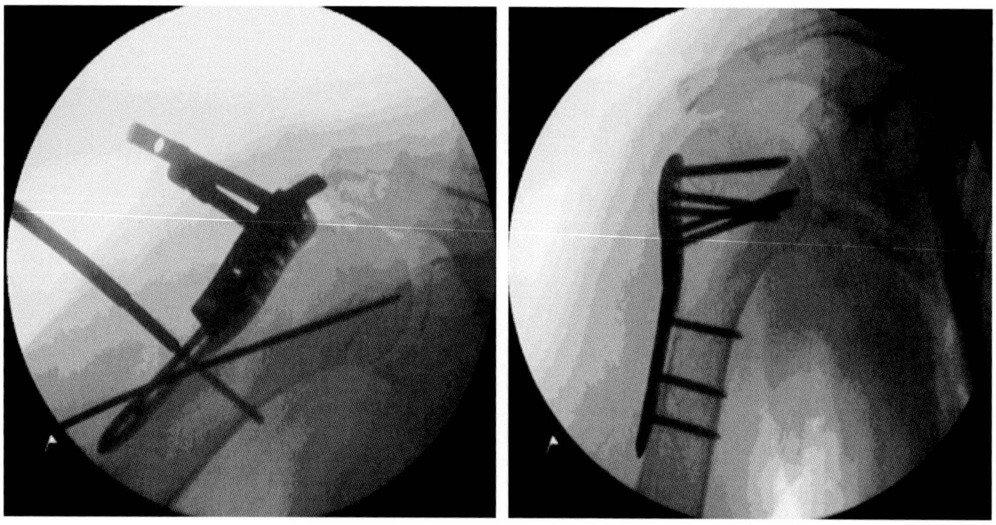

图 1-25　利用接骨板的形态特点，首先打入拉力螺钉，纠正远端的内移

袖间隙这一解剖上的自然间隙将向前脱位的肱骨头复位，而不要破坏前方的肩胛下肌。对于新鲜的脱位，大多可以顺利地恢复盂肱关节的正常对合关系。注意，个别情况下肱骨头脱位在腋窝深方，与臂丛神经和腋、动静脉紧贴。此时须要操作轻柔，逐步松解后再行复位。在复位过程中，强调对软组织的保护，必要时可以在脱位的肱骨头内临时打入一枚螺纹针，作为复位的“手柄”。

四、三部分骨折

三部分骨折一般有两种类型：一种为肱骨大结节合并外科颈骨折。大结节向外上移位，肩胛下肌腱通过小结节与肱骨头相连，使肱骨头向内侧旋转，肱骨头关节面朝向后方。此类型常见。手术显露时可见近端骨折面朝向前方。另一种为小结节合并外科颈骨折，冈上肌、冈下肌和小圆肌通过大结节使肱骨头向外侧旋转，肱骨头关节面朝向前方，此型较为少见。

对于三部分骨折，保守治疗的效果较差。尽管一直有保守治疗效果与手术治疗类似的文献报道，但如果我们仔细分析这些文献就会发现，或者是发表日期在锁定接骨板获得广泛应用之前，或者是研究的患者为年龄偏大及配合程度欠佳的特定人群。因此，如果剔除这些研究选择上的偏移，我们认为，利用更为稳定的内固定材料，结合规范的手术操作技术，应该是大多数三部分骨折患者的临床首选。

（一）切开复位锁定接骨板固定

1. 适应证与禁忌证　对于典型的三部分骨折及四部分骨折，通过闭合方法或小切口辅助方法得到满意复位的可能性极小，因此也不适于经皮穿针固定。对于较年轻、骨质情况良好的三部分骨折和四部分骨折患者，若术中可以达到良好的复位，切开复位内固定是较适宜的方法。对闭合复位不能获得成功、不稳定骨折、严重粉碎性骨折或经皮穿针固定不满意者，可采用切开复位内固定。闭合复位不成功的常见原因是肱二头肌长头肌腱、肌肉和骨膜等软组织嵌入骨折端。因此，大多数肱骨近端三部分骨折是使用锁定接骨板的合适病例。当患者为骨骺未闭的青少年患者，以及骨质极度疏松的高龄患者，即使采用锁定接骨板仍无法提供足够的稳定性时，则须要考虑其他治疗方法。

2. 手术方法　三部分骨折的切开复位内固定方

法与两部分外科颈内固定方法基本相同，不再赘述。须要指出的是，对结节的复位应是在施行内固定之前，而不要寄希望于借助内固定材料完成对存在明显移位的大、小结节进行复位。借助牵引与临时固定，在透视监视下多方向检查大、小结节复位后的位置，确保其达到原始解剖位置，或移位不超过 2 mm，才可能使患者术后恢复较为理想的功能（图 1-26）。

对于结节存在骨折的病例，除非骨折块较大，接骨板可以直接覆盖在大部分骨折块上，以达到较为稳定的固定，否则一定要附加固定方式对大、小结节单独进行固定。较好的方法是使用高强度不吸收缝线（或者使用带针钛缆）进行张力带式的 8 字缝合固定。

3．合并脱位　对于三部分骨折脱位，肱骨头的血运破坏严重，仅有一个结节与肱骨头相连，可提供部分血运。有前脱位及后脱位两种形式。对于年

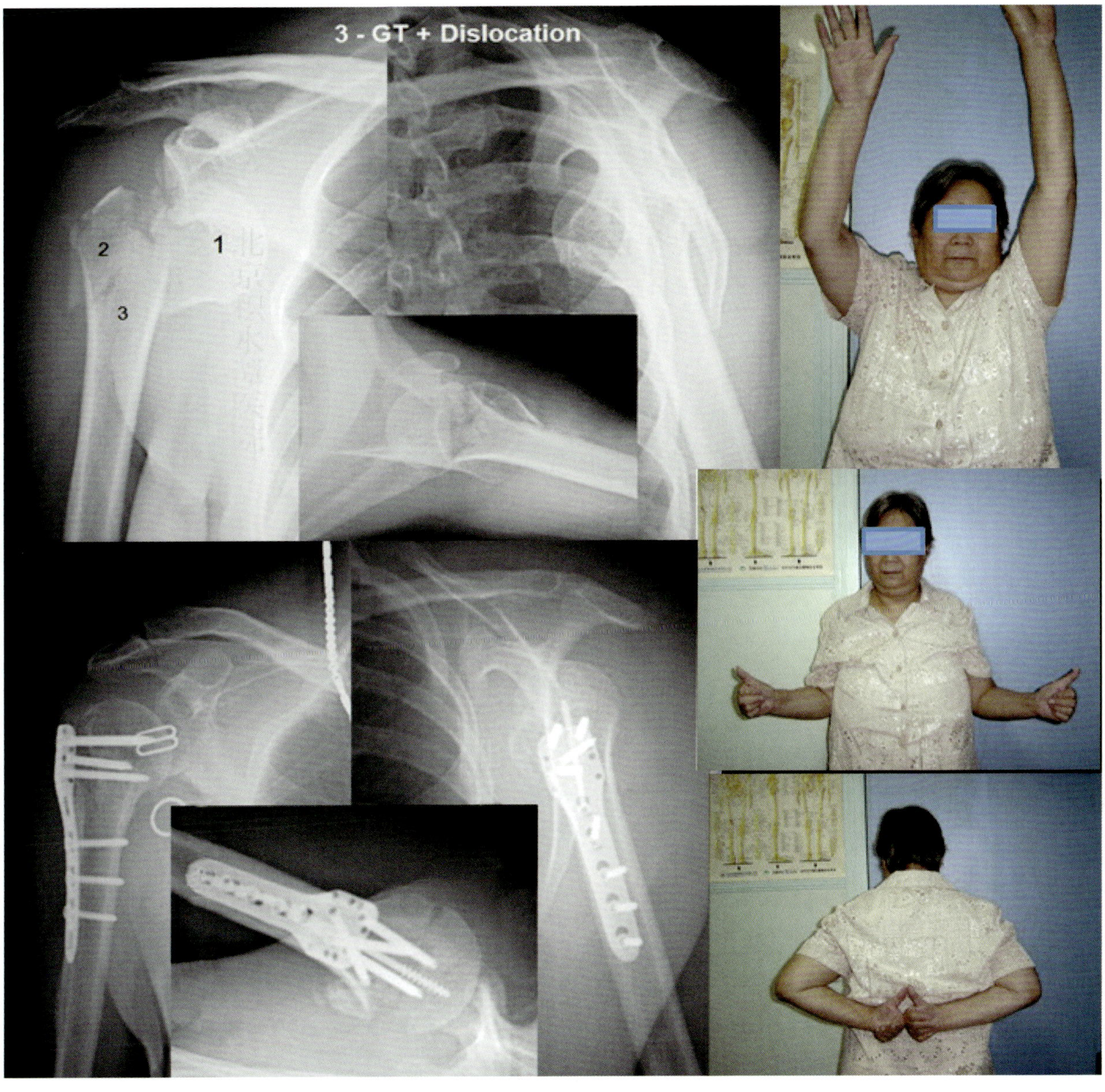

图 1-26　三部分大结节骨折，锁定接骨板固定

轻、骨质良好的患者，可采用切开复位内固定；而对于严重粉碎及骨质疏松的患者，人工关节置换可作为首选。

4. 术后　三部分骨折的术后康复过程与两部分外科颈骨折术后康复过程类似，可根据患者的骨质条件在时间上相应调整，不在此赘述。

5. 结果　目前国际上大多数报道应用接骨板治疗三部分骨折的疗效较为可靠。Warnner 曾对 60 例肱骨近端骨折接受接骨板治疗的患者进行随访，33 例三部分骨折的患者中平均年龄 62 岁，在伤后 72 h 内接受手术，随访 17 个月的结果显示仅 3 例因为内固定的问题再次接受手术，总体优良率达到 88%[44]。笔者曾对 12 例新鲜的三部分大结节骨折患者进行肱骨近端锁定接骨板固定，平均随访 16.9 个月时显示患者的平均肩关节前屈上举为 141.7° ± 19.6°，体侧外旋为 27.5° ± 14.3°，体侧内旋达胸 10 水平；VAS 评分为 1.2 ± 1.1 分，AESE 评分为 82.2 ± 14.1 分，Constant-Murley 评分为 84.0 ± 12.0 分，UCLA 评分为 28.0 ± 4.7 分，伤侧三角肌肌力恢复达到健侧的 87.0%，前屈上举肌力达到 75.3%[49]。在之后的进一步研究中，我们发现 17 例新鲜三部分大结节骨折中 2 例出现并发症，其中 1 例因外伤时合并肱骨头脱位术后出现肱骨头缺血坏死的早期表现，另 1 例为术中经验不足导致的锁定接骨板头端螺钉穿出关节面 [50]。由此可知，在严格控制适应证与规范操作的前提下，应用肱骨近端锁定接骨板治疗新鲜三部分骨折的总体治疗效果是较为满意的，远非某些文献报道的那样，或者并发症发生率居高不下，或者功能欠佳而等同于保守治疗的效果。

（二）其他内固定方式

文献报道其他内固定方式包括使用不可吸收线的缝合进行固定或改良 ENDER 针加张力带固定、T 形接骨板固定以及髓内针固定。但目前普遍认为 T 形接骨板固定有以下缺点：①须要进行广泛的软组织切开，从而破坏肱骨头血运。②容易放置过高，导致肩峰下撞击。③固定易失败，尤其是在骨质疏松的患者更容易失败，导致骨折不愈合或畸形愈合。尽管髓内针是一种微创操作，但受到本身设计所限，很难对骨折移位的大、小结节进行稳定固定，往往须要借助其他固定方式完成对大、小结节的稳定固定。这势必要进行扩大或者额外的手术切口，从而大大降低了“微创”的优势。Park 曾报道对平均 64 岁的 6 例三部分骨折患者应用不吸收缝线单独固定结节，随访 4.1 年后结果均为“优”[46]。但笔者认为，除去不同国家的文化背景可能不尽相同，既然进行手术，对存在明显移位的骨干不进行任何处理，在我国乃至世界上大多数国家都是难以为患者所接受的，因此，我们并不推荐对三部分骨折使用这种方法。

（三）人工关节置换

对于年龄较大、骨质疏松较严重、骨折粉碎严重的三部分骨折和四部分骨折以及骨折脱位来讲，由于其骨折移位的特点，各骨折块与附着于其上的软组织分离，导致血运障碍，并且复位困难，即使采用切开复位内固定的方法，也很难达到足够的稳定性来进行早期功能锻炼，不愈合、畸形愈合以及肱骨头缺血坏死等晚期并发症的发生率较高。因此，对这类骨折适于进行人工肩关节置换。具体内容参见第七章。

五、四部分骨折

（一）外展嵌插四部分骨折

1. 手术适应证　此类型骨折与一般四部分骨折不同，虽然有大、小结节骨折，但肱骨头关节面的外侧部分与肱骨干形成嵌插，肱骨头无明显的外后移位，但关节面朝上，面向肩峰，而非正常时面对肩盂。Brookes 曾发现发生该类型骨折后，肱骨头骨折向远端肱骨干嵌插，后方骨膜得以完整保留，此时后内侧血管束与弓形动脉之间可形成交通支来灌注肱骨头，以确保骨折血运[51]。因此，其预后较一般的四部分骨折要理想得多。目前的治疗趋势认为，对于年轻、骨质良好的此类骨折患者采用切开复位接骨板内固定的手术方法，可取得较好的治疗效果。但对于骨质疏松的老年患者，也可首选人工关节置换。这样可避免软组织瘢痕粘连和挛缩，以及大、小结节畸形愈合等并发症，降低手术难度，以利于术后恢复。个别情况下，如患者的身体情况欠佳或生活要求较低，也可考虑保守治疗。

2. 手术技术　该类骨折在处理上等同于简单的肱骨近端两部分骨折，具体手术技术参见前述。须要注意的是，由于该类骨折后方与内侧骨膜保持完整，复位较为容易，但在复位过程中应使用复位工具从肱骨近端骨折的外侧进入骨折端后进行撬拨，尤其是解脱肱骨头与肱骨干之间的嵌插时操作应轻柔，避免损伤完整的骨膜组织，并且避免过度牵拉，造成两者之间完全分离，形成“经典”四部分骨折。复位之后，先以螺纹针将肱骨头与肱骨干做临时固定，再进一步复位大、小结节，经过术中透视检查位置满意后以锁定接骨板稳定固定（图 1-27）。

3. 术后　该类型骨折如果得到良好的复位与固定，往往可以在术后早期进行积极的康复锻炼，具体康复内容见前述。

4. 治疗结果　由于该类骨折的后方血运得以保留，理论上发生肱骨头缺血坏死的可能性应较类似于简单骨折。大多数临床报道显示这一并发症的发生率为 5% ~ 10%[29, 51-52]。例如，Resch 等对 22 例这种类型骨折进行切开复位内固定后随访 36 个月，结果显示无 1 例患者出现任何肱骨头缺血坏死的表现[53]。但笔者既往曾应用锁定接骨板治疗这种类型骨折，9 例患者中有 2 例出现肱骨头缺血坏死，比例为 22.2%，远高于其他报道[50]。Jakob 也曾报道对该类型骨折进行切开复位内固定后虽然有 74% 的患者获得满意结果，但在该组病例中，26% 的患者出现肱骨头缺血坏死[54]。由于四部分外展嵌插骨折的发生率较低，国外的临床报道也缺乏大宗病例治疗的结果分析，因此，对这种特殊类型骨折的治疗结果仍须进一步深入分析。

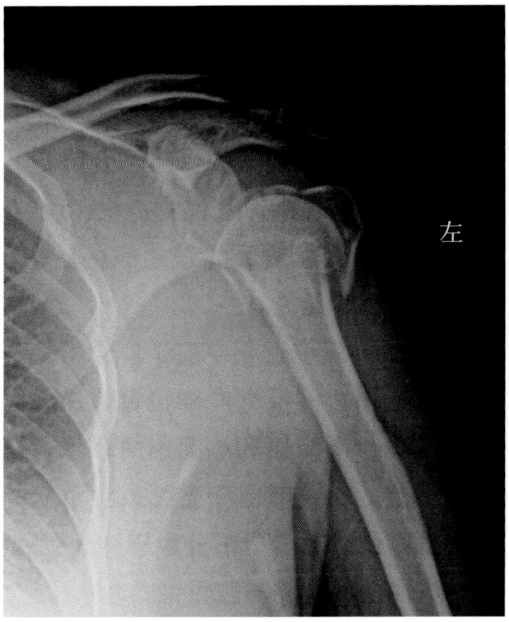

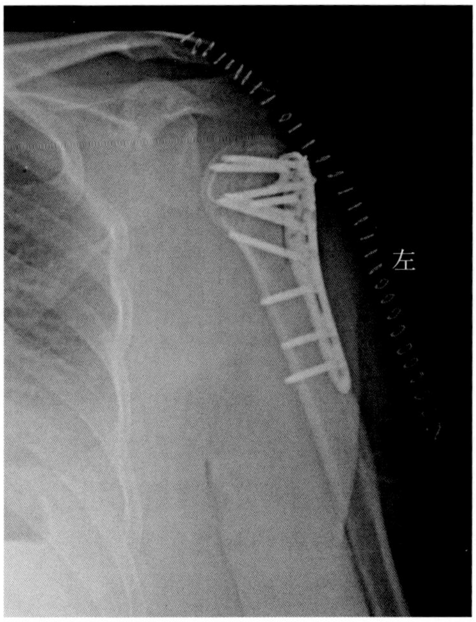

图 1-27　四部分外展嵌插骨折（A），复位后锁定接骨板固定（B）

（二）“经典”四部分骨折及脱位

1. 手术适应证 “经典”四部分骨折是指肱骨近端四个解剖部分——肱骨头、大小结节与肱骨干完全分离，肱骨头移向外侧或后方。此时肱骨头血运破坏较重，容易发生缺血坏死，保守治疗一般不满意，通常须要考虑手术[55]。但对于选择何种方式进行重建目前还有一定的争议。比较公认的观点是：对于60岁以下的青中年患者，切开复位内固定应作为首选治疗方式；对于60岁以上的患者，合并肱骨头脱位，或者骨质疏松，以及虽然年龄小于60岁，但骨折过于粉碎，无法有效重建时，半肩关节置换应作为首选方式（肩盂出现关节炎等退行性表现时应进行全肩关节置换）；对于75岁以上合并肩袖损伤的患者，反肩关节应作为治疗的首选。

须要特别强调，对较年轻的四部分肱骨近端骨折患者，选择人工肩关节置换作为治疗手段时应十分谨慎。Sperling等回顾了95例（108肩）行全肩或半肩关节置换手术的年轻患者（50岁以下）的长期随访结果（平均随访时间长达12.3年），根据Neer评分，优良率仅为51.9%。因此，认为对50岁以下的年轻患者，应用人工肩关节置换时应十分谨慎，在条件允许的情况下尽可能使用其他方法进行骨折重建[56]。Gerber等发现对于复杂肱骨近端骨折，尽管存在肱骨头坏死和塌陷，若复位良好且达到近似解剖愈合，患者疼痛缓解和功能恢复的情况可与人工肩关节置换的结果相比。因此，他们建议对年轻患者，应尽可能采取切开或闭合复位内固定的方法治疗，但着重强调骨折的良好复位。若术中无法达到满意的复位，则改为人工肩关节置换的方法进行治疗[57]。总而言之，在使用人工肩关节置换治疗年轻的肱骨近端骨折患者时应十分严格地掌握适应证。

2. 手术技术 四部分骨折的复位固定方法同前，仅有几点须要提醒读者注意：

（1）如果说针对两部分以及某些三部分骨折，尚有选择髓内针等其他固定方式的争论，对于四部分骨折，切开复位锁定接骨板内固定是绝大多数医生的明确选择。

（2）手术切口采取三角肌-胸大肌间隙入路。该入路可最大程度地保护重要的血管、神经以及软组织，并且可以兼顾大、小结节的复位，不建议采用“倒7”等其他显露方式。由于四部分骨折属于较为严重的骨折类型，周围软组织必然受到波及，此时应对于三角肌等重要结构妥善保护，利用专门的三角肌拉钩等器械，在充分松解肩峰下间隙与三角肌滑囊的前提下，将三角肌拉钩放置于该间隙中，并将三角肌整体拉向外侧，以避免进一步损伤三角肌。这对于患者术后功能的恢复是至关重要的一个环节。切忌为了获得更好的视野而破坏前方三角肌，或者切断其肩峰起点，做过度的暴露。

（3）在显露过程中尽可能不要破坏胸大肌在肱骨近端的止点。如为年轻患者，骨折情况决定必须扩大显露时，可自肱骨上逐步向远端将胸大肌止点松解，范围不超过1 cm，且最后关闭伤口前一定要仔细缝合修复。

（4）考虑在四部分骨折中，肱二头肌长头肌腱很难“独善其身”，往往会伴随出现一定程度的损伤，如磨损、严重充血水肿、脱垂与不同程度的撕裂，因此，建议在辨别清楚大、小结节后将肱二头肌长头肌腱沿其走行在盂上结节起点处切断，去除损伤部分，将远端健康部分与联合腱缝合在一起。这样既可以便于术中对移位骨折块和脱位肱骨头的处理，也可以避免术后因为该组织的问题引发持续疼痛，而影响患者康复。

（5）复位过程中应了解骨折块移位的机制与方向，这样才能反方向牵拉复位。大结节骨折块由于冈上肌、冈下肌和小圆肌的牵拉，会向后、外和上方移位。小结节由于受到肩胛下肌的牵拉，会向前内侧移位。肱骨干部分由于胸大肌和背阔肌的牵拉，会向内侧移位并与肱骨头成角（图1-28）。

在复位过程中，不要指望一次将所有的主骨折块均复位。先恢复肱骨头与肱骨干的正常解剖关系，

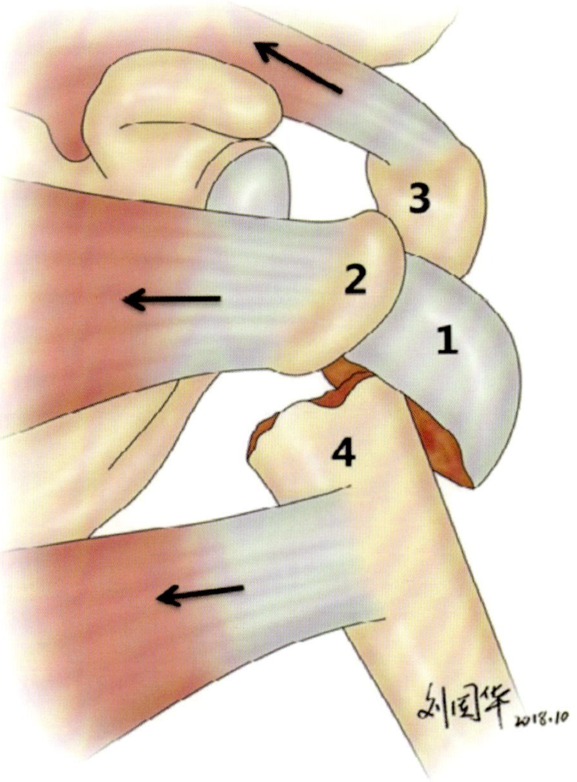

图 1-28 四部分骨折移位情况

确保颈干角和后倾角度适中，并以螺纹针临时固定，然后再通过腱骨交界部位的高强度缝线牵拉，协助复位大、小结节，并在透视监视下检查其位置是否满意。这样逐步恢复骨折块的解剖位置，再施行内固定。

（6）在复位后，经常可以通过透视发现肱骨近端存在一定程度的骨缺损。对于年轻患者，我们通常不常规植骨，也并未发现因骨缺损而出现骨折愈合迟延和不愈合的情况。对于高龄骨质疏松患者，肱骨头类似“鸡蛋壳”样情况时，为了确保内侧干骺端的支撑作用，避免出现激发的内翻塌陷，以及出于促进骨折愈合的考虑，我们会选择自体腓骨、髂骨和人工骨等替代材料进行充填，称为“结构性植骨”。

（7）对于大、小结节，笔者建议最好另外使用高强度缝线或钛缆等进行额外的张力带式的环扎固定，以避免出现继发移位。单纯接骨板是不可能有效固定大、小结节的，尤其是大、小结节骨折块碎裂为多块时（图 1-29）。

（8）最后须要强调术中透视的重要性，这是笔者给各位读者的忠告。作为术者，我们都希望患者能够在术后达到满意的治疗效果。这就要求对于复杂的骨折一定要做到良好的复位与固定。术中从不同角度（中立位、内旋位和外旋位）多平面（正位、侧位和腋位）反复投照是唯一可以验证复位是否理想，内固定位置是否合适的工具！此时需要的，不是所谓的经验，而是手术者置身射线中的奉献精神！

3. 治疗结果 对于四部分骨折及骨折脱位来说，高龄患者发生这类骨折是人工肩关节置换最常见的适应证。原因在于：①由于其骨折移位的特点，各骨折块与附着于其上的软组织分离，从而导致血运障碍，并且复位困难。②患者为老年骨质疏松者。③切开复位内固定也很难达到足够的稳定性来进行早期功能锻炼，不愈合、畸形愈合以及肱骨头缺血坏死等晚期并发症的发生率较高，对于年轻患者，由于人工关节置换后效果不佳，目前大多数学者仍建议一期切开复位内固定。在有经验的医生手中，切开复位内固定后患者的 Constant 评分明显高于人工关节置换[58]。对比研究发现，半肩关节置换后肩关节的前屈上举、外展和内旋均低于内固定[59]。当然，上述结果仅可作为参考，因为目前还没有任何前瞻性的对切开复位内固定和人工肩关节置换治疗效果差异进行对比的研究，我们有待更为科学的结论。

六、解剖颈骨折、肱骨头劈裂骨折与压缩骨折

1. 解剖颈骨折 此类骨折罕见，通过 X 线平片很难诊断，必须结合 CT。解剖颈骨折位于大、小结

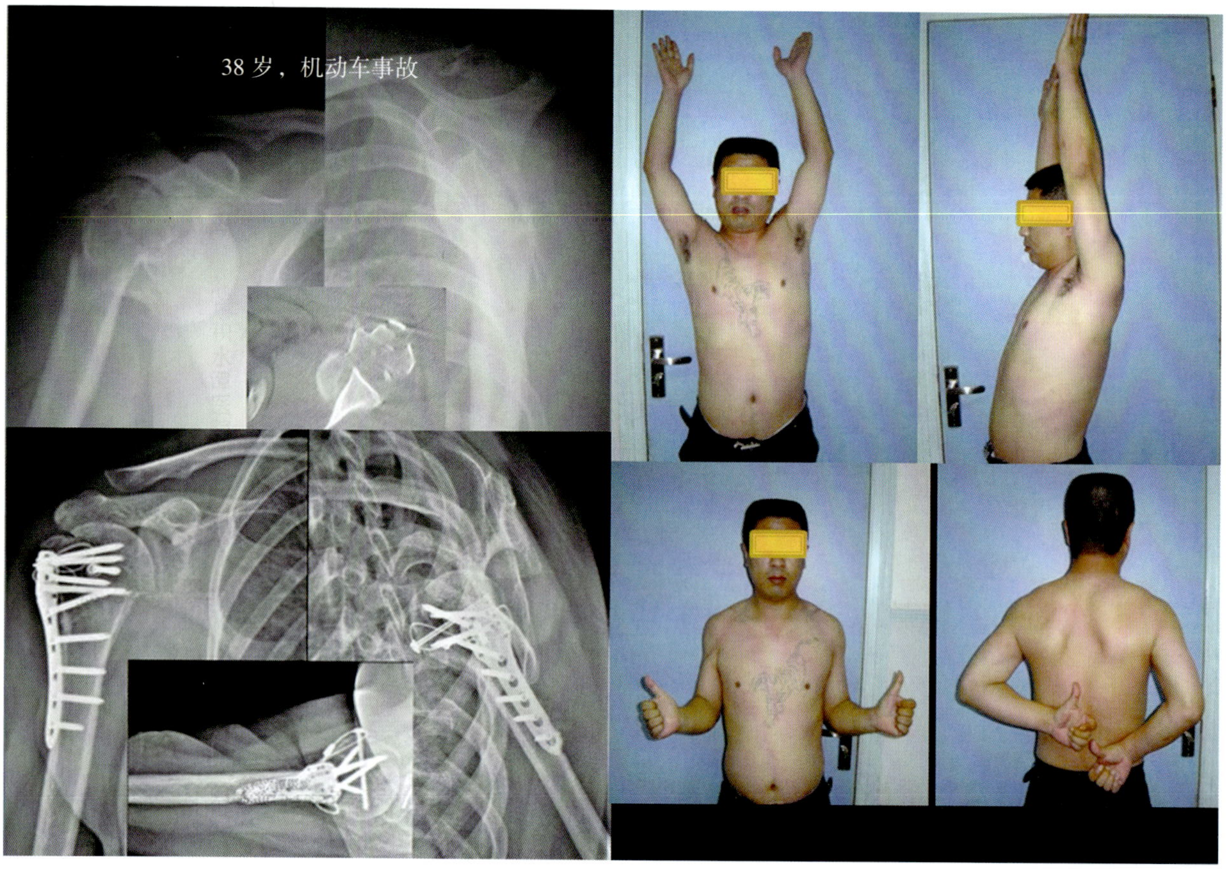

图 1-29 “经典”四部分骨折，切开复位锁定接骨板内固定

节上方，无软组织附着，肱骨头骨内、骨外交通支均遭到破坏，极易发生坏死。骨折后，肱骨头部分很小，且主要位于关节内，闭合复位很难成功，保守治疗结果很差。对于年轻患者，一般建议尝试采用切开复位内固定。对于年龄较大的患者，应行一期人工关节置换。因其发生率较低，文献中关于此类骨折的报道亦很少（图 1-30）。

2. 肱骨头劈裂和压缩骨折　肱骨头压缩骨折常合并于肩关节脱位中，尤其是后脱位常见。根据压缩程度，可分为＜20%、20%～45% 及＞45%。不同的压缩骨折可采取不同的治疗方法。当压缩＜20% 时可保守治疗。肩关节脱位复位后，压缩处不做特殊处理。当压缩在 20%～45% 且同时合并肩关节后脱位时，可采用改良的 McLaughlin 手术。将小结节截骨，移至骨缺损处，用螺钉固定。当压缩＞45% 时，建议人工关节置换。肱骨头劈裂骨折常合并外科颈骨折或大、小结节骨折，仅对年轻、骨质良好的患者可行切开复位内固定，但手术较困难，且预后较差。一般建议人工关节置换（图 1-31）。

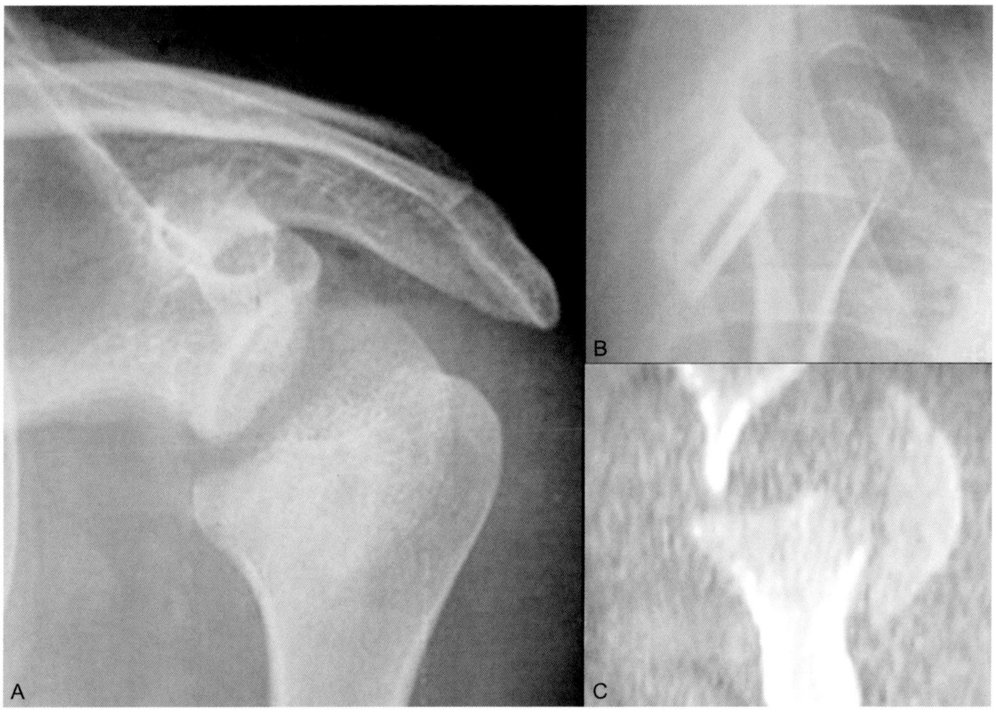

图 1-30 解剖颈骨折。A. 改良腋位 X 线片。B. 侧位 X 线片。C. CT 横断扫描

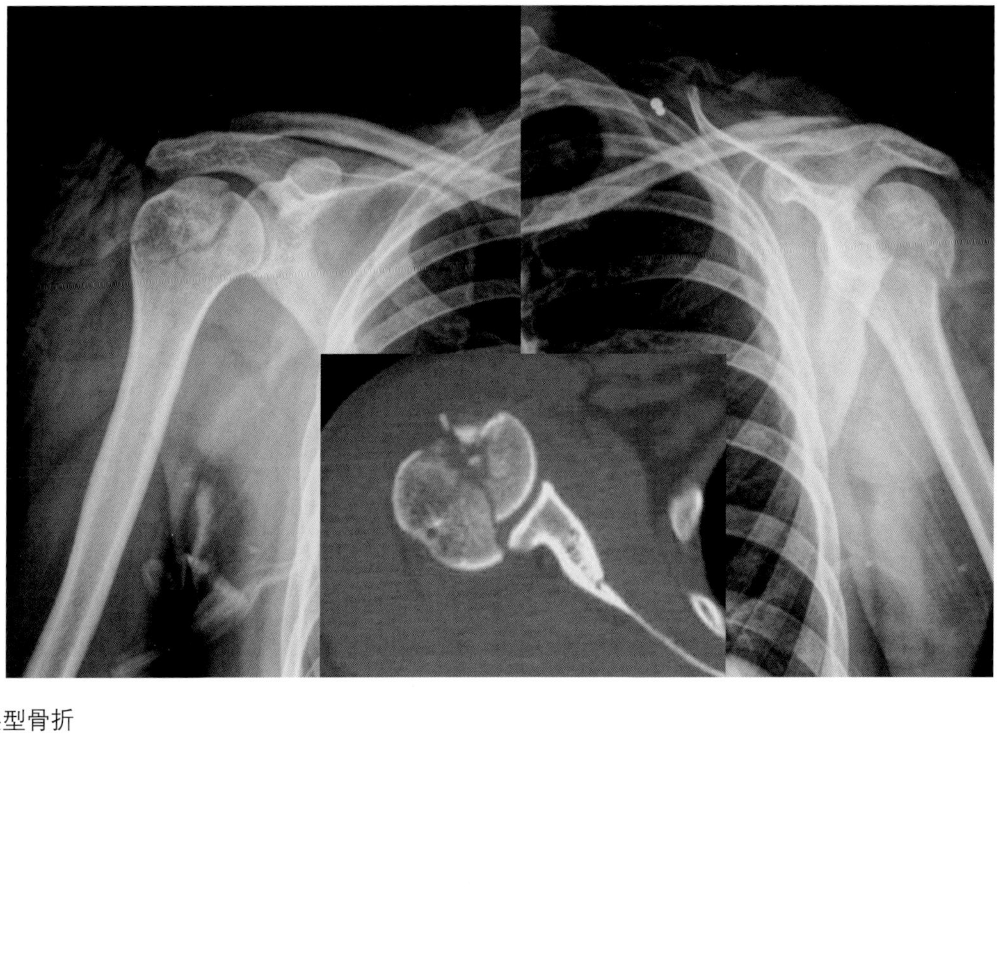

图 1-31 头劈裂型骨折

第四节　肱骨近端陈旧骨折的处理

肱骨近端陈旧骨折在我国并不少见，主要由于新鲜骨折治疗的延误，或者早期复位的丢失所导致。对于这类病例的处理在临床上是一个非常棘手的问题。与新鲜骨折相比，陈旧骨折在活动范围和功能评分方面均存在明显差异[60]。这说明如果新鲜的肱骨近端骨折一旦转变为为陈旧骨折，会明显降低治疗的效果。因此，治疗该种类型骨折最佳的方法是预防将新鲜骨折延误成陈旧骨折。

一、手术适应证

对于存在明显移位的陈旧骨折，绝大多数须要手术切开复位纠正业已存在的畸形，在内固定选择上接骨板应是第一选择。对于合并肱骨头脱位的患者，应做好一期或二期人工关节置换的准备（由于肱骨头长期脱位，血供较差，即使复位也难以存活）。必要时可以向肱骨头内钻孔，判断有无血运。如存在疑问，应直接进行人工关节置换，以避免术后继发缺血坏死。对于第一次手术后复位丢失及内固定失效的患者，人工关节置换可以使复杂的问题简单化，是那些老年患者、大小结节愈合存在疑问患者一个较好的选择。对于高龄患者以及对生活要求不高的患者，如果可以接受现状，则可采取保守治疗，但须告知患者，其最终结果不会随着时间延长而出现明显好转。

二、手术技术

对于延误治疗的陈旧骨折，治疗上通常采用切开复位锁定接骨板内固定的方式。手术方法与新鲜骨折无明显区别。但由于陈旧骨折的特殊性，笔者着重讨论以下几点：

1. 大段骨移植治疗内侧骨缺损　对于部分陈旧骨折，在充分清理干骺端骨折间的瘢痕或坏死组织后，会出现明显的骨缺损，导致内侧干骺端的支撑作用难以有效维持。这种情况在既往接受过接骨板内固定的病例中尤为多见。缺乏这种支撑作用，势必会大大增加手术治疗失败的风险。Badman 等在 7 年间应用腓骨进行大段骨移植治疗了 18 例不愈合的肱骨近端骨折，17 例患者在最终随访时获得骨愈合[61-62]。我们曾报道过 6 例陈旧骨折患者接受大段自体腓骨移植附加自体髂骨松质骨移植。手术中将移植骨块在复位前先行插入内侧干骺端，再将肱骨头与骨干复位并临时固定，检查复位满意后用锁定接骨板进行固定。接骨板远端的锁钉一律选择双皮质固定，并力争所有的远端锁定螺钉穿过外侧肱骨近端皮质后穿经移植骨块，然后穿透肱骨近端内侧皮质，做到将移植骨块与主骨一起稳定固定。从我们的临床效果来看，6 例中仅有 1 例因为原骨折部位接受了多达 4 次的手术而出现迟延愈合（愈合时间超过 10 个月），其余 5 例在原骨折部位均正常愈合。因此，这一植骨方法对于治疗肱骨近端干骺端存在骨缺损的陈旧骨折的效果是令人鼓舞的[60]。当然，由于病例数量较少，其最终的效果仍有待进一步验证。病例演示见图 1-32。

2. 干骺端双接骨板技术　对于存在明显移位的肱骨近端骨折，在切开复位后以一块锁定接骨板进行内固定常可获得较为良好的治疗效果。但对于特殊类型（涉及内侧干骺端稳定性无法通过常规手段予以维持）的复杂肱骨近端骨折，有时须要利用双接骨板进行固定。如内翻型两部分外科颈骨折，如果不能在术中有效地恢复内侧干骺端的支撑作用，由于

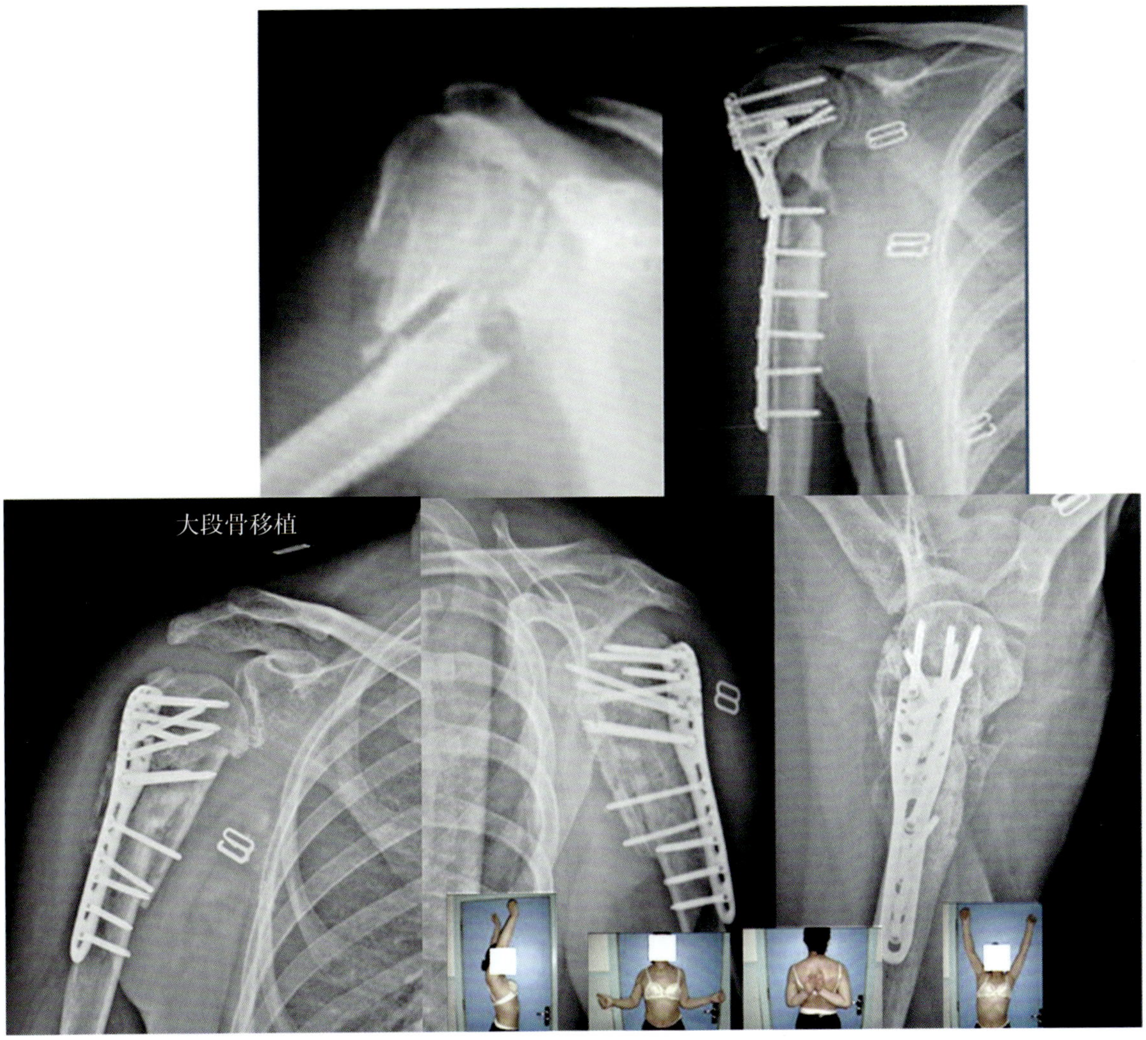

图 1-32 大段骨移植治疗陈旧肱骨近端骨折合并内侧干骺端骨缺损

肩关节在日常活动中遭受反复的内翻应力，势必大大增加肱骨头由于缺乏支撑而继发内翻塌陷、复位丢失及最终固定失效的可能性。因此，对于内翻型肱骨近端骨折，须要强调在一期内固定过程中尽量恢复内侧皮质的对位和对线，避免去除内侧骨折块，消除内侧存在的骨缺损，在近端锁定接骨板孔打入能在肱骨头内下方提供支撑的“骨距螺钉”（calcar screw）。此时单独一块外侧接骨板不能有效地维持骨折稳定性。此外，对于陈旧骨折，当去除内侧干骺端死骨较多时，也会存在同样的问题，须要借助额外的接骨板以提供更强的力学稳定性。

骨折重新复位时，恢复肱骨近端颈干角和后倾角度后通常以 1～2 枚直径为 2.5 mm 的螺纹针在透视的监视下沿骨折远端结节间沟外侧自外下方向内上方临时固定肱骨头与肱骨干，之后优先复位内侧干骺端的骨折块，视骨折块的长度选择 5～7 孔锁定接骨板并将其与骨折远端固定。由于肱骨近端内侧较为平坦，因此，无须过度折弯接骨板，但要确保至少 2 枚锁定螺钉经过接骨板孔固定于骨折远端的肱骨干上。只有在内侧干骺端的支撑作用恢复后，才能进一步调整肱骨头以及大、小结节的解剖位置。此时可重新调整外侧螺纹针的固定位置，以使整体复位更加满意。之后再通过肱骨近端锁定接骨板对骨折进行固定。此时须要选择锁定螺钉在远端接骨板的螺钉孔上进行双皮质固定，同时，力争有螺钉经螺钉孔固定于内侧干骺端骨折块上，以加强内侧接骨板的力学稳定性。而对于头侧，则需要至少7枚锁定螺钉在不同的方向上对大、小结节及肱骨头进行固定。

对于干骺端骨折向上延及小结节水平，须要内侧接骨板跨越小结节，即选择较长的接骨板，以确保其近端达到肱骨头水平，同时对干骺端和小结节骨折进行固定。此时，由于难以准确判断肱骨头的解剖位置，往往不能先临时固定肱骨头与骨折远端的肱骨干，整个肱骨近端能否最终达到良好的复位与手术医生的经验密切相关。由于缺乏解剖标志，进行骨折复位时往往缺乏客观标准，如颈干角和后倾角的有效恢复在很大程度上依赖于术者的临床经验，并须借助术中透视的帮助。因此，我们认为该项技术作为一种非常规的治疗手段，须要手术者有较为丰富的临床经验。此时，强调手术的顺序为：先恢复内侧干骺端与肱骨头的解剖关系；使用内侧锁定接骨板予以稳定固定，事先须要对其近端适度折弯，以使之与肱骨头部分很好地贴服，并同时确保在这一固定过程中肱骨头与肱骨干也获得良好的复位；采用螺纹针临时固定肱骨头与骨干；纠正大结节移位；在透视检查后选择合适长度的肱骨近端锁定接骨板在外侧进行固定；其螺钉的长度要求与上述相同。

对于原始骨折不愈合的患者，在清理内侧干骺端时如发现存在死骨，应予以去除，以提高骨折愈合的可能性。此时单纯以附加的接骨板不能提供切实的力学稳定性，须要自体骨移植来充填骨缺损部位。对于此类患者，我们建议选择自体髂骨（松质骨+皮质骨）移植。以皮质骨对内侧进行支撑，以松质骨促进骨折的愈合。此时应保证双接骨板孔上均有螺钉对皮质骨进行把持固定，以提高这种支撑作用。

肱骨近端的主要血供来源于旋肱后动脉及旋肱前动脉。骨折发生后，旋肱前动脉的升支是否存留直接决定着肱骨头缺血坏死的发生情况。因此，手术过程中在内侧干骺端进行复位与固定操作时应尽可能通过仔细的操作保护内侧的软组织。不可否认的是，放置内侧接骨板虽然提供了必要的力学稳定性，但势必要破坏一部分残留的血供，因此，建议尽可能选择锁定接骨板。由于其属于内置的外固定架，与骨皮质之间存在一定的间隙，因此在最大程度上可以保护残留血供。另外，由于在有限的空间内放置两块接骨板，可在部分区域进行单皮质固定，避免螺钉彼此之间相互影响。

该种情况的发生率较低。笔者对既往接受过这种治疗的11例患者随访平均16.9个月后发现，术后末次随访时肩关节活动范围为：前屈上举（forward elevation，FE）为145.5°±30.0°，外旋（external rotation，ER）为35.5°±26.0°，内旋（internal rotation，IR）达胸9水平。Constant-Murley评分平均为85.1±12.5分，ASES评分平均为80.6±19.5分，UCLA评分平均为29.0±5.0分，SST问卷12个问题中回答“是”的问题平均有10个，VAS评分平均为0.7±1.2分。Constant满意程度评分优为9例，良为2例。10例陈旧骨折患者肩关节活动范围、Constant-Murley评分、ASES评分、UCLA评分、SST问卷调查和VAS评分术前与末次随访时比较差异均有统计学意义（$P < 0.05$）。在9例既往接受过手术的患者中，原始复位不佳者占71.4%，由此进一步证实了我们前述的推测，即原始手术技术欠佳是导致最终手术治疗时要对内侧干骺端稳定性提供额外支撑的主要原因。对于内翻型两部分外科颈骨折，术中未引起足够的重视，将之等同于简单骨折而造成一期治疗不当，未能恢复并维持内侧干骺端对肱骨头的支撑作用，以及手术过程中的不当操作破坏了其生物学环境，导致内侧骨缺损的发生，是使用双接骨板固定的最主要原因。因此，该项技术并非临床普遍采用的固定技术，应严格控制其应用适应证：内翻型两部分外科颈骨折，内侧干骺端遭到破

坏，无法通过单独的外侧锁定接骨板恢复其结构或达到有效支撑固定；既往接受过不恰当的手术，内固定失效或存在骨折不愈合，内侧存在骨缺损[63]。采用双接骨板治疗陈旧肱骨近端骨折病例演示见图 1-33。

总而言之，针对涉及内侧干骺端稳定性无法通过常规手段予以维持的特殊类型的复杂肱骨近端骨折，通过双接骨板固定技术进行治疗可获得较为满意的结果，但双接骨板固定技术并不作为肱骨近端骨折的常规治疗手段。

3. 陈旧大结节骨折的处理　在陈旧骨折中，大结节骨折在临床上治疗较为困难，尤其是那些被误诊后延误时间较长的大结节骨折。由于大结节被肩袖组织长时间地牵拉移位，肌腱的挛缩会导致大结节骨折块复位困难，此时往往须要切开复位才有可能纠正骨折的移位。

手术通常采用肩峰外侧沿皮纹的切口，长约 5 cm，之后在前、中三角肌之间显露肱骨近端。此时须要充分游离三角肌下滑囊，去除所有的肩峰下粘连组织，仔细寻找移位的骨折块。在有些病例，大结节骨折粉碎，这时须要将所有移位到肩峰下间隙的骨折块充分松解后拉回原解剖止点。注意松解一定要彻底，将与肩袖粘连的周围组织彻底切除，这样才能避免大结节承受过度的张力，引起术后再次移位或愈合不良。当所有的骨折块均被拉回到原解剖止点后，通过高强度不吸收缝线和缝合锚钉等方式对骨折进行缝合固定。具体方法参见两部分大结节骨折。

对于那些虽然经过充分松解，仍无法将大结节拉回原解剖止点的病例，可考虑将骨折块去除，再将附丽其上的肩袖组织重建于骨床上，以恢复肌肉的动力作用。但这种情况只适用于极端病例，甚至有时肩袖的萎缩与变性会导致肌腱组织也无法解剖

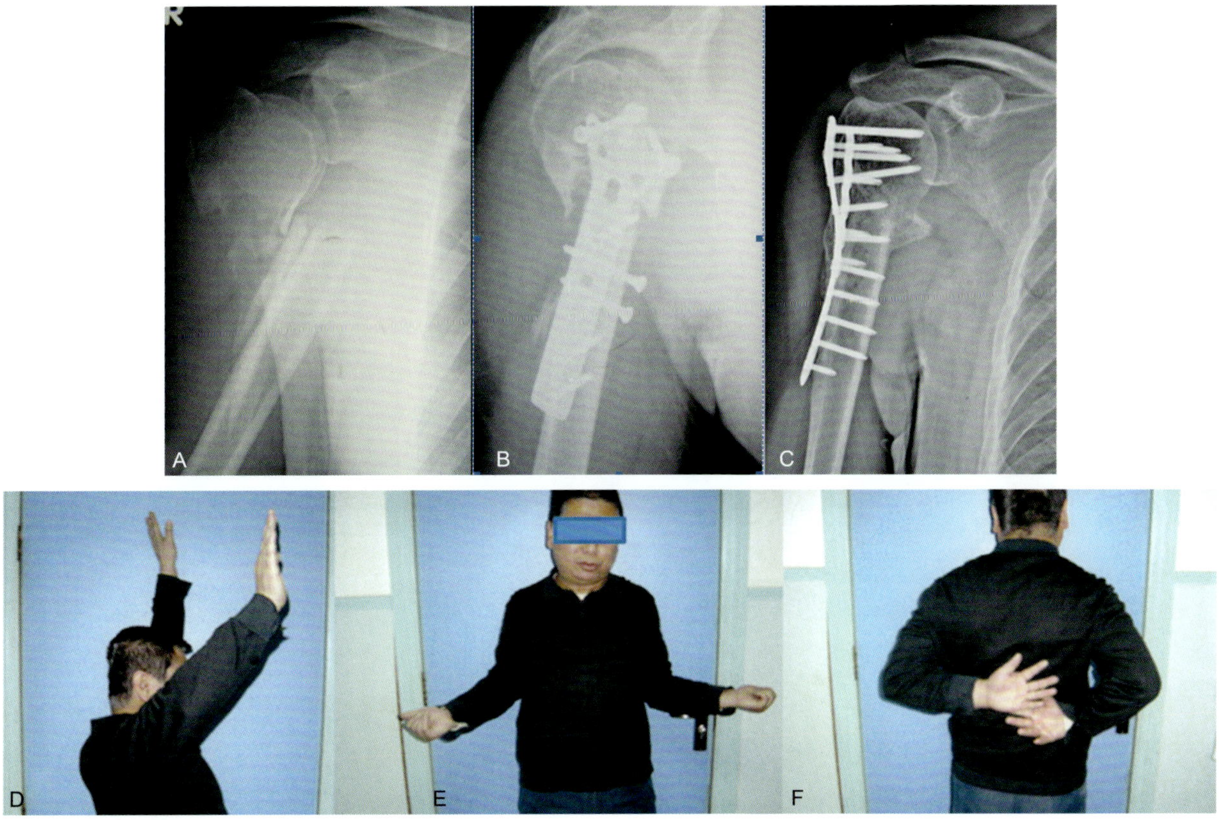

图 1-33　双接骨板治疗陈旧肱骨近端骨折

重建，此时就只能部分重建肩袖组织。具体操作可见第五章。

三、治疗结果

笔者曾临床随访过2005年1月至2008年7月间我院收治的26例陈旧肱骨近端骨折行切开复位内固定的患者，结果显示在最终随访时肩关节活动范围平均为：前屈上举137.3°±35.1°，外旋28.9±24.1°，内旋达胸10水平。VAS评分为0.7±1.2分，Constant评分为83.1±17.9分，UCLA评分为28.9±6.0分，SST评分为8.7分。不同性别组仅在内旋活动方面存在明显差异（P=0.005）；不同年龄、伤侧、手术次数、手术时间、固定方式、骨折类型以及是否存在并发症之间没有统计学差异[61]。

目前对陈旧肱骨近端骨折进行切开复位内固定的治疗效果尚无其他相关报道。我们的研究显示陈旧骨折的切开复位内固定整体优良率为92.1%。这说明针对不同类型的肱骨近端骨折，采取适当的治疗方式，可以在很大程度上弥补由于治疗延误造成的影响。当然，最好的治疗方式仍然是尽可能不要将新鲜骨折延误成为陈旧骨折。

第五节 并发症及处理

肱骨近端骨折常见的并发症有神经及血管损伤、畸形愈合、不愈合、肩峰下撞击、肱骨头缺血坏死及感染等。这些并发症不仅是由损伤本身造成的，也常是由不适当的诊断和治疗所造成的。对基础知识把握不牢是导致出现错误诊断的主要原因，而后者又会进一步引发错误的治疗，并最终造成畸形愈合或不愈合等并发症。

一、畸形愈合

畸形愈合常继发于不当的保守治疗及失败的手术治疗。明显的畸形愈合可导致患肩疼痛和功能障碍。由于大、小结节在肩袖肌肉肌腱牵拉下的回缩，肱骨近端骨干在胸大肌牵拉下的向内侧移位，伴以不同程度的周围软组织粘连，临床治疗相当困难。

（一）病因

肱骨近端骨折畸形愈合最常见的原因是原始诊断不明确，各部位移位方向及程度判断不准确，导致错误的治疗。如外科颈骨折时未投照肩胛骨侧位片，无法判断并纠正其向前成角的大小，导致向前成角畸形愈合，影响肩关节前屈上举，发生大结节骨折后向上方移位，畸形愈合后导致肩峰下撞击，影响外展。因此，发生肱骨近端骨折后，投照正确的X线片以及准确判断各部位移位方向及程度至关重要。

虽然有些骨折原始移位并不大，但由于存在不稳定因素，在保守治疗过程中会出现继发移位，导致畸形愈合或不愈合。因此，应仔细分析骨折的性质，选择正确的治疗方法，避免发生此类情况。

肱骨近端骨折畸形愈合也可继发于手术治疗后。手术复位不足、内固定选择不当及固定不牢固常常导致畸形愈合的发生。

（二）治疗

对于肱骨近端骨折畸形愈合的患者，应仔细了解其原始损伤、骨折类型及治疗经过。在临床检查中应明确主要的功能障碍，检查主动、被动活动范围以及是否合并神经损伤，仔细分析X线片表现，判断移位方向及程度，必要时同健侧相对比。根据患者的年龄、功能要求程度、是否耐受手术、术后能否配合功能锻炼以及是否合并不能恢复的神经损伤来选择治疗方案。对于年轻、功能要求较高的患者，可积极采取手术治疗。

1. 两部分外科颈骨折畸形愈合　外科颈骨折畸形愈合常发生在多个平面，包括向前成角及内收内旋畸形。向前成角可使前屈上举受限；明显的内收畸形使大结节相对上移，外展时发生肩峰下撞击。外科颈骨折畸形愈合时，三角肌止点相对上移，肌力减弱，过度的肩胛胸壁关节活动代偿可引起疼痛不适，造成创伤后翼状肩胛。

对外科颈骨折畸形愈合，可通过截骨重新固定来治疗。手术可采用三角肌-胸大肌间隙入路进入，松解肩峰下间隙及三角肌下的粘连和瘢痕。术中应注意保护腋神经，避免截骨时损伤。固定一般选用接骨板螺钉固定，术中视具体情况常须要植骨。

2. 两部分大、小结节畸形愈合　大、小结节骨折移位相当于肩袖撕裂损伤，导致肩袖功能障碍，影响肩关节活动。大结节骨折畸形愈合相对更为常见，容易引起肩关节功能障碍。常有两种畸形愈合类型，一种是在冈上肌牵拉下向内上方移位，通过X线平片很容易诊断。大结节移位后不仅影响冈上肌的功能，同时也像楔子一样嵌入肩峰下间隙，影响肩关节外展。另一种是在冈下肌和小圆肌的牵拉下向后方移位。因其与肱骨头重叠，X线平片有时容易漏诊，需要良好的腋位相或结合CT进行诊断。向后移位的大结节不仅阻挡肩关节外旋，同时也影响冈下肌和小圆肌的功能，使外旋肌力减弱，影响肩关节外展和外旋。小结节骨折移位后畸形愈合很少见，一般在肩胛下肌的牵拉下向内侧移位，不仅导致肩关节内旋受限，同时也影响肩胛下肌的功能。它是肩关节前方动力稳定的重要因素，常须要手术治疗。

手术须要彻底松解回缩的结节骨块，必要时松解关节囊和肩峰下间隙，或行肩峰成形术。将结节骨块连同所附着的肩袖肌腱复位到正常的解剖部位，然后用缝合锚钉等方式固定，具体参见陈旧骨折部分。

3. 复杂的畸形愈合　对于三部分和四部分骨折畸形愈合，由于多种畸形同时存在，使治疗更为复杂。手术剥离广泛，行多部位截骨，手术风险大，肱骨头更容易发生坏死，术后结果难以预测。只有对年轻、骨质良好的患者，才可考虑重新切开复位内固定。对于明显疼痛、功能受限且骨质疏松的患者，人工关节置换是良好的选择。

二、迟延愈合与不愈合

肱骨近端骨折不愈合并不多见，最常发生不愈合的部位是外科颈。不愈合常常发生在保守治疗后，手术失败也可导致不愈合的发生，如骨质疏松时强行采用切开复位内固定、内固定选择不当及感染等。肱骨近端骨折不愈合可导致明显疼痛、肩关节活动障碍及力弱，日常生活明显受限。临床检查时活动主要发生在不愈合的外科颈部位。由于肩袖和三角肌不能正常发挥作用，肩关节前屈上举和外展上举明显受限。

肱骨近端骨折不愈合一旦确诊，即应手术治疗。由于肱骨头骨质疏松较为严重，骨折周围软组织粘连，骨折端有假关节形成，大量瘢痕组织包裹，造成手术难度较大。对年轻患者，可尝试切开复位接骨板内固定，结合术中植骨。但须注意，切开复位内固定虽然可明显缓解疼痛，但活动范围恢复并不显著。对于老年患者或三部分或四部分骨折不愈合，切开复位内固定的效果不佳，可考虑一期人工关节置换。

三、神经及血管损伤

1. 神经损伤　在肩关节创伤中，最容易受累的神经有腋神经、肩胛上神经、桡神经和肌皮神经，其中腋神经最常见，这与其解剖位置及走行有关。腋神经经肩胛下肌前方下行，于其下缘向外后经关节囊下方走行，紧贴下关节囊，向后穿过四边孔，发出分支支配小圆肌及三角肌。因此，在肩关节前脱位及外科颈骨折时容易损伤该神经。肱骨近端骨折及骨折脱位合并神经损伤在临床上并不少见。由于早期骨折引起疼痛、肿胀和活动受限，很难进行准确的神经检查，因此容易低估其发生率。但大多数骨折合并神经损伤者，经保守治疗可恢复。对在观察 2～3 个月后神经无恢复迹象的患者，可手术探察。

2. 血管损伤　肱骨近端骨折合并血管损伤很少见，临床上不易发现，可导致严重后果。其中常见腋动脉损伤，损伤位于旋肱前动脉起点以上。由于肩关节周围有丰富的侧支循环，腋动脉损伤后，肢体远端的血运可由侧支循环代偿，因此常常容易漏诊。交通伤或高能量损伤是造成肱骨近端骨折合并血管损伤的主要原因。对于老年患者，由于动脉硬化，血管弹性下降，很容易受到牵拉损伤，即使轻微创伤或轻微移位骨折也可造成血管损伤。

发生肱骨近端骨折后应仔细检查肢体远端的动脉搏动及缺血情况。在肱骨近端骨折合并血管损伤的患者中，由于侧支循环的代偿，约 27% 的患者肢体远端的动脉搏动正常或稍减弱。因此，即使桡动脉搏动正常，也应仔细检查肢体远端的血供。在临床上，当出现肩部持续加重的血肿、无法解释的低血压或大片皮下淤血、指端疼痛（pain）、苍白（pallor）、麻木（paralysis）、感觉异常（paresthesias）、皮温降低（poikilothermia）及动脉搏动减弱或消失（pulselessness，即 6“P”征）时，应怀疑腋动脉损伤。为明确损伤部位、损伤范围，可做血管造影。

一旦确诊血管损伤，应早期手术探查修复。手术中，首先将肱骨近端骨折复位固定。对血管损伤，可行端端吻合或血管移植。

四、肱骨头缺血坏死

肱骨头缺血坏死在临床上并不少见，尤其是在三部分或四部分骨折中，旋肱前动脉分支在结节间沟外上方进入肱骨头处受到破坏，同时肩袖止点处骨折，进一步破坏肱骨头血运，导致肱骨头缺血坏死。

肱骨头缺血坏死的 X 线表现可分为五个阶段。第一期，肱骨头内微小病变，伴或不伴疼痛。X 线平片可表现为轻度磨损，MRI 检查有一定的帮助。第二期，肱骨头局部硬化，无塌陷。外旋位肩胛骨正位片更有利于诊断。第三期，肱骨头塌陷，产生“半月征”，关节软骨移位不超过 1～2 mm。临床上有关节内紊乱的表现。关节盂无改变。第四期，肱骨头明显塌陷。第五期，肱骨头塌陷，关节盂明显退行性改变，盂肱关系不对称。

创伤后肱骨头缺血坏死的主要临床表现是肩关节疼痛和活动障碍。当伴有大、小结节畸形愈合及盂肱关节骨性关节炎时，症状更为突出，一般须要人工关节置换来缓解疼痛和改善功能。但我们也观察到，部分患者即使发生肱骨头缺血坏死，但盂肱关节保持完整，大、小结节在正常的解剖位置愈合，肩关节也可以有良好的功能，无须进一步手术干预。

五、创伤后肩关节僵硬与创伤后关节炎

造成肩关节僵硬的主要原因是骨折后或手术后缺少适当的肩关节功能锻炼，导致肩关节活动范围严重受限。一般可先在麻醉下手法松解，但注意避免过度暴力，造成再骨折，尤其是对骨质疏松患者应特别小心。对于麻醉下手法松解不满意的患者，可手术松解，切除瘢痕，必要时松解关节囊，术后正确指导功能锻炼。

肩关节创伤后关节炎是指创伤后盂肱关节的退行性改变，主要表现为肩关节疼痛、僵硬及活动障碍。肱骨近端骨折后肱骨头坏死、畸形愈合、不愈合、陈旧骨折脱位以及合并血管及神经损伤是造成肩关节创伤后关节炎的常见原因，瘢痕挛缩、肩袖及三角肌损伤也常常造成肩关节创伤后关节炎。

对于轻度创伤后关节炎，可采取药物治疗及物理治疗。使用非甾体类抗炎药缓解疼痛。物理治疗

主要是增加肩关节活动范围，增强肩袖肌肉及三角肌力量。对于保守治疗不满意者，可考虑全肩关节置换术。

（鲁 谊 李奉龙）

参考文献

[1] Kanis JA, Johansson H, Oden A, *et al.* A family history of fracture and fracture risk: a meta-analysis. Bone, 2004, 35(5): 1029-1037.

[2] Court-Brown CM, Caesar B. Epidemiology of adult fractures: a review. Injury, 2006, 37(8): 691-697.

[3] Palvanen M, Kannus P, Niemi S, *et al.* Update in the epidemiology of proximal humeral fractures. Clin Orthop Relat, Res, 2006, 442: 87-92.

[4] Lofman O, Hallberg I, Berglund K, *et al.* Women with low energy fracture should be investigatedfor osteoporosis. Acta Orthop, 2007, 78(6): 813-821.

[5] Lind T, Kroner K, Jensen J. The epidemiology of fractures of the proximal humerus. Arh Orthop Trauma Surg, 1989, 108(5): 285-287.

[6] Warriner AH, Paker NM, Curtis JR, *et al.* Which fractures are the most attributable to osteoporosis? J Clin Epidemiol, 2011, 64(1): 46-53.

[7] Clinton J, Franta A, Polissar NL, *et al.* Proximal humeral fractures as a risk factor for subsequent hip fractures. J Bone Joint Surg Am, 2009, 91(3): 503-511.

[8] Johnell O, Kanis JA. An estimate of the worldwide prevalence, mortality and disability associated with hip fracture. Osteoporosis Int, 2004, 15(11): 897-902.

[9] Neer CS, Ⅱ. Displaced proximal humeral fractures. Ⅰ. Classification and evaluation. J Bone Joint Surg Am, 1970, 52(6): 1077-1089.

[10] Neer CS, Ⅱ. Shoulder Reconstruction. Philadelphia: WB Saunders, 1990.

[11] Neer CSⅡ. Four-segment classification of proximal humeral fractures: purpose and reliable use. J Shoulder Elbow Surg, 2002, 11(4): 389-400.

[12] Sidor ML, Zukerman JD, Lyon T, *et al.* The Neer classification system for proximal humeral fractures. An assessment of interobserver reliablility and intraobserver reproducibility. J Bone Joint Surg Am, 1993, 75(12): 1745-1750.

[13] Visser CP, Coene LN, Brand R, *et al.* Nerve lesions in proximal humeral fractures. J Shoulder Elbow Surg, 2001, 10(5): 421-427.

[14] Haapamaki VV, Kiuru MJ, Koskinen SK. Multidetector CT in shoulder fractures. Emerg Radiol, 2004, 11(2): 89-94.

[15] Jurik AG, Albrechtsen J. The use of computed tomography with two- and three-dimentional reconstructions in the diagnosis of three- and four-part fractures of the proximal humerus. Clin Radiaol, 1994, 49(11): 800-804.

[16] Gallo RA, Sciulli R, Daffner RH, *et al.* Defineing the relationship between rotator cuff injury and proximal humerus fractures. Clin Orthop Relat Res, 2007, 458: 70-77.

[17] Hertel R, Hempfing A, Stiehler M, *et al.* Predictors of humeral head ischemia after intercapsular fracture of the proximal humerus. J Shoulder Elbow Surg, 2004, 13(4): 427-433.

[18] Masten FA Ⅲ, Lippitt SB, Sidles JA, *et al.* Practical evaluation and management of the shoulder. Philidelphia: WB Saunders, 1994.

[19] Constant CR, Murley AHC. A clinical method of functional assessment of the shoulder. Clin Orthop Relat Res, 1987, 214: 160-164.

[20] Ellman H, Hanker G, Bayer M. Repair of the rotator cuff: end result study of factors influencing reconstruction. J Bone Joint Surg Am, 1986, 68(5): 1136-1144.

[21] Richard RR, AN KN, Bigliani LU, *et al.* A standardized method for assessment of shoulder function. J Shoulder Elbow Surg, 1994, 3: 347-352.

[22] Clifford PC. Fractures of the neck of the humerus: a review of the late results. Injury, 1980, 12(2): 91-95.

[23] Kristiansen B, Christensen SW. Proximal humeral fractures. Late results in relation to classification and treatment. Acta Orthop Scand, 1987, 58(2): 124-127.

[24] Kovel KJ, Gallagher MA, Marsicano JG, *et al.* Functional outcome after minimally displaced fractures of the proximal part of the humerus. J Bone Joint Surg Am, 1997, 79(2): 203-207.

[25] Mclaughlin HL. Dislocation of the shoulder with tuberosity fracture. Surg Clin North Am, 1963, 43: 1615-1620.

[26] Park TS, Choi IY, Kim YH, *et al.* A new suggestion for the treatment of minimally displaced fractures of the greater tuberosity of the proximal humerus. Bull Hosp Jt Dis, 1997, 56(3): 171-176.

[27] Dimakopoulos P, Panagopoulos A, Kasimatis G. Trousosseous suture fixation of proximal humeral fractures.

Surgical technique. J Bone Joint Surg Am, 2009, 91(supple 2 Pt): 18-21.

[28] Iannotti JP, Ramsy ML, Williams GR, *et al.* Nonprosthetic management of proximal humerus fractures. J Bone Joint Surg Am, 1003, 85: 1578-1593.

[29] Resch H, Hubner C, Schwaiger R. Minimally invasive reduction and osteosynthesis of articular fractures of the humeral head. Injury, 2001, 32(Supple 1): SA25-SA32.

[30] Keener JD, Parsons BO, Flatow EL, *et al.* Outcomes after percutaneous reduction and fixation of proximal humerus fractures. J Shoulder Elbow Surg, 2007, 16: 330-338.

[31] Rowles DJ, Mcgroy JE. Percutaneous pinning of the proximal part of the humerus. An anatomic study. J Bone Joint Surg Am, 2001, 83(11): 1695-1699.

[32] Jiang C, Zhu Y, Wang M, *et al.* Biomechanical comparison of different pin configurations during percutaneous pinning for the treatment of proximal humeral fractures. J Shoulder Elbow Surg, 2007, 16(2): 235-239.

[33] 姜春岩，黄强，耿向苏等. 经皮穿针固定治疗肱骨近端骨折. 中华外科杂志, 2004, 42(12): 725-730.

[34] 朱以明，姜春岩，鲁谊等. 应用肱骨近端锁定型髓内针治疗肱骨近端骨折的临床疗效分析. 中华外科杂志, 2007, 45(20): 1385-1388.

[35] Kumar V, Datir S, Venkateswarean B. Intramedullary nailing for displaced proximal humeral fractures. J Orthop Surg, 2010, 18(3): 324-327.

[36] Sosef N, Stobbe I, Hogervorst M, *et al.* The polarus intramudullary nail for proximal humeral fractures: outcome in 28 patients followed for 1 year. Acta Orthop, 2007, 78(3): 436-441.

[37] Lin J. Effectiveness of locked nailing for displaced three-part proximal humeral fractures. J Trauma, 2006, 61(2): 363-374.

[38] Edwards SL, Wilson NA, Zhang LQ, *et al.* Two-part surgical neck fractures of the proximal part of the humerus. A biomechanical evaluation of two fixation techniques. J Bone Joint Surg Am, 2006, 88(10): 2258-2264.

[39] Fuchtmeier B, May R, Fierbeck J, *et al.* A comparative biomechanical analysis of implants for the stabilization of proximal humerus fractures. Technol Health Care, 2006, 14(4-4): 261-270.

[40] Fuchtmeier B, May R, Herte R, *et al.* Proxiaml humerus fractures: a comparative biomechanical analysis of intra and extramedullary implants. Arch Orthop Trauma Surg, 2007, 127(6): 441-447.

[41] Zhu Y, Lu Y, Shen J, *et al.* Locking intramedullary nails and locking plates in the treatment of two-part proximal humeral surgical neck fractures: a prospective randomized trial with a minimum of three years of follow-up. J Bone Joint Surg Am, 2011, 93: 159-168.

[42] Zhu Y, Lu Y, Wang M, *et al.* Treatment of proximal humeral fractures with a proximal humeral nail. J Shoulder Elbow Surg, 2010, 19(2): 297-302.

[43] Bernard J, Charalambides C, Aderinto J, *et al.* Early failure of intramedullary nailing for proximal humeral fractures. Injury, 2000, 31(10): 789-792.

[44] Wanner GA, Wanner-Schmid E, Romero J, *et al.* Internal fixation of displaced proximal humeral fractures with two one-third tubular plates. J Trauma, 2003, 54: 536-544.

[45] Reinhard AM, Peter M, Pietro R, *et al.* Unexpected high complication rate following internal fixation of unstable proximal humerus fractures With an Angled Blade Plate: J Orthop Trauma, 2006, 20: 253-260.

[46] Park MC, Murthi AM, Roth NS, *et al.* Two-part and three-part fractures of the proximal humerus treated with suture fixation. J Orthop Trauma, 2003, 17: 319-325.

[47] Paul CS, Richard DP, *et al.* Biomechanical analysis of blade plate versus locking plate fixation for a proximal humerus fracture: Comparison using cadaveric and synthetic humeri. J Orthop Trauma, 2006, 20: 547-554.

[48] Walsh S, Reindl R, Harvey E, *et al.* Biomechanical comparison of a unique locking plate versus a standard plate for internal fixation of proximal humerus fractures in a cadaveric model. Clinical Biomechanics, 2006, 21: 1027-1031.

[49] 鲁谊，姜春岩，朱以明等. 应用肱骨近端锁定钢板治疗肱骨近端骨折的临床结果分析. 中华外科杂志，2007, 45(20): 1375-1378.

[50] 鲁谊，姜春岩，朱以明等. 锁定钢板治疗肱骨近端骨折的并发症分析. 中华创伤杂志, 2008, 24(10): 808-813.

[51] Brooks CH, Revell WJ, Heatley FW. Vascularity of the humeral head after proximal humeral fractures. AN anatomical cadaver study. J Bone Jonit Surg Br, 1993, 75: 132-136.

[52] Robinson CM, Page RS. Severely impacted valgus proximal humeral fractures. J Bone Joint Surg Am, 2003, 85: 295-300.

[53] Resch H, Beck E, Bayley I. Reconstruction of the valgus impacted humeral head fracture. J Shoulder Elbow Surg, 1995, 4: 73-80.

[54] Jakob R, Miniaci A, Anson P, *et al.* Four part valgus impacted fractures of the proximal humerus. J Bone Joint

Surg Br, 1991, 73: 295-298.
[55] Berkes MB, Little MTM, Lorich DG. Open reduction internal fixation of proximal humerus fractures. Curr Rev Musculoskelet Med, 2013, 6: 47-56.
[56] Sperling JW, Cuomo F, Hill JD, *et al.* The difficult proximal humerus fracture: tips and techniques to avoid complications and improve results. Instr Course Lect, 2007, 56: 45-57.
[57] Gerber C, Schneeberger AG, Vinh TS. The arterial vascularization of the humeral head. An anatomical study. J Bone Joint Surg Am, 1990, 72: 1486-1494.
[58] Sproul RC, Iyengar JJ, Devcic Z, *et al.* A systematic review of locking plate fixation of proximal humerus fractures. Injury, 2011, 42: 408-413.
[59] Lanting B, MacDermid J, Drosdowech D, *et al.* Original article: proximal humeral fractures: a systematic review of treatment modalities. J Shoulder Elbow Surg, 2008, 17: 42-54.
[60] 鲁谊, 朱以明, 姜春岩. 切开复位内固定治疗陈旧性肱骨近端骨折. 中华骨科杂志, 2010, 30(4): 400-406.
[61] Badman BL, Mighell M, Kalandiak SP, *et al.* Proximal humeral nonunions treated with fixed-angle locked plating and an intramedullary strut allograft. J Orthop Trauma, 2009, 23(3): 173-9179.
[62] Badman BL, Mighell M, Drake GN. Proximal humeral nonunions: surgical technique with fibular strut allograft and fixed-angle locked plating. Tech Shoulder Elbow Surg, 2006, 7(2): 95-101.
[63] 鲁谊, 吴关, 王海宁, 等. 双钢板治疗陈旧性干骺端不稳定型肱骨近端骨折. 中华创伤骨科杂志, 2014, 16(7): 560-564.

第二章

肩胛骨骨折

肩胛骨骨折在临床上并不十分常见。多数肩胛骨骨折发生在高能量损伤中，易合并其他损伤。目前，保守治疗仍是肩胛骨骨折的首选治疗方式。对于肩胛骨骨折的手术治疗适应证存在很大争议。

第一节 概　　况

一、流行病学

文献报道中肩胛骨骨折在所有骨折中占0.4%～0.9%[1-3]。在肩关节周围骨折中其发病率为3%～5%。在肩胛骨骨折中，最为常见的是肩胛体骨折，约占所有肩胛骨骨折的45%；其次是肩胛颈骨折（25%）、肩盂骨折（10%）、肩峰骨折（8%）、喙突骨折（7%）以及肩胛冈骨折（5%）[4]。

二、临床检查

1. 受伤机制　肩胛骨骨折常见的受伤机制往往是由于车祸或高处坠落或重物砸伤。受伤时肩胛骨多受到直接暴力撞击。另外，当肩关节脱位时，肩盂边缘也常常因脱位的肱骨头撞击而导致骨折。

2. 临床表现与体格检查　由于肩胛骨骨折多来源于高能量损伤，同时合并多发创伤的概率高，因此，体格检查首先应全面。注意是否同时存在包括肋骨骨折、血气胸、颅脑损伤以及全身其他部位骨折、创伤在内的合并伤。如果存在上述严重损伤，救治重点应首先放在保证患者的生命安全方面。在妥善处理危及生命的合并损伤后，须检查患侧上肢的血管及神经状态，患侧肩胛带是否存在合并损伤，是否有开放损伤。而针对肩胛骨骨折的处理，除了开放骨折外，往往可以稍稍延后。

另外，由于肩胛骨位置深在，当肩胛骨骨折移位不明显时，可能会被遗漏。临床上，对肩锁关节、肩峰、喙突以及肩胛体的按压和触诊往往有助于肩胛骨骨折的发现及诊断。

3. 影像学检查　X线片是诊断骨折的最基本检查手段。对于肩胛骨骨折的诊断，标准的肩胛骨正位、肩胛骨侧位及肩关节腋位或改良腋位片是非常有用的排查手段。在阅读X线片时，还应注意除了肩胛骨骨折外是否合并锁骨骨折、肩锁关节脱位以及肱骨近端骨折。在肩胛骨正位片及肩胛骨侧位片上，可以测量肩胛体骨折是否存在内外侧方向上或者前后向的侧方移位以及成角移位。另外，在肩胛骨正位片上，另一个可以参考的参数是肩盂顶点角（glenopolar angle，GPA）。

GPA是由Bestard提出的[5]。其测量方法是在肩胛骨正位片上测量肩盂上下极连线以及肩盂上极和肩胛骨下角连线间的夹角（图2-1）。正常情况下，

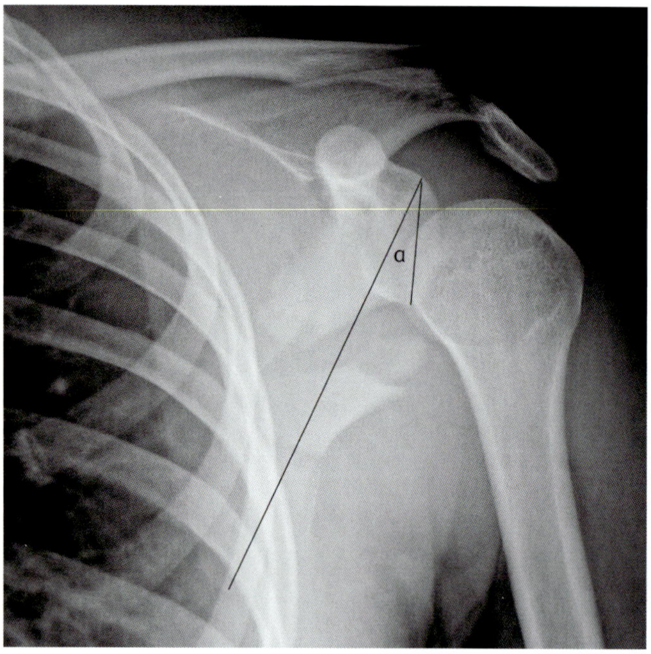

图 2-1 肩盂顶点角的测量方法

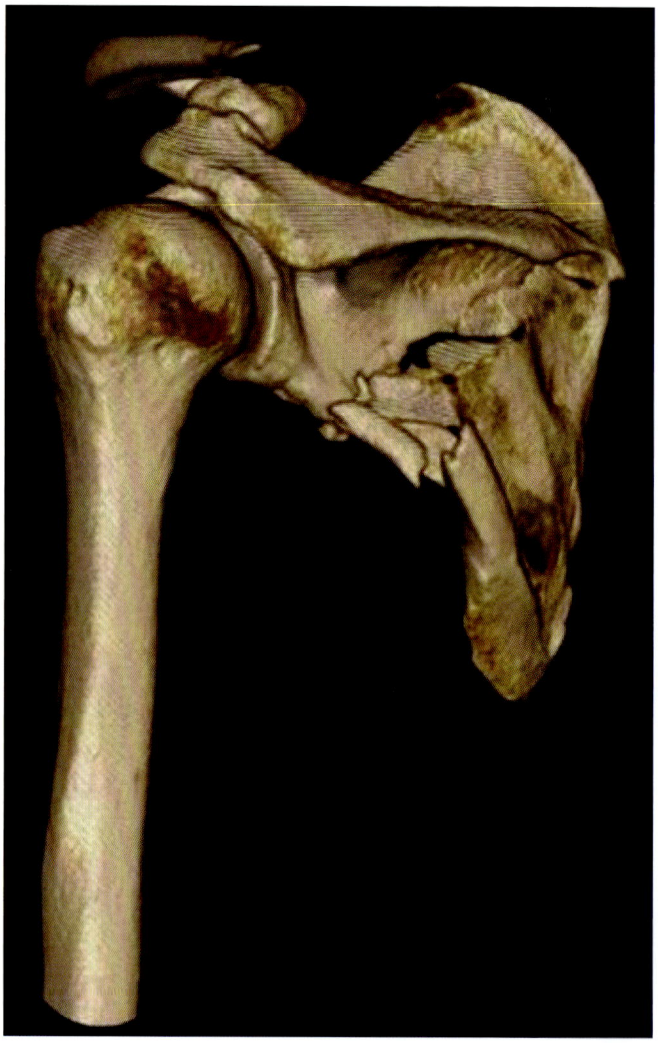

图 2-2 三维 CT 检查有助于临床医生看清肩胛骨骨折的移位形态

GPA 为 30°~46°。近来的研究显示，GPA 是预测肩胛骨骨折保守治疗后患者肩关节功能的重要参数。Romero 等报道，如 GPA＜20°，则患者往往肩关节功能恢复差[6]。但其他研究显示 GPA＜30° 就将预示肩关节功能恢复不佳[7]。目前来看，虽然文献中 GPA 的测量方法并不十分统一，但这是现有描述肩胛骨移位程度的参数中唯一与肩关节功能有直接联系的参数。一般认为，如这一角度 ＜20°，即会明显影响患者的肩关节功能。

另外，由于肩胛骨的形态非常不规则，并且肩胛骨的大部分结构与胸廓及锁骨重叠，因此，当体格检查或 X 线片上存在可疑迹象，怀疑存在肩胛骨骨折时，往往还需要 CT 特别是三维 CT 扫描，来帮助我们确诊肩胛骨的损伤（图 2-2）。

对于复杂的肩胛骨骨折，三维 CT 检查有助于临床医生看清骨折移位形态，确定是否需要手术治疗并制订手术方案。

三、骨折分型

（一）解剖综合分型

这一分型方法是基于 Tscherne 和 Christ 分型[8]、Ada 和 Miller[9] 分型以及 Euler 和 Ruedi 分型[10]，可将肩胛骨骨折依据发生的位置分为以下几个类型：骨性凸起骨折、肩胛体骨折、肩胛颈骨折、肩盂骨折和复杂骨折。

1. 骨性凸起骨折　这种骨折常常由于直接暴力撞击上部肩胛骨，脱位肱骨头直接撞击，或肌肉强力收缩牵拉所致。其中又包括以下分型：

A1：肩胛骨上缘或上角骨折。

A2：肩峰及肩胛冈骨折。

A3：喙突骨折。

2. 肩胛体骨折　指发生于肩胛体部分的骨折，多由外伤导致。

3. 肩胛颈骨折　肩胛颈骨折是指导致肩盂和肩胛体分离的骨折，又包括以下分型

C1：肩胛骨解剖颈骨折，骨折线上端起自喙突基底与肩盂上缘之间。

C2：肩胛骨外科颈骨折，骨折线起自肩胛上切迹，沿冈盂切迹内侧走行。外部骨折块包括肩盂及喙突。根据喙锁韧带及肩锁韧带是否完整，肩胛颈外科颈骨折还可以进一步分为稳定型和不稳定型两类。

C3：肩胛颈横行骨折，比较少见。骨折线起自肩胛上切迹以内，经肩胛冈中部向下延伸。

4. 肩盂骨折　肩盂骨折可根据其累及的部位进一步分型。

D1：肩盂上部骨折。骨折块常包括喙突及上半部肩盂。

D2：肩盂前缘骨折。这种骨折通常由于肩关节前脱位导致。

D3：肩盂下部骨折。这种骨折常包括下半部肩盂以及肩胛体外缘。

D4：肩盂后缘骨折。

肩盂骨折的 Ideberg 分型[11]（图 2-3）。

Ⅰ型：为肩盂边缘骨折，其中Ⅰa 型为肩盂前缘骨折，而Ⅰb 型为肩盂后缘骨折。

Ⅱ型：为肩盂骨折。骨折线斜向下方走行，贯通肩胛骨体，自肩胛骨外缘穿出。

Ⅲ型：为肩盂骨折。骨折线斜向内侧上方走行，骨折线自喙突内侧的肩胛骨上缘穿出。

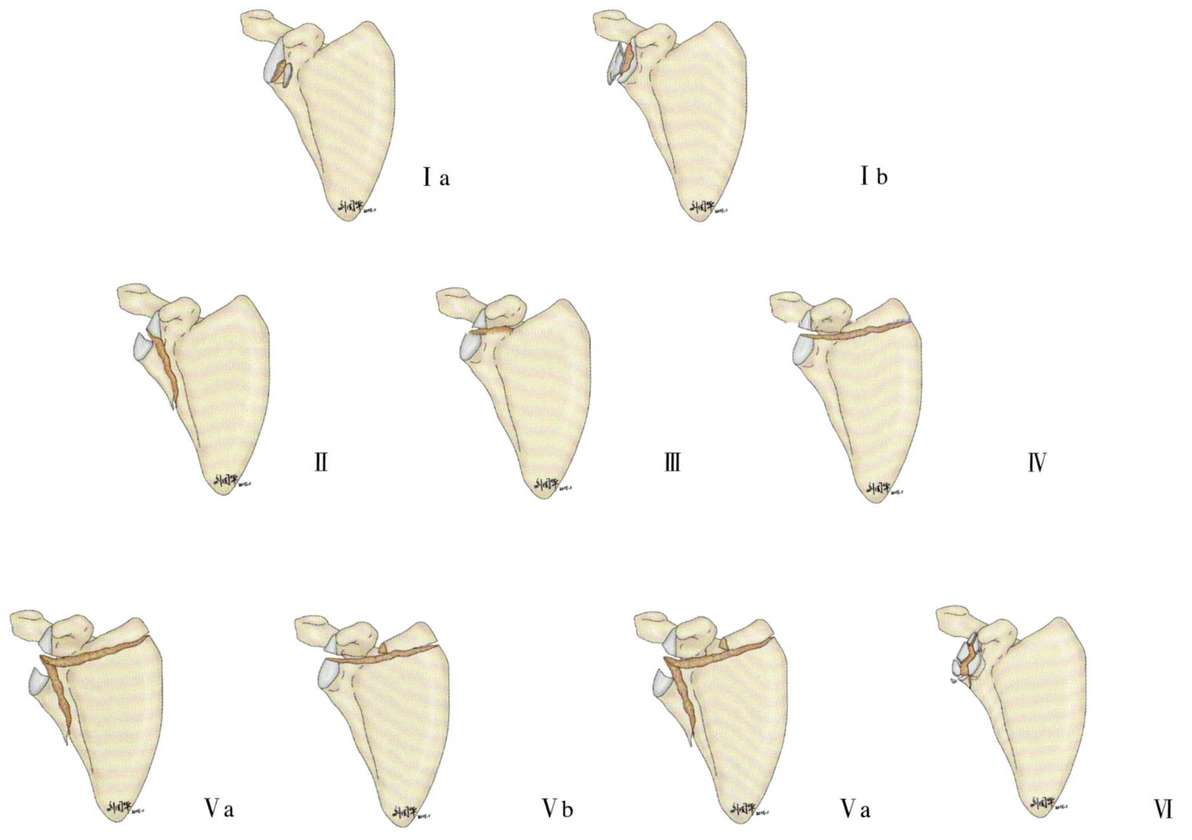

图 2-3　肩胛盂骨折的 Ideberg 分型

Ⅳ型：为肩胛骨的横行骨折。骨折线自肩盂水平走行，由肩胛骨内缘穿出。

Ⅴ型：为Ⅱ、Ⅲ及Ⅳ型骨折的混合体。其中Ⅴa型为Ⅱ型合并Ⅳ型骨折，Ⅴb型为Ⅲ型合并Ⅳ型骨折，Ⅴc型为Ⅱ型合并Ⅲ型以及Ⅳ型。

Ⅵ型：为肩盂的粉碎性骨折。

5. 复杂骨折　复杂骨折是指同时合并上述两种以上分型的肩胛骨骨折。

6. 浮肩损伤（floating shoulder）以及肩关节上方悬吊复合体（superior shoulder suspensory complex，SSSC）　所谓浮肩损伤是由Herscovici在1992年首先提出的[12]。他将其描述为锁骨中段骨折同时合并肩胛颈骨折。Goss首先描述了SSSC的概念[13]。他将其定义为由锁骨远端、肩锁关节及韧带、肩峰、关节盂、肩胛颈喙突及喙锁韧带组成的环行结构（图2-4）。复合体的上方支柱为锁骨中段，下方支柱为肩胛冈和肩胛骨外侧缘。因环行结构的稳定（像骨盆环一样），当SSSC中有一处骨折或韧带损伤时，其不发生明显的移位或脱位；当有两处骨折或韧带损伤时，SSSC的环行结构遭到破坏，发生移位，此时常为手术指征。如肩胛颈骨折伴锁骨骨折或肩锁关节脱位时，SSSC中有两处损伤，常伴有不稳定或明显移位。Ⅲ型关节盂骨折后，环形SSSC中其他位置出现骨折或脱位，如锁骨骨折、肩锁关节脱位或肩峰骨折。此时移位较大，常需手术治疗。明确环形结构的特点可以帮助判断肩部损伤情况及选择治疗方案。

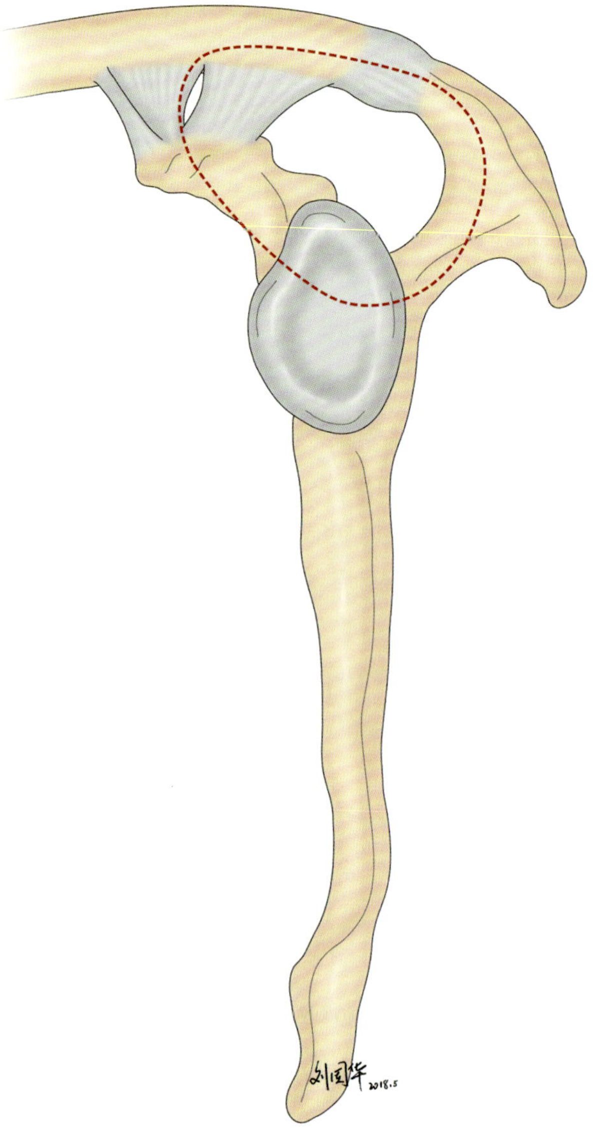

图2-4　肩关节上方悬吊复合体（SSSC）

第二节　保守治疗

肩胛骨骨折的治疗目的是恢复无痛、完全的肩关节活动，并预防类似骨折畸形愈合、骨折不愈合、盂肱关节骨性关节炎以及肩袖损伤等并发症的发生。为了达到这个目的，当处理肩盂骨折时，就须要我们能够恢复关节面的平滑以及关节的稳定性。在处理肩胛体及肩胛颈骨折时，须要恢复骨折部位的解剖对线关系。而对于肩峰及喙突骨折，则应注意预防不愈合及可能导致与肱骨头间发生撞击的畸形愈合。

一般来说，对于没有明显移位的肩胛骨骨折，均应选择保守治疗。对于未累及盂肱关节的肩胛体和肩胛颈骨折，大多数情况下亦可选择保守治疗。肩胛骨骨折中比较明确的手术指征是明显移位的肩盂骨折，以及明显移位而可能出现不愈合的肩胛冈及肩峰骨折。

既往对于肩胛骨骨折多建议保守治疗。虽然明显移位的肩胛骨骨折可能由于骨骼解剖形态的改变而影响肩胛带的功能、肩袖功能、肩胛骨的节律以及产生继发的肩关节撞击表现，但由于肩胛骨周围有丰富的肌肉附着，肩胛骨骨折往往能早期愈合。而且由于肩胛胸壁以及盂肱关节本身所具有极大的活动范围，往往可部分代偿骨折移位所造成的不利影响。另外，肩胛骨本身复杂的解剖形态导致可手术固定部位有限，而手术显露的难度也会增加手术周围重要肌肉组织的损伤，从而影响术后肩关节功能。

进行保守治疗时，对患肢首先应以吊带制动 1 个月，同时给予止痛治疗。之后可以开始肩关节的被动活动练习。伤后 6 ~ 8 周时，如复查时有初步愈合迹象，即可开始患肢的主动活动。

Gosens 等回顾了 22 例肩胛体骨折的患者经保守治疗的疗效。这些患者均为单纯的闭合肩胛体骨折，不合并肩胛冈、喙突、肩峰及肩胛颈骨折。其中 8 例还合并身体其他部位的明显损伤。伤后平均随访时间为 63 个月（41 ~ 85 个月）。他们发现，在最终随访时，在没有合并损伤的患者，其患侧肩关节功能与健侧肩关节功能间无显著性差异 [14]。Bozkurt 等随访了 18 例肩胛颈骨病例经保守治疗后的疗效。患侧的平均随访时间为 25 个月。最终随访时，患者侧肩关节平均前屈上举 145°，外旋达 40°，Constant 评分恢复至 78.83 ± 8.12 分。所有患者均对治疗效果表示满意 [15]。Zlowodzki 等对 22 个有关肩胛骨骨折治疗的病例系列共 520 例病例的情况进行了 meta 分析。他们发现，文献中对 80% 的累及肩盂骨折的病例进行了手术治疗，术后优良率为 82%。90% 的单纯肩胛体骨折接受了保守治疗，其治疗的优良率为 86%。83% 的肩胛颈骨折接受了保守治疗。其中单纯肩胛颈骨折保守治疗的优良率为 77%，合并同侧锁骨骨折的肩胛颈骨折的保守治疗的优良率为 94% [16]。由上述文献可以看出，对于肩胛体骨折，尤其是未累及盂肱关节的肩胛体骨折以及很多肩胛颈骨折，保守治疗都可以获得不错的疗效。

第三节　手术治疗

一、手术入路

在肩胛骨骨折的手术治疗中，应用最多的手术入路是后方的 Judet 入路，以及前方的三角肌 - 胸大肌入路。

1. Judet 入路　这是 Robert Judet 在 1964 年首先描述的入路 [17]。该手术入路可清楚地显露整个冈下窝、肩胛骨的内外缘、肩胛冈、肩胛颈以及肩盂的后缘和下缘。

（1）患者体位：将患者置于侧卧位。术前须将包括肩峰、肩胛冈和肩胛体在内的骨性标志在皮肤上画出来。

（2）手术切口：Judet 入路的手术切口是由肩峰后角，沿肩胛冈向内，至肩胛骨内缘后延肩胛冈内缘转向下方（图 2-5）。

切开皮肤后，做广泛的皮下游离，可以看到下方的肩胛冈以及其上附着的后部三角肌。找到三角肌后缘后，在三角肌深方充分游离三角肌与肩袖肌腱之间的间隙（图 2-6）。下一步，将后部三角肌在肩胛冈上的起点切断，将后三角肌翻向外侧。这样，就可以显露肩胛冈后缘以及后部的肩袖组织。看清楚冈下肌和小圆肌的间隙后，自这一间隙分开。将冈下肌向上拉开，小圆肌向下拉开，即可显露肩盂后缘、下缘以及肩胛体下缘（图 2-7）。这时已可处理大多数肩胛颈骨折以及累及肩盂后缘和下缘的骨折。须要特别注意的是，在显露肩胛骨下缘时，要首先分离并结扎旋肩胛动脉。该血管一般是自肩盂下缘下方内侧 3～4 cm 处从前方绕过肩胛骨外缘，走行至肩胛骨后面。如果没有提前处理该血管的话，容易引起比较凶猛的出血。经典的 Judet 入路还应包括将冈下肌从肩胛冈以及肩胛骨后面剥离下来，翻向外上方，这样就可以显露整个冈下窝。固定结束后，须要通过经骨缝线将冈下肌及三角肌修复至肩胛骨上。

2. 改良 Judet 入路 Judet 入路虽然能对肩胛体及肩盂有充分的显露，但是缺点是手术对三角肌及冈下肌的损伤很大。尤其是要把大部分冈下肌从冈下窝内剥离下来并向上翻起，无疑对肌肉功能有极大影响。因此出现了改良 Judet 入路。

改良 Judet 入路的手术切口与 Judet 入路完全相同（图 2-5）。切开后也须要将后三角肌从肩胛冈上松解下来。但在深部显露时，无须将冈下肌剥离下来，而是从冈下肌和小圆肌的间隙内分开，从而显露肩盂后缘、下缘及肩胛体下缘（图 2-6～2-9）。与 Judet 入路一样，通过该入路显露肩胛体的下缘时也须要注意结扎旋肩胛动脉以防出血。与经典的 Judet 入路相比，改良入路对肩胛体及肩胛骨内缘的显露不足，但能更好地保护肩袖肌肉的功能。

3. 其他肩关节后方入路 Hardegger 和 Kavanagh 等描述了从肩峰后角至肩胛骨下角间做直切口来显露肩胛骨后方[18]。但通过这个入路不能将后三角肌从肩胛冈上松解下来，往往只能将后三角肌拉向外上方。这样对肩胛颈上部及盂肱关节内的显露往往有限。Norwood 描述了沿肩胛冈做水平切

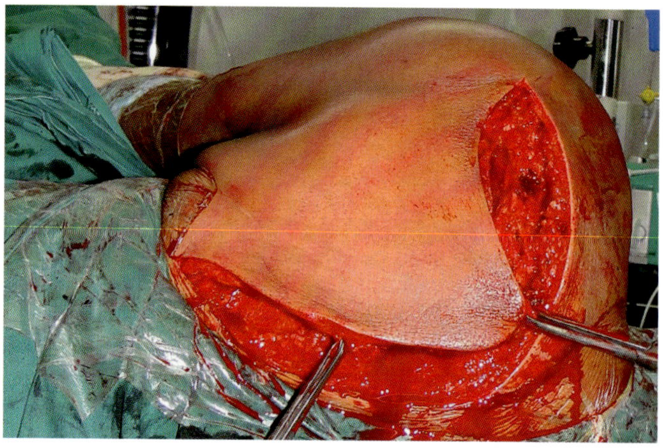

图 2-5 Judet 入路的手术切口

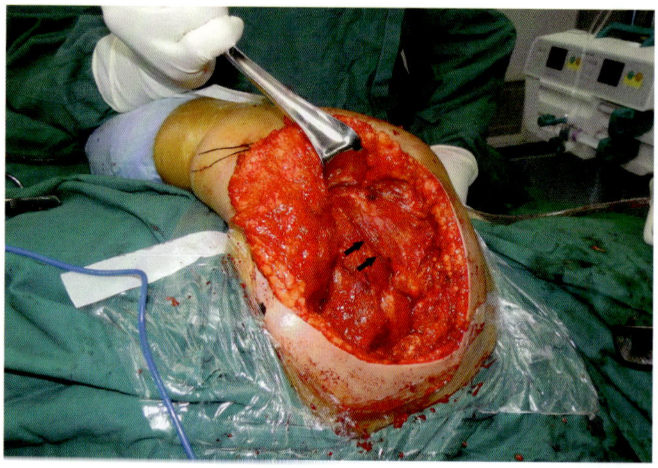

图 2-6 切开皮肤后显露三角肌的后缘（↑）

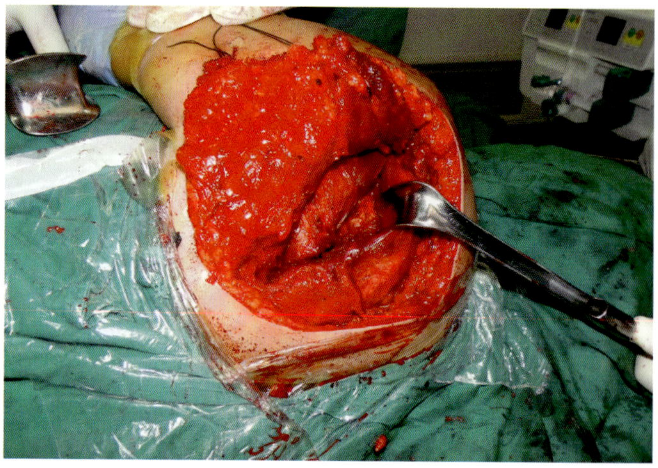

图 2-7 将后三角肌在肩胛冈上的起点切断，将后三角肌翻向外侧。将冈下肌和小圆肌的间隙分开，即可显露肩盂后缘、下缘以及肩胛体下缘

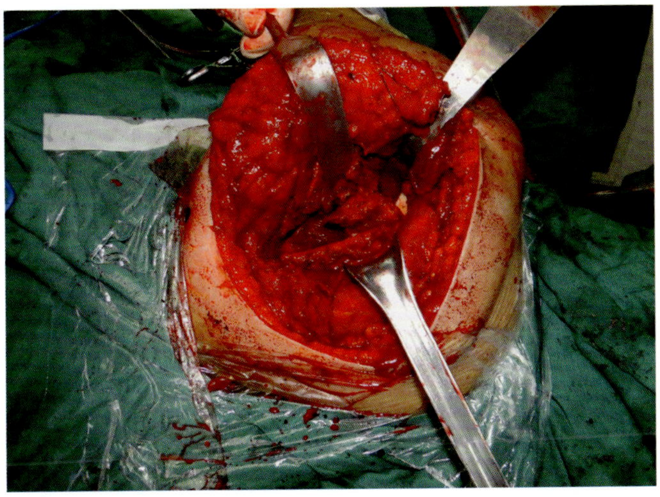

图 2-8　显露肩胛骨外下缘的骨折部位

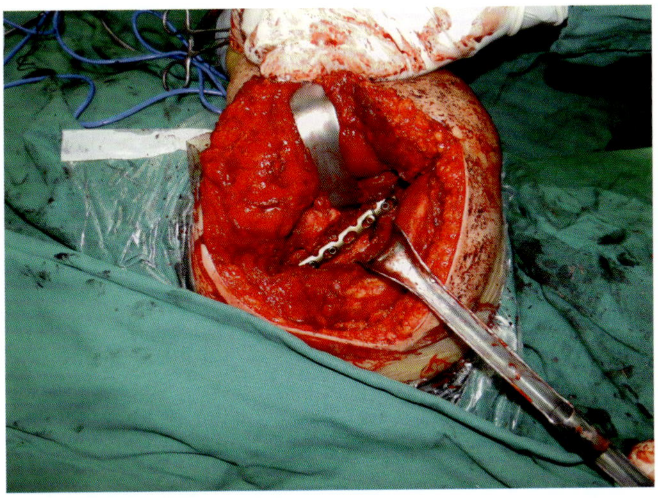

图 2-9　复位骨折后以接骨板固定骨折端

口的方法[19]。切开后，将后三角肌从肩胛冈上松解下来并拉向下方。通过拉开冈下肌及小圆肌间隙，可显露肩胛颈后部及肩盂后部。但通过该入路难以显露肩胛骨下缘。

4. 三角肌 - 胸大肌入路　在肩关节前方的入路中，三角肌 - 胸大肌入路是最为常用的一种。其皮肤切口自喙突表面向外下方走行至胸大肌止点处。将皮肤切开后，钝性分离皮下组织，可找到头静脉。该静脉往往走行于三角肌 - 胸大肌间隙内，因而可由静脉的内侧或外侧分开三角肌 - 胸大肌间隙。在分离过程中，应注意保护头静脉的完整性。如遇到静脉分支，须结扎剪断。分开三角肌 - 胸大肌间隙后，可看到深方的联合腱、喙突以及喙肩韧带。自联合腱外侧切开锁胸筋膜后，即可显露深方的肩袖肌腱以及肱骨大、小结节。当须要进一步显露盂肱关节时，如对肩盂前缘骨折做复位固定，则须将肩胛下肌腱从其在小结节上的止点处切断，或水平劈开肩胛下肌腱，从而自前方显露盂肱关节。

虽然保守治疗在许多情况下都是治疗肩胛骨骨折的有效治疗方法，但有时保守治疗并不能取得良好的疗效。但另一方面，对于有关肩胛骨骨折的手术适应证目前仍有很多争议。一些医生提出了有关肩胛骨骨折手术治疗的一些标准，但其证据等级均较低，缺少大规模临床数据支持。

二、手术适应证及手术技术

1. 肩盂骨折　作为一种关节内骨折，当肩盂骨折有明显移位，可能导致关节面不平滑以及影响关节稳定性时，须要手术治疗。

Mayo KA 报道了对移位超过 5 mm 或伴有肱骨头半脱位的肩盂骨折的切开复位内固定术治疗的手术疗效[20]。入选患者的肩盂骨折分型为 Ideberg Ⅰ－Ⅴ型。从术后长期随访结果看，其疗效的优良率为 82%。另外，18% 的患者疗效不佳，均与合并其他损伤有关。许多作者认同这一手术适应证。但也有医生报道，如骨折移位 >2 mm 或 3 mm，就应该采用手术治疗。

对于 Ideberg Ⅰa 型骨折来说，手术须采用前方三角肌 - 胸大肌入路。通过切断肩胛下肌腱在小结节上的止点或水平劈开肩胛下肌腱来显露盂肱关节。固定可根据骨块大小选择 4.0 mm 或 3.0 mm 空心钉。当骨折块较小时，也可以选择缝合锚钉固定。

对于 Ideberg Ⅰb 型骨折以及其他类型的肩盂骨折，往往不能通过前方入路进行固定。在这种情形下，多须要选择后方的 Judet 入路、改良 Judet 入路或是后方直切口进行复位固定。有时甚至须要前后联合入路固定。固定时多须要选择 3.5 mm 或 2.7 mm 重建接骨板，3.5 mm 半管状接骨板，3.5 mm T 形接骨板，2.7 mm L 形或 T 形接骨板，3.0 mm 及 4.0 mm 空心钉或缝合锚钉。

另外，随着目前关节镜技术的不断发展，多数 Ideberg Ⅰa 型以及部分 Ideberg Ⅰb 型骨折均可在关节镜下复位固定。这方面的内容可以参考本系列丛书中的肩关节镜手术学部分。

2. 肩胛颈骨折

（1）解剖颈骨折：肩胛骨的解剖颈骨折报道很少。这种骨折的骨折线起自喙突基底与盂上结节之间，斜行向内下方走行。由于肱三头肌长头的牵拉，远折端常常向下方移位，因而这种骨折是不稳定的，往往须手术治疗。手术往往须经 Judet 入路复位，以拉力螺钉或接骨板螺钉固定（图 2-10）。

（2）外科颈骨折：肩胛骨的外科颈骨折折线起自喙突内侧。由于喙突上附着有喙肩韧带和喙锁韧带，因而在韧带未断裂的情况下，这类骨折往往是稳定的。因此，在初始移位不大的情况下，多可保守治疗。但国外亦有作者认为如果患者年轻，运动水平高，则任何移位的肩胛颈骨折均应手术复位固定。手术往往须要经 Judet 入路复位，以拉力螺钉或接骨板螺钉固定（图 2-11）。

有关肩胛颈骨折的手术适应证有很大争议。一些作者认为，如 GPA＜20° 或是骨折块的侧方移位＞1 cm，则骨折移位明显，须手术治疗[6, 21]。

3. 肩胛体骨折　对于肩胛体骨折，尤其是没有累及盂肱关节的肩胛体骨折，多数情况下可用保守治疗。

4. 骨性突起骨折

（1）肩峰骨折及肩胛冈骨折：发生肩峰骨折时，由于肩胛冈骨质菲薄，且主要为皮质骨，故生长愈合能力不强。在肩峰及肩胛冈上均附着有重要的肌肉，如果骨折不愈合，可能导致疼痛症状并影响肌肉功能。因而，对于存在明显移位（＞5 mm）的肩峰骨折或肩胛冈骨折，或是骨折块向下方移位，影响肩峰下间隙的肩峰骨折，均应考虑手术治疗。这些骨折的部位比较表浅，手术时显露容易。但由于骨骼形态的特点，往往在固定时难以使用大型内固

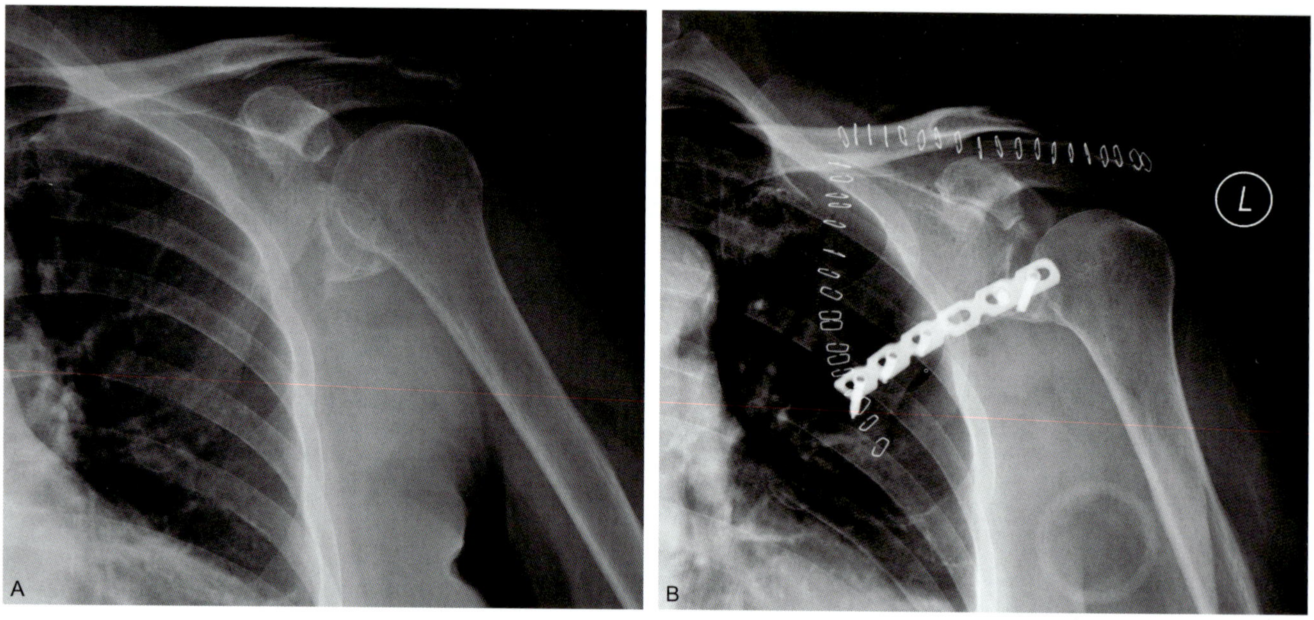

图 2-10　肩胛骨解剖颈骨折（A），采用改良 Judet 入路切开复位，重建锁定接骨板固定（B）

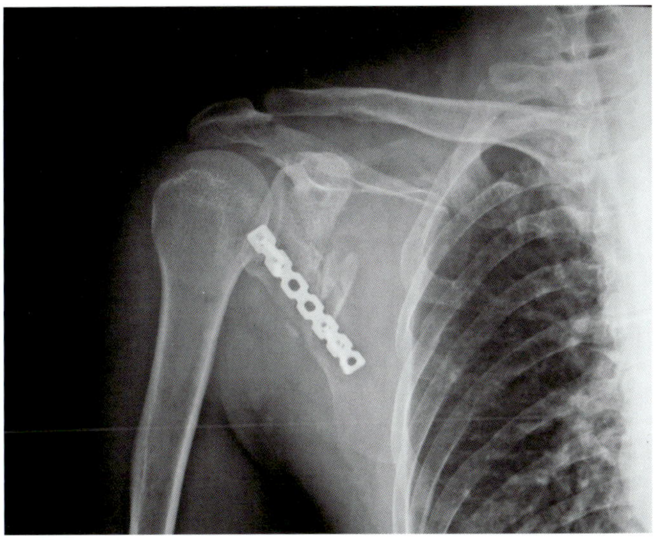

图 2-11 肩胛骨外科颈骨折，采用锁定重建接骨板内固定

定物。手术中多选择上肢重建接骨板、空心钉或拉力螺钉以及张力带钢丝固定骨折。对于肩峰边缘的较小骨折块，亦可以考虑采用 5# Ethibond 线或高强度缝线缝合固定骨折块，或把骨折块切除后修复三角肌止点。术中还应注意的是，为了显露骨折端，可以自起点切断部分三角肌及斜方肌止点。但骨折固定后，应牢固修复肌肉止点（图 2-12）。

（2）喙突骨折：对于喙突骨折多可保守治疗。但是对于出现疼痛性不愈合的喙突骨折，须手术治疗。

5. 肩关节上方悬吊复合体损伤（浮肩损伤） 这类损伤的发生率较低，因而目前文献中报道的病例数十分有限。现有的治疗方法主要包括保守治疗，单纯对锁骨骨折或肩锁关节脱位进行复位固定，以及术中同时复位固定锁骨骨折或肩锁关节脱位以及肩胛颈骨折。现有文献中的三种治疗方式均有成功的病例报道。由于病例数有限，因而没有大规模随机对照研究。因此，对于这类损伤的处理应依据个性化原则，同时参考锁骨骨折、肩锁关节脱位及肩胛颈骨折的处理原则。当骨折或脱位移位明显时，应考虑手术治疗，以防后期因骨折不愈合或畸形愈合而影响患者的肩关节功能（图 2-13）。

三、肩胛骨骨折手术治疗的疗效

现有文献中报道的肩胛骨骨折的手术治疗例数较少，因而参考意义有限。Hardegger 等在 1984 年

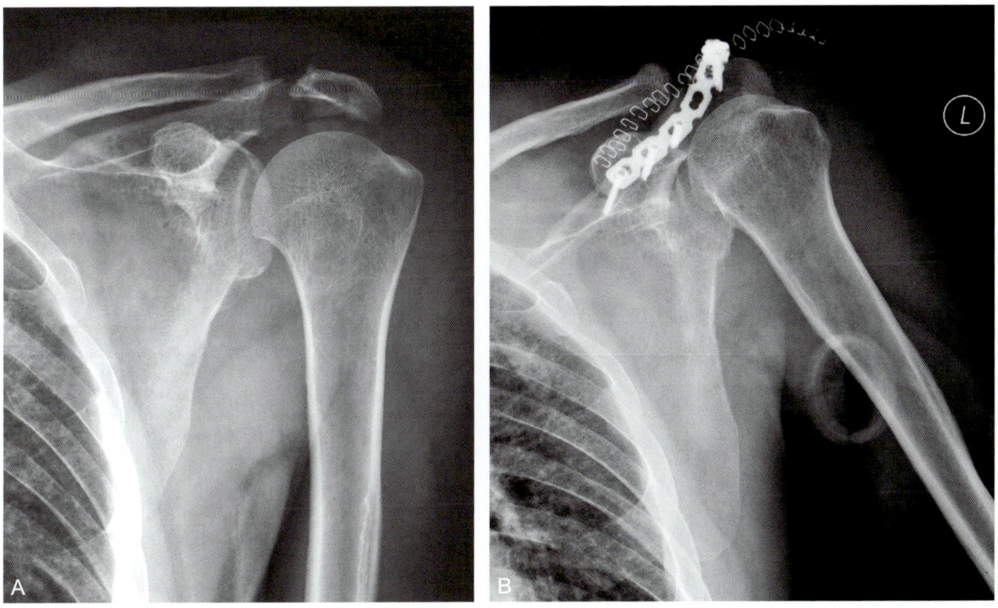

图 2-12 肩峰骨折，有明显移位（A），采用切开复位内固定治疗（B）

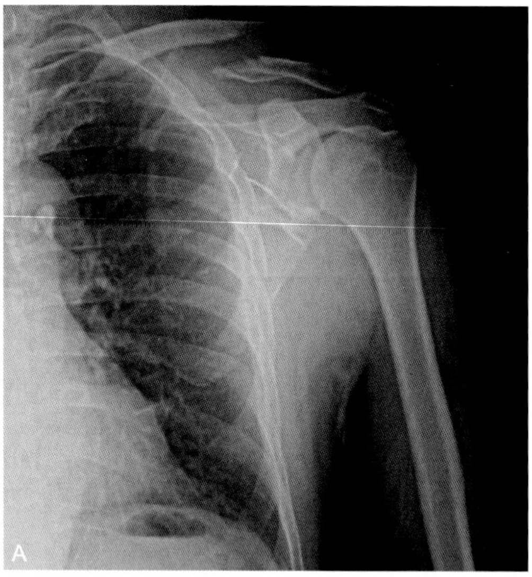

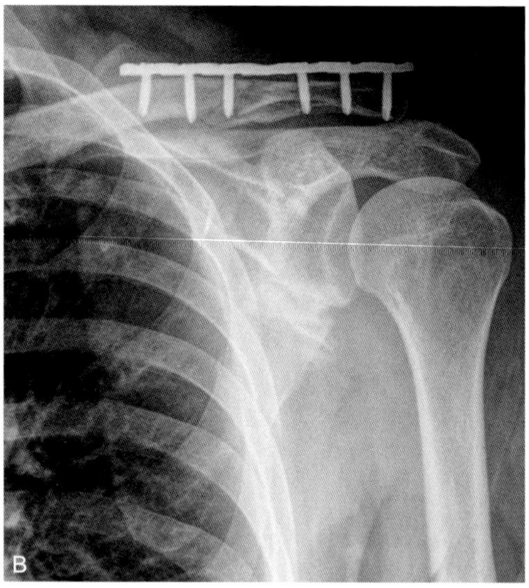

图 2-13　锁骨骨折合并肩胛颈骨折（A），手术中单纯复位固定锁骨骨折（B）

评估了 34 例手术治疗的肩胛骨骨折。患者的平均年龄为 42 岁（17～85 岁），平均随访时间为 6.5 年（1.5～18 年）。其中有 4 例骨突骨折，11 例肩盂边缘骨折，12 例肩盂骨折，3 例肩胛骨外科颈骨折，2 例肩胛骨解剖颈骨折以及 5 例复杂肩胛骨骨折。其中 21 例（64%）术后恢复了完全的活动度及力量，并且患者未感到疼痛。79% 患者的疗效被评价为优良 [18]。

Bauer 等在 1995 年报道了 [20] 肩胛骨骨折手术治疗的疗效。患者的平均年龄为 36 岁（16～69 岁），平均随访时间为 6 年（1～11 年）。其中有 2 例肩胛体骨折，6 例骨突骨折，6 例肩胛颈骨折，6 例肩盂骨折。基于 Constant 评分的功能评估显示，75% 的病例疗效为优良，20% 病例的疗效一般，5% 的病例疗效差 [22]。

Herrera 等在 2009 年治疗了 22 例肩胛骨骨折的患者。其中 14 人获得了随访。平均随访时间为 27 个月（12～72 个月）。平均 DASH 评分为 14 分，13 例术后肩关节活动无受限 [23]。

Kavanagh 等于 1993 年报道了 9 例因肩盂骨折接受手术治疗的病例。平均年龄为 35 岁（22～49），平均随访时间为 4 年（2～10 年）。随访时平均外展上举角度为 167°（110°～180°）。另一研究报道了 22 例肩盂骨折的病例。其中包括 Ideberg Ⅱ—Ⅴ型肩盂骨折。随访时间为 5～23 年。最终随访时患侧 Constant 评分为健侧的 94%。4 例病例的 Constant 评分不足健侧的 50%。其中 2 例出现了内固定失效，1 例出现了深部感染。另一项研究报道了 14 例 Ideberg Ⅱ—Ⅴ型肩盂骨折的患者，平均年龄为 35 岁（23～53 岁），平均随访时间为 30 个月（18～68 个月）。所有病例手术疗效均为优良。Mayo 等评估了 27 例手术治疗的肩盂骨折病例。平均随访时间为 2 年，患者的平均年龄为 29 岁。89% 的病例获得了解剖复位。22% 的病例术后功能评分为优，60% 为良，11% 为一般，7% 为差 [24]。

Heim 等评估了 11 例病例。其中 10 例为肩胛颈骨折或肩胛体骨折。1 例为肩胛颈及肩盂骨折。患者的平均年龄为 34 岁（22～49 岁）。所有病例均通过 Judet 入路行切开复位内固定术治疗。平均随访时间为 24 个月（6～53 个月）。8 例结果优良，2 例结果一般，1 例结果差 [25]。Khallaf 等报道了 14 例肩胛颈及肩胛体骨折的病例。患者的平均年龄为 34 岁（19～44 岁）。手术采用 Judet 入路。平均术后随访时间为 20 个月（6～30 个月）。最终 86% 的病例结果为优，14% 的病例结果为良[26]。另一项研究评估了 37 例肩胛体及肩胛颈骨折病例，平均年龄为 30 岁（16～68 岁）[27]。手术均采用 Judet 入路。最短随访时间为 1 年。其中 17 例还同时合并锁骨骨折。术后未出现感染或内固定失效。最终肩关节活动度为 158°（90°～180°）。Esenkaya 和 Unay 在 2011 年治疗了 11 例肩胛体或肩胛颈骨折的病例。患者的平均年龄为 37 岁（19～52 岁），平均随访为 40 个月（12～77 个月）[28]。其临床疗效均为优。Cole 等描述了 84 例肩胛体或肩胛颈骨折病例。手术均由同一医生经 Judet 入路完成。患者的平均年龄为 45 岁（18～76 岁），平均随访时间为 23.5 个月（6～70 个月）。所有骨折均愈合，但 3 人为畸形愈合，没有出现感染等并发症[29]。

Anavian 等描述了 26 例病例中 27 个肩胛骨骨突骨折。患者的平均年龄为 36 岁（18～67 岁），平均随访时间为 11 个月（2～42 个月）。其中肩胛冈骨折中有 6 例肩峰骨折，7 例肩胛冈基底外侧骨折。喙突骨折中有 11 例为喙突基底部骨折，3 例为喙突远端骨折。所有骨折术后均愈合，而且均恢复了完全、无痛的主动活动范围[30]。

第四节　并发症及处理

一、肩胛骨骨折保守治疗的并发症

1．畸形愈合　畸形愈合是保守治疗最常见的并发症。发生在关节外的肩胛体骨折会改变肩盂和肩胛体之间的位置关系，从而进一步影响肩袖肌肉的走行和功能，最终可能使患者感到肩关节疼痛、力弱以及僵硬。Pace 等描述了肩胛骨骨折后期出现的肩袖肌肉退变。畸形愈合亦可导致撞击综合征[31]。肩盂骨折的畸形愈合可继发肩关节不稳定或关节退变。对症状明显的畸形愈合，可以考虑行截骨手术来纠正畸形。

2．延迟愈合及不愈合　肩胛体骨折的延迟愈合和不愈合比较少见。骨折的延迟愈合或不愈合更加常见一些。对于有明显症状的延迟愈合或不愈合，可以考虑手术复位固定。在肩峰骨折块较小的情况下，也可以切除折块，修复三角肌止点。

3．肩胛上神经损伤　肩胛体或肩胛颈骨折后可能继发肩胛上神经损伤。患者可出现肩痛或冈下肌萎缩及力弱等症状。

二、肩胛骨骨折手术治疗的并发症

1．内固定物进入关节　对肩盂骨折或肩胛颈骨折进行复位固定时，有可能出现内固定物进入关节并突出于关节表面的问题。这种情况下如果不能在术中及时发现，可能会导致患者术后出现明显的疼痛及严重的关节磨损和退变。因而，手术时应注意检查内固定物的位置和深度。固定结束后，探查盂肱关节，以保证没有内固定物突出的问题。如术后发现内固定物突出于关节表面，应及时取出。

2．术中血管和神经损伤　对肩胛骨骨折的复位固定手术可能导致重要的神经损伤，主要包括肩胛上神经损伤和腋神经损伤。在术中须要注意的是，在经肩关节后方入路固定肩盂骨折中，放置内固定物时应尽量远离冈盂切迹。

3．术后血肿或感染　对于术后明显的血肿往往须要手术引流。浅部感染可能通过抗生素治疗缓解。深部感染往往须要手术清创。需要的话，还应取出内固定物。

4．骨折不愈合，内固定失效　文献中有过相关的报道。在这种情况下，多须要手术治疗。Oh 等曾报道了 2 例肩胛颈骨折合并锁骨骨折的病例，术中单纯固定锁骨骨折，术后出现内固定物失效[32]。因此，作者认为对于这样的损伤，如果锁骨骨折复位固定后肩胛颈骨折仍有移位，则对肩胛颈骨折也须要复位固定。

5．骨折畸形愈合　Hardegger 等曾经报道因肩胛骨骨折畸形愈合导致肩关节不稳定，须再次手术治疗[18]。

6．术后关节退变　在文献报道中，肩胛骨骨折后继发关节退变的概率为 1.9%。如果症状严重，可以考虑关节置换术或关节融合术治疗[18, 33-34]。

（朱以明　姜春岩）

参考文献

[1] Court-Brown C, McQueen M, Tornetta P. Shoulder girdle. Trauma. Philadelphia, PA: Lippincott Williams & Wilkins, 2006, 68-88.

[2] Reggio AW. Fractures of the shoulder girdle. Experience in the management of fractures and dislocations, based on an analysis of 4390 cases. Philadelphia, PA: Lippincott Williams & Wilkins, 1938, 370-374.

[3] Bartonícek J. Scapular Fractures. //Court-Brown CM, Ricci WM, Heckman JD, *et al* eds. Rockwood and green's fractures in adults. Philadelphia, PA: Lippincott Williams & Wilkins, 2015, 1475-1501.

[4] McGahan JP, Rab GT, Dublin A. Fractures of the scapula. J Trauma, 1980, 20(10): 880-883.

[5] Bestard EA, Schvene HR, Bestard EH. Glenoplasty in the management of recurrent shoulder dislocation. Contemp Orthop, 1986, (12): 47-55.

[6] Romero J, Schai P, Imhoff AB. Scapular neck fracture——the influence of permanent malalignment of the glenoid neck on clinical outcome. Arch Orthop Trauma Surg, 2001, 121(6): 313-316.

[7] Kim KC, Rhee KJ, Shin HD, *et al.* Can the glenopolar angle be used to predict outcome and treatment of the floating shoulder? J Trauma, 2008, 64(1): 174-178.

[8] Tscherne H, Christ M. Conservative and surgical therapy of shoulder blade fractures. Hefte Unfallheilkd, 1975, (126): 52-59.

[9] Ada JR, Miller ME. Scapular fractures. Analysis of 113 cases. Clin Orthop Relat Res, 1991(269): 174-180.

[10] Euler E, Habermeyer P, Kohler W, *et al.* Scapula fractures——classification and differential therapy. Orthopade, 1992, 21(2): 158-162.

[11] Ideberg R. Fractures of the scapula involving the glenoid fossa. Philadelphia: B. C. Decker, 1984.

[12] Herscovici D, Fiennes AG, Allgower M, *et al.* The floating shoulder: ipsilateral clavicle and scapular neck fractures. J Bone Joint Surg Br, 1992, 74(3): 362-364.

[13] Goss TP. Double disruptions of the superior shoulder suspensory complex. J Orthop Trauma, 1993, 7(2): 99-106.

[14] Gosens T, Speigner B, Minekus J. Fracture of the scapular body: functional outcome after conservative treatment. J Shoulder Elbow Surg, 2009, 18(3): 443-448.

[15] Bozkurt M, Can F, Kirdemir V, *et al.* Conservative treatment of scapular neck fracture: the effect of stability and glenopolar angle on clinical outcome. Injury, 2005, 36(10): 1176-1181.

[16] Zlowodzki M, Bhandari M, Zelle BA, *et al.* Treatment of scapula fractures: systematic review of 520 fractures in 22 case series. J Orthop Trauma, 2006, 20(3): 230-233.

[17] Judet R. Surgical treatment of scapular fractures. Acta Orthop Belg, 1964, 30: 673-678.

[18] Hardegger FH, Simpson LA, Weber BG. The operative treatment of scapular fractures. J Bone Joint Surg Br, 1984, 66(5): 725-731.

[19] Norwood LA, Matiko JA, Terry GC. Posterior shoulder approach. Clin Orthop Relat Res, 1985(201): 167-172.

[20] Mayo KA, Benirschke SK, Mast JW. Displaced fractures of the glenoid fossa. Results of open reduction and internal fixation. Clin Orthop Relat Res, 1998(347): 122-130.

[21] van Noort A, van Kampen A. Fractures of the scapula surgical neck: outcome after conservative treatment in 13 cases. Arch Orthop Trauma Surg, 2005, 125(10): 696-700.

[22] Bauer T, Abadie O, Hardy P. Arthroscopic treatment of glenoid fractures. Arthroscopy. 2006, 22(5): 561-569.

[23] Herrera DA, Anavian J, Tarkin IS, *et al.* Delayed operative management of fractures of the scapula. J Bone Joint Surg Br, 2009, 91(5): 619-626.

[24] Kavanagh BF, Bradway JK, Cofield RH. Open reduction and internal fixation of displaced intra-articular fractures of the glenoid fossa. J Bone Joint Surg Am, 1993, 75(4):

479-484.

[25] Heim KA, Lantry JM, Burke CS, *et al.* Early results of scapular fractures treated operatively at a level one trauma center. Eur J Trauma Emerg Surg, 2008, 34(1): 55-59.

[26] Khallaf F, Mikami A, Al-Akkad M. The use of surgery in displaced scapular neck fractures. Med Princ Pract, 2006, 15(6): 443-448.

[27] Jones CB, Cornelius JP, Sietsema DL, *et al.* Modified Judet approach and minifragment fixation of scapular body and glenoid neck fractures. J Orthop Trauma. 2009, 23(8): 558-564.

[28] Esenkaya I, Unay K. Anatomical frame plate osteosynthesis in Ada-Miller Type 2 or 4 scapula fractures. Acta Orthop Traumatol Turc, 2011, 45(3): 156-161.

[29] Cole PA, Gauger EM, Herrera DA, *et al.* Radiographic follow-up of 84 operatively treated scapula neck and body fractures. Injury, 2012, 43(3): 327-333.

[30] Anavian J, Khanna G, Plocher EK, *et al.* Progressive displacement of scapula fractures. J Trauma, 2010, 69(1): 156-161.

[31] Pace AM, Stuart R, Brownlow H. Outcome of glenoid neck fractures. J Shoulder Elbow Surg, 2005, 14(6): 585-590.

[32] Oh CW, Kyung HS, Kim PT, *et al.* Failure of internal fixation of the clavicle in the treatment of ipsilateral clavicle and glenoid neck fractures. J Orthop Sci, 2001, 6(6): 601-603.

[33] Adam FF. Surgical treatment of displaced fractures of the glenoid cavity. Int Orthop, 2002, 26(3): 150-153.

[34] Lantry JM, Roberts CS, Giannoudis PV. Operative treatment of scapular fractures: a systematic review. Injury, 2008, 39(3): 271-283.

第三章

锁骨骨折

第一节 概　　况

锁骨骨折是临床上经常遇到的损伤。既往对这类骨折在认识上存在不足，往往不加区分地一律采取保守治疗，因此会出现有些患者对治疗满意，而另一些患者的日常生活会受到严重影响的两极分化现象，因此，在谈及手术治疗之前对锁骨本身进行简单介绍是非常必要的。

一、流行病学

锁骨骨折的发生率为每 10 万人中 30 ~ 60 人，其中男女比例约为 2 ∶ 1，占所有骨折的 5% ~ 10%，占肩关节损伤的 44%。在骨科急诊中锁骨骨折占 4% ~ 10%。男性患者与女性患者的数量比为 2 : 1，且男性患者年龄更小（男性 30 岁，女性 39 岁）。约 2/3 的锁骨骨折发生在锁骨中段，2% 的锁骨骨折发生在锁骨的胸骨端，余下的发生在远端 1/3。

二、解剖学

从前面观察锁骨近似于直线，但从上方观察为一“S”形。外侧弯曲凸向背侧，内侧弯曲凸向腹侧，其横截面沿着长轴不断变化。由于中外 1/3 在形态上的变化造成锁骨在此处最为薄弱。另外，由于此处位于锁骨下肌止点的外侧，缺乏肌肉和韧带的保护，因此是骨折最易发生的部位，而临床观察也证明了这一点。

三、功能

1．提供力量与稳定　锁骨通过喙锁韧带将来自斜方肌的力量传导至肩胛骨与上肢，为上肢和肩关节的活动提供力量与稳定性。锁骨切除后会发生肩关节下沉、力弱及活动范围丢失等情况，特别是在过头负重时存在力弱表现，说明锁骨在上肢处于运动范围的极限时提供重要的稳定性。

2．参与肩关节运动　在肩关节前屈上举 180° 的过程中，盂肱关节的活动度约为 120°，肩胛骨沿胸壁的运动为 60°。这一运动是由肩胛骨、肱骨和锁骨协同完成的：最初的 30° 活动有赖于胸锁关节的向上移动，之后的 30° 则有赖于喙锁韧带的拉长和锁骨的旋转，经肩锁关节带动肩胛骨完成。

3．提供肌肉附丽点　锁骨外 1/3 的上方为斜方肌的止点，前方为三角肌的起点，内 1/3 后方有胸锁乳突肌锁骨头的止点，胸大肌锁骨部的起点则位于前方，在上肢上举时这些肌肉协同作用。锁骨的中 1/3 下方有锁骨下肌附着，辅助锁骨下沉，并对血管和神经起到保护作用。

4．保护血管和神经　锁骨下静脉、腋动脉、臂丛神经和肺均位于锁骨中 1/3 的后方，相对于薄弱的内、外部分，管状的锁骨中段可为这些血管和神经提供较为坚强的骨性保护（图 3-1）。

5. 呼吸功能　吸气时锁骨外侧上抬，带动肋锁韧带和锁骨下肌，使得整个胸廓上移。

6. 美观　从人类美学角度看，完整的锁骨是每一个爱美之人非常看重的。在锁骨切除的患者中，常常存在肩关节下沉与前移，从而给人造成患侧肢体明显短缩的不良印象。另外，在女性患者中常常有患侧胸罩吊带滑脱的困扰。

四、临床检查

（一）受伤机制

Rubin 自 1954 — 1959 年对 15 000 例初生婴儿的调查表明，锁骨骨折是分娩过程中最易出现的损伤。由于分娩导致的锁骨骨折比例每年都在增加，特别是在自然分娩过程中，在头部娩出时用力地牵拉是导致损伤的主要原因，而且发生损伤的风险与新生儿的身高和体重是成正比的。

对于儿童，7 岁以内的锁骨骨折约占整个儿童锁骨骨折的 50%。像成人一样，损伤常由于摔倒时肩部着地所致，或由于作用于锁骨的直接暴力所致，

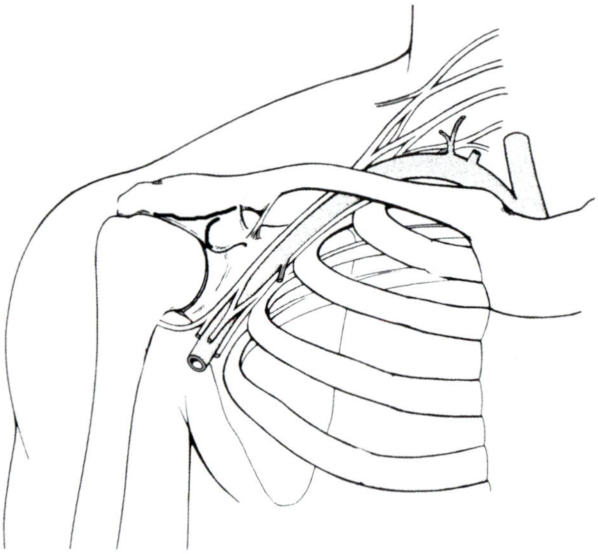

图 3-1　锁骨与深方的血管和神经

但儿童锁骨骨折通常表现为不全断裂或青枝骨折。

对于成人锁骨骨折，既往认为最常见的致伤机制为手掌过伸位摔倒所致，但 Stanley 等对 122 例锁骨骨折的病例进行了研究，结果发现这种受伤机制在锁骨中段骨折中只占到 6.3%，在锁骨远端骨折中只占到 5.9%。在全部患者中，最常见的致伤机制来自作用于肩关节的直接外力导致。而在手掌过伸位摔倒的情况下，往往是由于摔倒后继发的外力冲击导致骨折的发生。另一类间接暴力导致的骨折是外力作用于肩部，使锁骨与第一肋骨撞击，导致在锁骨中 1/3 形成螺旋形骨折。此外，随着近年来交通事故频发，由于在车祸中强力撞击，安全带在肩部形成作用力的支点，常导致锁骨中部横行或斜行骨折，人们将之称做安全带骨折。可能是因为创伤的暴力通常较大，这类骨折较通常的锁骨骨折更容易发生不愈合。

（二）临床表现与体格检查

发生锁骨骨折后症状及体征明显，较易做出诊断。典型的体征为胸大肌牵拉患侧肩关节下沉、前屈并内旋，健肢托住患肘以对抗重力作用，头侧向患侧，下颌转向健侧，以放松胸锁乳突肌的牵拉（图 3-2）。

对于锁骨可以通过体格检查来触及其全长。通过体格检查可以容易地发现血肿、畸形、骨折断端刺破皮肤或反常活动。锁骨骨折可以合并以下损伤：①其他部位骨折，如肩胛骨（漂浮肩）、肋骨、胸锁、肩锁及肩胛胸壁关节脱位。②肺部损伤。③血管损伤，包括锁骨下动静脉和颈内静脉，有时也可合并腋动脉和肩胛上动脉损伤。④臂丛神经损伤，常为尺神经损伤。因此，在体格检查时应注意是否合并其他部位损伤以避免漏诊。

（三）影像学检查

1. 锁骨中段骨折　通过前后位 X 线片可明确锁骨是否存在骨折。但由于锁骨的解剖形态，单靠

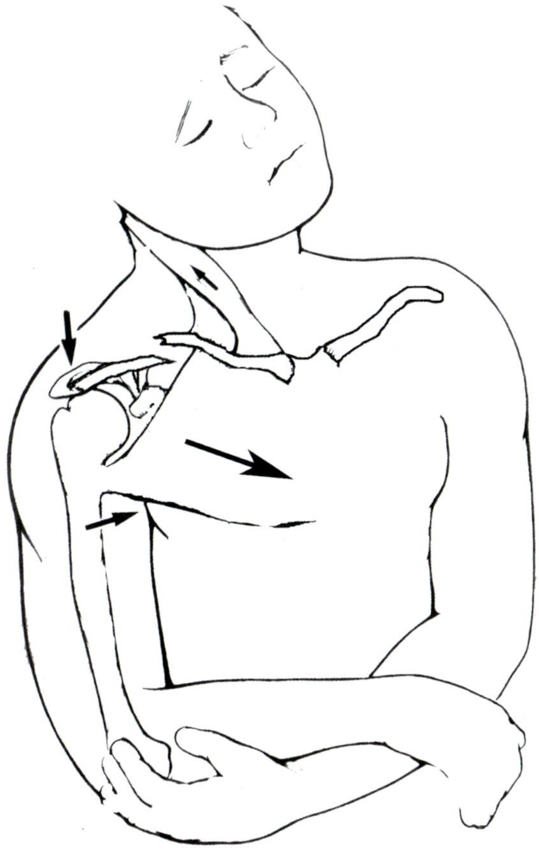

图 3-2 锁骨骨折后的临床表现

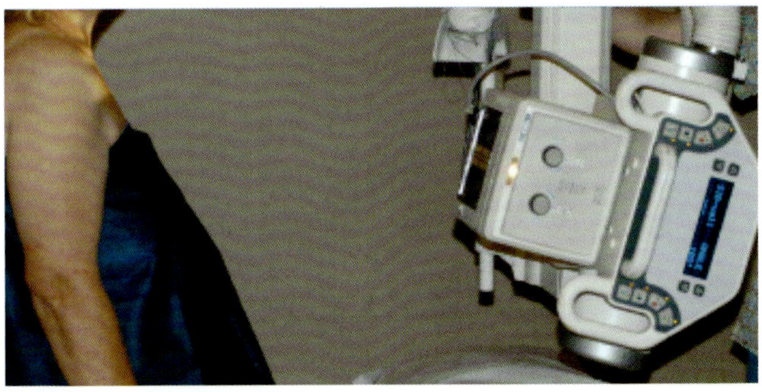

图 3-3 将 X 线机管球向尾侧倾斜 45° 进行拍照，以去除其他结构的干扰（Zanca 位）

一张前后位片很难正确地判断骨折的移位情况。为了明确骨折的短缩、移位与成角，须要加另一方向上的平片以协助判断。通常建议采用 Zanca 位投照，即管球向尾侧倾斜 45° 进行拍照（图 3-3）。Rowe 建议拍片时应包括肱骨上 1/3、肩胛骨以及肺野，以利于排除合并损伤。

2．锁骨远端骨折 通常须要拍摄创伤系列 X 线片，包括标准的肩关节正位、肩胛骨侧位以及腋位平片。Neer 推荐投照三种角度的 X 线片：①双腕悬吊 10 磅重物后投照双肩关节前后位片。如与正常侧对比显示患侧喙突到内侧骨折端之间的距离加大，提示存在韧带损伤。②肩胛骨侧位片可显示内侧骨折向后方移位，外侧骨折端向前方移位。③与前者呈 90° 自后向前投照，或者将患侧肩关节内收，肘关节越过身体中线进行前后位投照。此时如存在韧带损伤，肩关节会相对锁骨向前内侧半脱位，锁骨的远骨折端位于近折端下方。

3．内 1/3 骨折 通过常规平片不易判断，经常须要进行 CT 扫描。

五、骨折分类

Allman 在 1967 年将锁骨骨折分为三型：Ⅰ型为中 1/3 骨折，约占所有锁骨骨折的 80%；Ⅱ型为外 1/3 骨折，占 15%；Ⅲ型为内 1/3 骨折，占 5%。Neer 将锁骨远端骨折定义为位于斜方韧带内侧边缘以外的骨折，进一步将之分为喙锁韧带完整和韧带损伤、骨折明显移位的不同亚型。

1990 年 Craig 在 Neer 分型的基础上，对锁骨骨折进行了较为详细的分类，到目前为止是被应用得最为广泛的分型方法：Ⅰ型为中 1/3 骨折，Ⅱ型为外 1/3 骨折，Ⅲ型为内 1/3 骨折。

其中Ⅱ型又分成五种类型：①韧带间骨折，通常无明显移位或仅轻度移位。②喙锁韧带内侧骨折，其中又根据韧带的完整性分为 A 亚型（锥状韧带和斜方韧带完整，附着于远骨折端）和 B 型（锥状韧带断裂而斜方韧带完整）。③锁骨远端关节面的骨折。④喙锁韧带与锁骨骨膜相连，骨折近端向上方移位。⑤粉碎性骨折，喙锁韧带仅与碎骨片相连（图 3-4）。

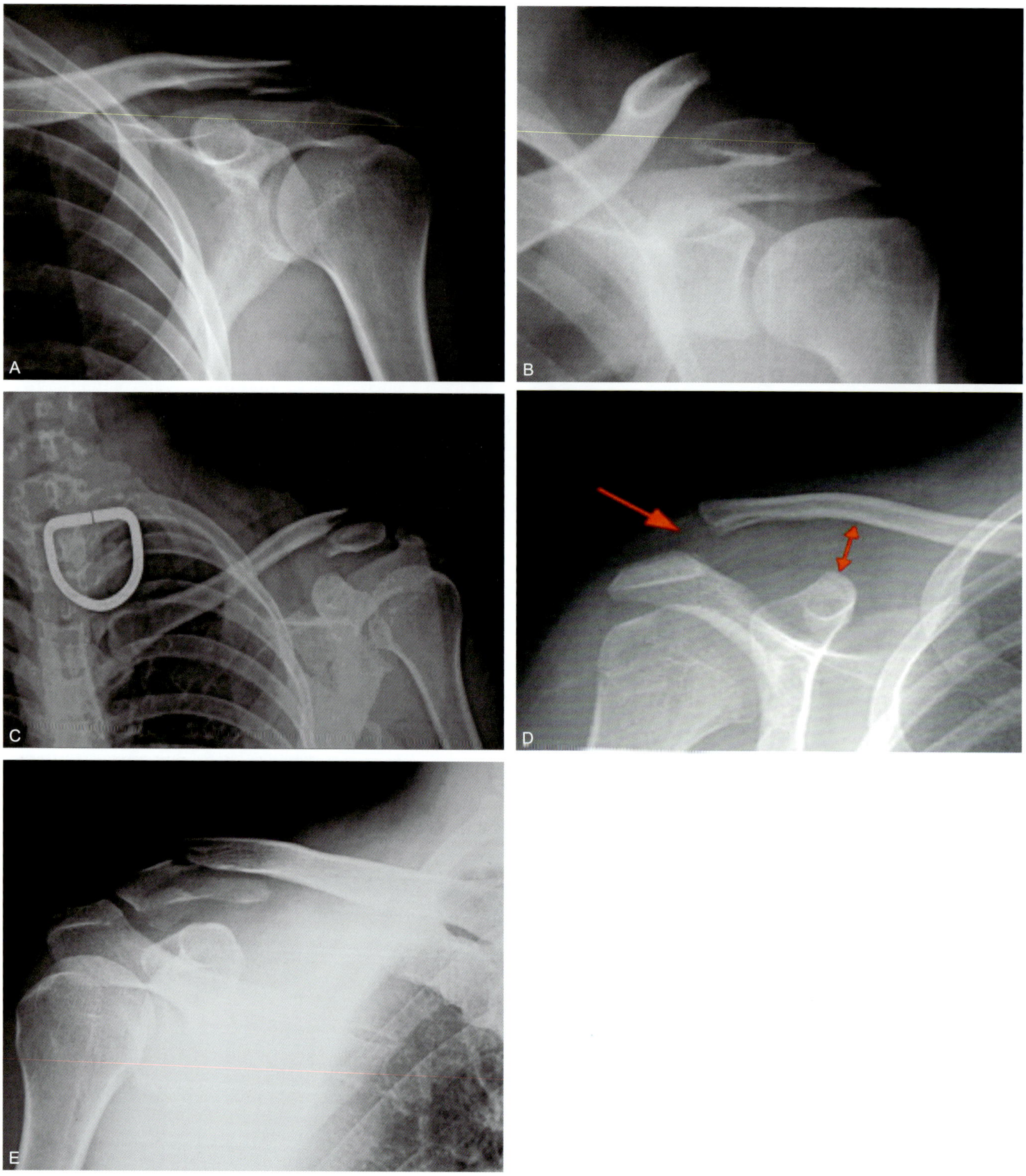

图 3-4 锁骨远端 Craig 分型。A. 1 型骨折；B. 2A 型骨折；C. 2B 型骨折；C. 3 型骨折；D. 4 型骨折；E. 5 型骨折

Ⅲ型也分成五型：①轻度移位。②韧带断裂，骨折移位。③关节内骨折。④骨骺分离。⑤粉碎性骨折。

此外，还有 Robinson 分型。这是基于对 1000 例锁骨骨折的临床观察所做出的分类方法，与预后密切相关。Ⅰ型为内 1/3 骨折。Ⅱ型为中 1/3 骨折，Ⅲ型为外 1/3 骨折。再根据移位程度分为移位不足 100% 的 A 亚型和超过 100% 的 B 亚型。其中内 1/3 和外 1/3 骨折又根据是否涉及关节面进一步划分；而中 1/3 骨折又根据骨折严重程度进一步划分，简单骨折以及楔形粉碎为 1 型，节段或粉碎为 2 型（图 3-5）。

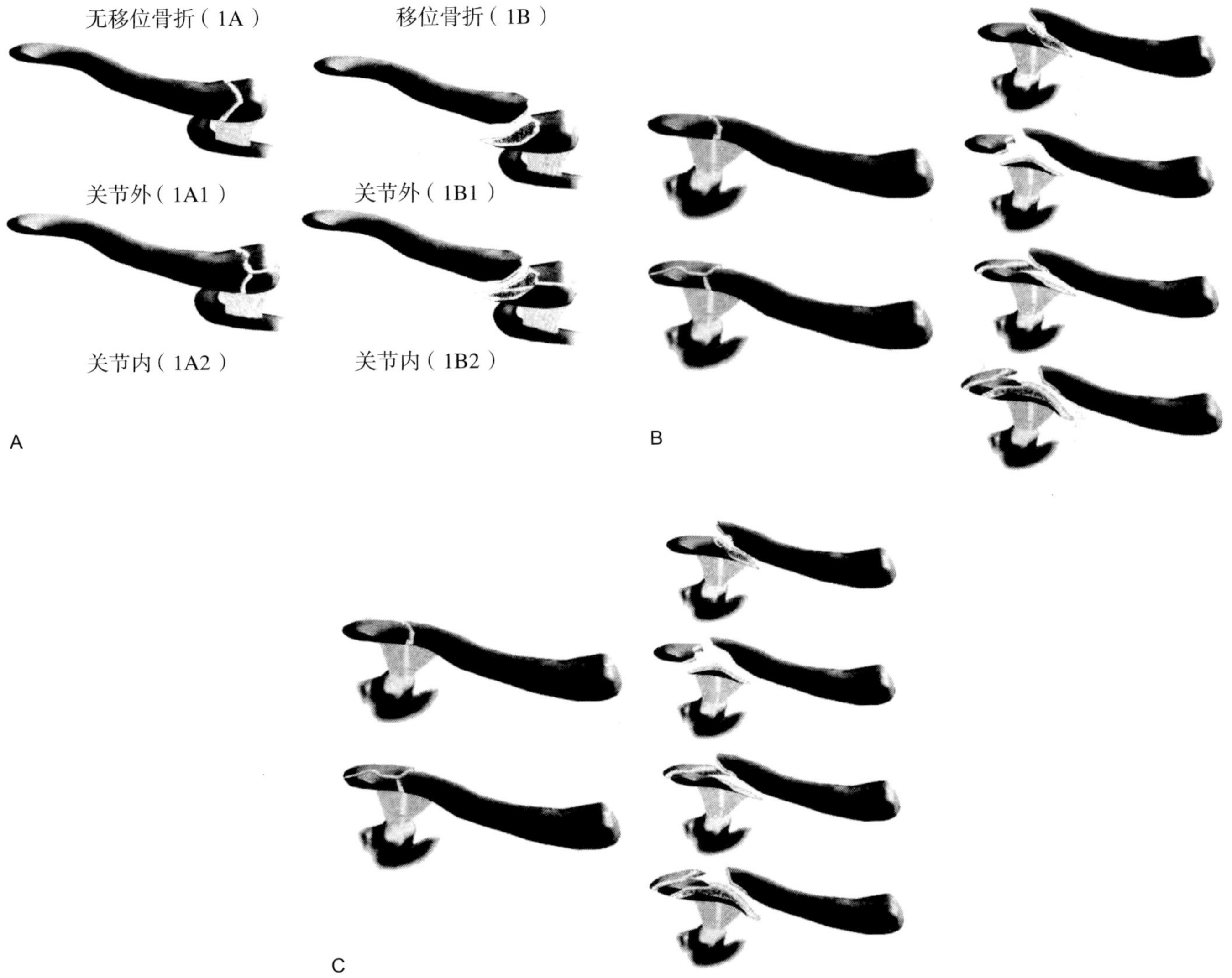

图 3-5 Robinson 锁骨骨折分型。A. Ⅰ型骨折；B. Ⅱ型骨折；C. Ⅲ型骨折

第二节 保守治疗

自从 Hippocrates 报道闭合性锁骨骨折的保守治疗方法以来，肩部制动直到疼痛消失已成为标准的治疗方法。既往认为锁骨骨折的治疗简单明了，医生所要做的仅仅是对症治疗。由于大多数患者在功能上不会产生太大的问题，即使出现畸形，也只是影响美观而已。另外，对于新鲜的锁骨骨折，如果施行手术，往往带来许多不必要的麻烦，并且常常造成比保守治疗更差的结果。Neer 报道 2235 例保守治疗的锁骨骨折的不愈合率为 0.1%，而 45 例一期进行手术固定后出现骨折不愈合者高达 4.4%。在 Rowe 的研究中这一比例分别为 0.8% 和 3.7%。因此，直到 20 世纪 20 年代，保守治疗锁骨中段骨折一直占据着主导地位。

像所有骨折一样，锁骨骨折的治疗目标是在恢复功能及消除畸形的前提下使骨折顺利愈合。如果牢记这一原则，就会发现在既往多达 200 余种的保守治疗方法中，有相当多的方法是值得商榷的。

保守治疗包括多种方法，如对患肢简单悬吊的颈腕吊带、吊带辅以绷带、Sayre 绷带及 Velpeau 绷带等（图 3-6）。

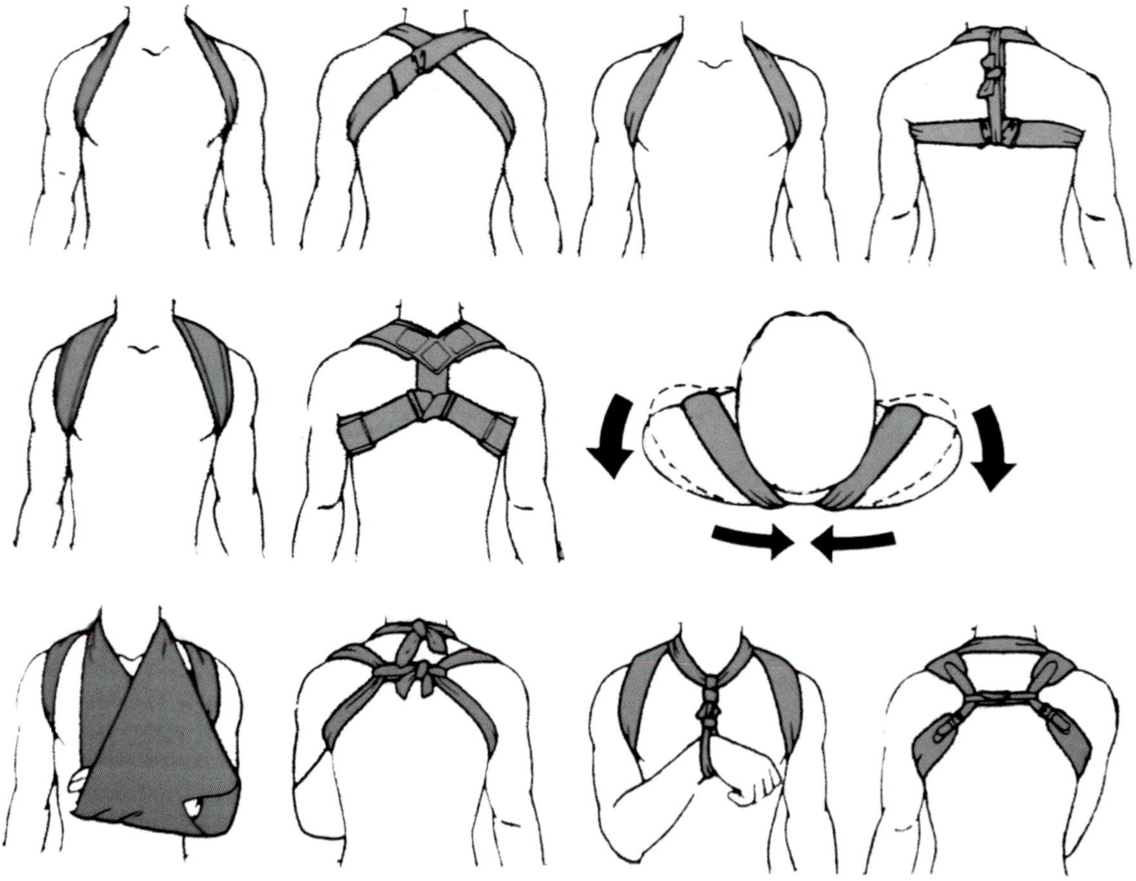

图 3-6 保守治疗的方法

此类治疗应用简单，但由于无维持复位的作用，许多骨科医生感到很难接受。另外，将患肢放置在吊带中并且前臂放在腹前会加重骨折的短缩，而严重的短缩往往会造成骨折愈合困难。另一类治疗包括 8 字绷带和石膏等既往认为可维持骨折复位的方法，但真正能维持骨折的复位在实践上很难做到，大多数复位固定方法不仅让患者感到极不舒适，而且会造成极大危险。现在有足够的证据显示用简单的悬吊制动可以获得与 8 字绷带固定相同的效果，而且疼痛更少。此外，8 字绷带固定须要经常调整，会产生许多不便。这种锁骨骨折即使没有经过物理治疗，在 6 ~ 8 周后也可以恢复良好的肩关节活动度。

尽管对于锁骨骨折长期以来产生了多种固定方式，但研究表明在种种方法之间其结果并没有明显的差异性。不能否认的是，在大多数情况下，尤其是对于锁骨中段简单、无明显移位的骨折，大多数医生仍然愿意采取保守治疗，而保守治疗的成功率的确非常之高，并发症也较低。因此，尽管锁骨骨折目前在治疗方式选择上争议颇多，但保守治疗仍应作为首先的考虑。

第三节 明显移位的锁骨中段骨折切开复位内固定治疗

近年来随着人们认识的深入，发现对于存在明显移位的锁骨骨折，如果仅仅采取保守治疗，将会导致进行性肩关节畸形、疼痛、功能受限及神经和血管损伤等一系列问题。Eskola 等对 89 例锁骨骨折患者进行了 2 年随访，结果表明有 27% 的患者仍存在疼痛和活动受限。Hill 等总结了对 52 例存在明显移位的锁骨骨折采取非手术治疗效果，结果显示 15% 不愈合，在骨折端短缩 > 2 cm 的骨折中不愈合率为 100%。有 31% 的患者对治疗结果不满意，25% 的患者存在持续的轻到中度疼痛。Nowok 随访了 222 例锁骨骨折患者，发现 42% 的患者在非手术治疗后残留不同程度的不适。加拿大骨科学会（Canadian Orthopaedic Association，COA）通过对 62 例锁骨骨折进行手术治疗和 49 例锁骨骨折进行保守治疗的对比研究发现，前者的愈合时间明显短于后者。更有学者通过大量文献的综合分析，发现 412 例锁骨骨折的患者接受不同的治疗方式，最终手术治疗的整体效果与并发症均明显优于保守治疗。以上结果证明，对锁骨中段骨折的治疗仍有很大需要改进的地方。

一、手术适应证

随着内固定技术的发展，越来越多的文献报道应用内固定治疗锁骨骨折取得了良好的结果。越来越多的医生也认识到既往造成锁骨骨折术后不愈合的主要原因在于手术技术上存在着失误。只要手术技术适当，并不会阻碍骨折的愈合过程。

目前认为造成骨折不愈合的因素有以下几种：原始骨折短缩 > 2 cm，明显移位，高能量损伤，高龄，粉碎性骨折，女性，以及骨折端之间有软组织卡压。因此，手术治疗的绝对适应证包括开放骨折、合并血管损伤、有进行性神经受损的表现、漂浮肩、移位的病理骨折以及原始骨折短缩 > 2 cm。相对适应证包括合并有多发伤、皮肤受损潜行剥脱、双侧锁骨骨折、无法忍受长时间制动、对外形美观有较高要求以及存在帕金森病、癫痫和脑损伤等神经精神情况。

二、手术技术

(一)接骨板

接骨板固定锁骨骨折目前仍是“金标准”。接骨板包括 3.5 mm LC-DCP、3.5 mm 重建板、LCP 锁定板以及近期出现的更符合锁骨解剖设计的锁定接骨板。其优点包括：可对横行骨折进行加压；可对斜行或存在蝶形骨块的骨折以拉力螺钉结合中和接骨板进行固定；可有效地控制旋转；对骨折进行牢固固定，以利于患者进行日常生活；更贴伏于骨面，便于操作，不必过度折弯，节省手术时间，并协助判断一些粉碎性骨折的复位情况。

通常将患者置于沙滩椅位或平卧位，一般采用平行于锁骨长轴的切口。手术结束时通过仔细缝合肌肉筋膜可以减少皮肤缝合的张力。这对于术后的美观非常重要。在显露骨折过程中应注意避免伤及锁骨上神经，而造成术后持续的局部麻木与不适。在清除骨折端的血肿机化组织后不要过度剥离软组织以保护血供，复位时应注意恢复锁骨的长度。可将接骨板放置于锁骨的前方或上方。如果在斜方肌止点、胸大肌止点和三角肌止点间暴露锁骨，可将接骨板放置于锁骨上方，从而避免锁骨附着肌肉的大量剥离。从生物力学角度来看，在这两种位置放置接骨板没有显著差异。因为锁骨在横截面上的直径较大，将接骨板放置于锁骨前方可为螺钉提供更大的把持力。将接骨板放置于锁骨上方时，在钻孔和拧入螺钉的过程中有损伤锁骨下血管的风险；将接骨板放置于锁骨前方时，在钻孔和拧入螺钉的过程中有损伤臂丛神经的风险。在选择内固定物时，应注意重建接骨板更容易塑形成“S”状贴合锁骨，但是其机械强度要弱于直的接骨板，在应用桥接技术固定锁骨粉碎性骨折时要格外注意这一点(图 3-7)。也可应用中心固定或轴向加压的拉力螺钉。接骨板要足够长，以确保两个主要骨折端有 3 枚螺钉固定。对于粉碎性骨折，有时可能很难获得解剖复位和正确的旋转对线。在放置接骨板前，可先将较大的中间骨折块用 2.0 mm 或 2.4 mm 的拉力螺钉复位固定在主要骨折端，然后再与另一端复位固定。术中保留软组织的附着是非常重要的。由于有再次发生骨折的风险，切开复位内固定手术后的 2 年内一般不建议取出内固定。接骨板的一个主要问题是须要剥离软组织，对骨折的血运造成一定的破坏，所以对于粉碎性骨折的病例，我们还是建议一期进行植骨以促进骨折愈合。

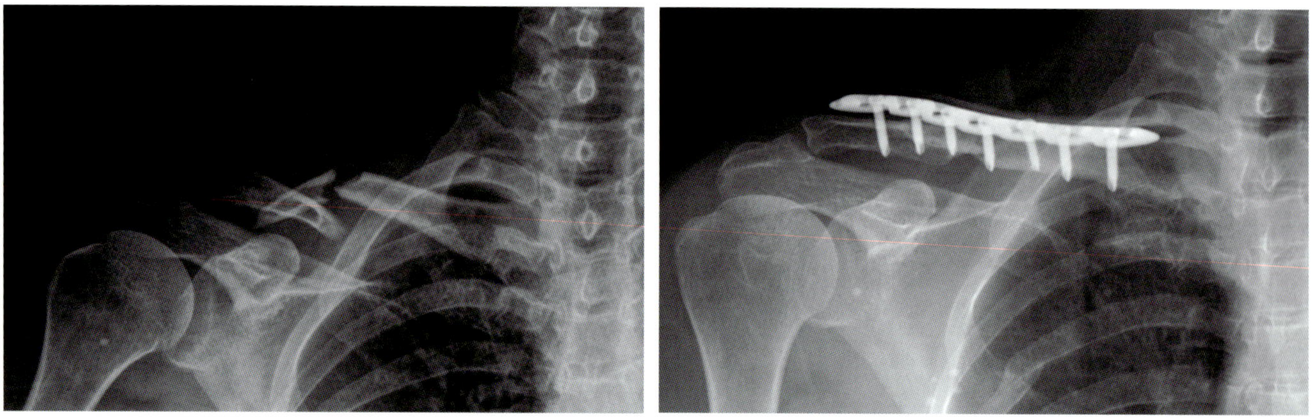

图 3-7 锁骨骨折接骨板内固定

（二）髓内针

髓内固定适用于不太粉碎的骨折以及仅存在一蝶形骨块的骨折类型。髓内针包括 Rockwood 锁骨针、Hagie 针、克氏针、斯氏针、Knowles 针、Kuntscher 针和 Rush 针等。其主要优势有以下几点：对软组织不做过多的剥离，降低骨折延迟愈合以及不愈合的发生率；小切口；操作容易，学习曲线较短；不对锁骨做过多的破坏，不降低锁骨强度；允许存在一定的短缩；二期取出容易。缺点包括：髓内针容易发生游移；不能很好地控制旋转；髓内针向外侧退缩；须要二次手术取出。但近年来随着对各种髓内固定方式的改进，其缺点被大大降低，Basamania 对 120 例锁骨骨折的患者进行改良 Knowles 针固定，术后进行至少 1 年的随访，结果发现没有 1 例出现内固定失效，仅有 3 例延迟愈合，1 例出现无症状的纤维愈合，从而证实这种内固定方式的可靠性。

以钛弹性髓内针（titanium elastic nail，TEN）为例：患者仰卧于透 X 线的手术床上，在锁骨的胸骨端做一 2 cm 的皮肤切口。用 2.5 mm 钻头在前方骨皮质钻孔。用开口器稍向外侧扩大入针点。在透视的监测下以手动方式插入直径 2.0 ~ 3.5 mm 的钛弹性髓内针，直至通过骨折断端。在约 50% 的患者不能达到闭合复位。在这种情况下，在骨折处做一 2 cm 皮肤切口，暴露骨折断端，在直视下复位骨折。尽可能将钛弹性髓内针插向锁骨外侧端，但保证尖端不穿出骨皮质。剪断锁骨内侧端的髓内针，并将针尾埋于皮下。新型钝性尾帽可防止弹性髓内针退出。术后无须制动。不强求取出内固定。如果需要，可在术后 8 个月通过原来的胸骨端切口取出。可能的并发症包括弹性髓内针突出的尾部刺激皮肤产生疼痛（6%）。如果是粉碎性骨折，由于髓内针术后可能出现继发性短缩，还是建议使用接骨板固定。

三、术后

正确、及时的术后康复训练与手术本身一样重要。锁骨骨折患者术后早期须要使用颈腕吊带保护患肢，术后即刻在不引起疼痛的范围内开始被动功能活动，鼓励患者做洗脸、进餐和写字等日常活动。在早期的疼痛消失后可以开始钟摆运动，并进行肩袖、肱二头肌和肱三头肌的等长收缩。如手术中切开了三角肌 - 斜方肌筋膜，要等到其愈合后（3 ~ 4 周）再开始这两块肌肉的力量练习。如手术中使用了内固定物，大多数学者建议在 4 ~ 6 周内肩关节的前屈上举和外展不要超过 90°，以避免引发应力集中。6 周后开始肩关节无限制的各项活动，待骨折初步愈合后开始抗阻力量的练习，术后 3 个月后逐渐恢复体育运动。通常锁骨骨折需要 1 年左右的时间愈合，对于从事对抗性运动的职业运动员来说，等待完全愈合后再开始体育运动当然是最为安全的，但这就意味着职业生涯的结束，因此，大多数运动员 2 ~ 3 个月后就要重返赛场，因此，应与之充分讨论如何尽量采取保护措施以避免再次发生骨折。

第四节 锁骨远端骨折切开复位内固定治疗

一、手术适应证

对于 Craig Ⅱ型及Ⅴ型锁骨远端骨折，造成不稳定的力量来自以下四个方面：上肢的重力，胸大肌、胸小肌和背阔肌的牵拉，肩胛骨的旋转，以及斜方肌对骨折内侧端向后上方的牵拉。以上因素使该类型锁骨远端骨折极不稳定，采用保守治疗的不愈合率可达 22%～33%，因此，这两类型的骨折需要手术治疗。

二、手术技术

（一）不经肩锁关节

1. 缝合锚钉固定术＋异体肌腱加强术 该方法为我们目前所采取的治疗锁骨远端骨折的常规方法，具体如下：

手术采取 60° 沙滩椅位，经肩峰后角向喙突做 Langer 切口，沿锁骨长轴切开三角肌－胸大肌筋膜显露骨折。此时先部分剥离前方三角肌在锁骨上的起点，在三角肌深方显露喙突。检查喙锁韧带，对断裂的喙锁韧带清创而不进行修补，以 2 枚直径 5.0 mm 的尾端带双线的缝合锚钉打入喙突基底。在锁骨上钻孔后将缝合锚钉的尾线通过过线方法依次穿过骨孔后抽紧尾线，打结固定。为了加强固定效果，加用异体肌腱（也可使用自体肌腱，以半腱肌为宜）绕过喙突基底，并穿过锁骨孔后打结固定。通过这种方式可恢复锁骨的正常位置，然后对局部骨折端以高强度缝线做 8 字缝合固定，进一步恢复锁骨远端的正常解剖关系。如果骨折远端过小且粉碎，也可一期切除，并将断端打磨光滑，防止出现较为尖锐的末端而造成局部刺激症状。透视检查显示位置良好、固定稳定后冲洗伤口，将三角肌与斜方肌仔细重建，然后留置引流管 48 h，关闭伤口。术后采用颈腕吊带制动 6 周，然后开始肩关节功能锻炼（图 3-8）。

2. 锁骨远端接骨板 这种方法须要使用特殊的锁骨远端解剖型锁定接骨板才能完成，同时要求锁骨骨折的远端为一完整的并且较大的骨块，因此，其使用范围相对较窄。在手术过程中可先复位骨折端，临时以高强度缝线行 8 字缝合固定，或以点状复位钳维持复位。但使用后者时须要注意握持的力度，避免对骨质造成进一步的破坏。当复位完成后以接骨板固定。由于这种接骨板的远端须要用 2.0 mm 锁定螺钉通过螺钉孔进行锁定，并且每个螺钉孔在设计上为不同方向，以便于打入螺钉，因此，在拧入螺钉时一定要仔细检查螺钉有无在骨质中。如果位置不佳，或者有进入肩锁关节或打入软组织中的嫌疑，则宁可更换螺钉孔另行固定。此外，对于锁骨远端，如果想获得较为稳定的固定，至少需要 4 枚锁定钉固定（图 3-9）。

（二）经肩锁关节

1. 钩接骨板 1983 年国外学者提出以锁骨钩接骨板对骨折进行复位后的固定。锁骨钩接骨板是一种间接的固定方式，其优点包括内固定物放置容易，可较为准确地维持复位，不破坏肩锁关节，内固定物相对稳定，不会像传统的克氏针一样向周围组织发生滑移。从既往的国内大多数文献报道的结果来看，在治疗锁骨远端骨折时，锁骨钩接骨板可提供稳定的固定，手术效果满意，而且并发症的发生率相对较低。

手术采取颈丛麻醉，患者取沙滩椅位，沿肩锁

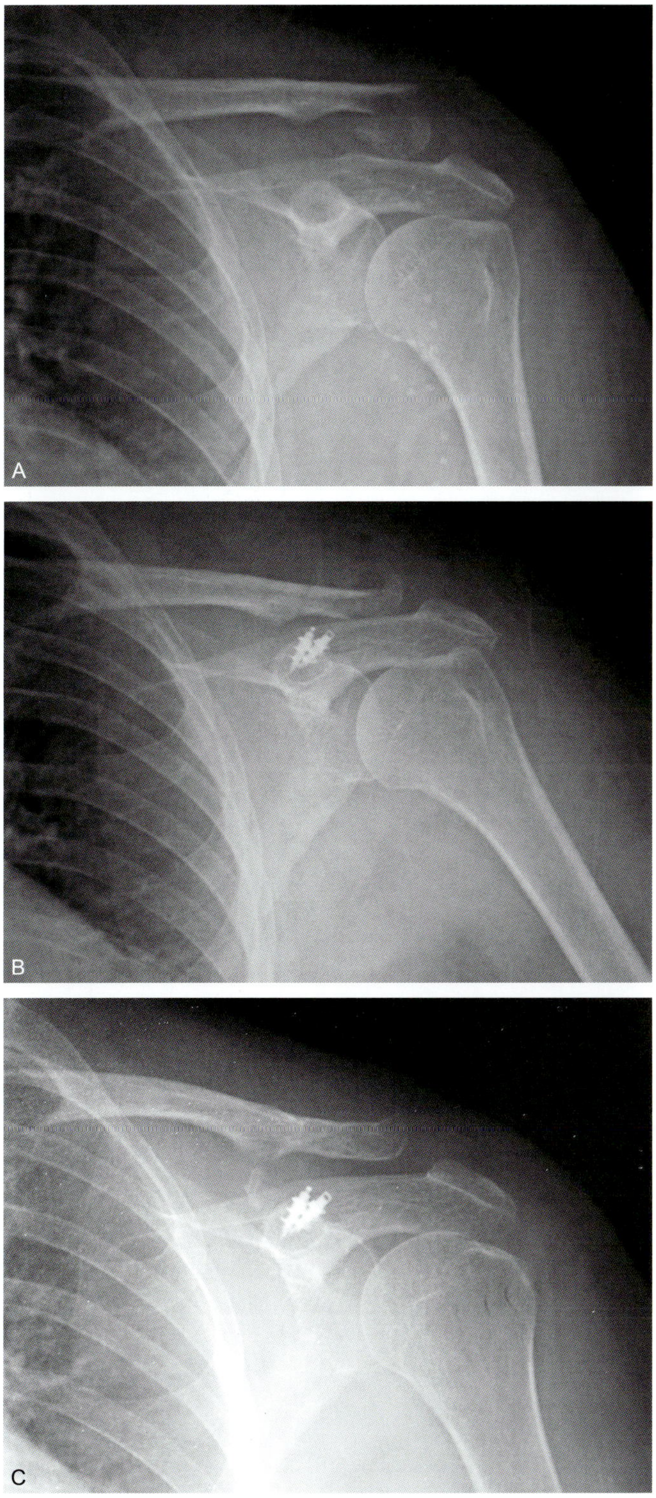

图 3-8 锁骨远端骨折，缝合锚钉 + 异体肌腱固定。A. 术前；B. 术后；C. 术后 1 年

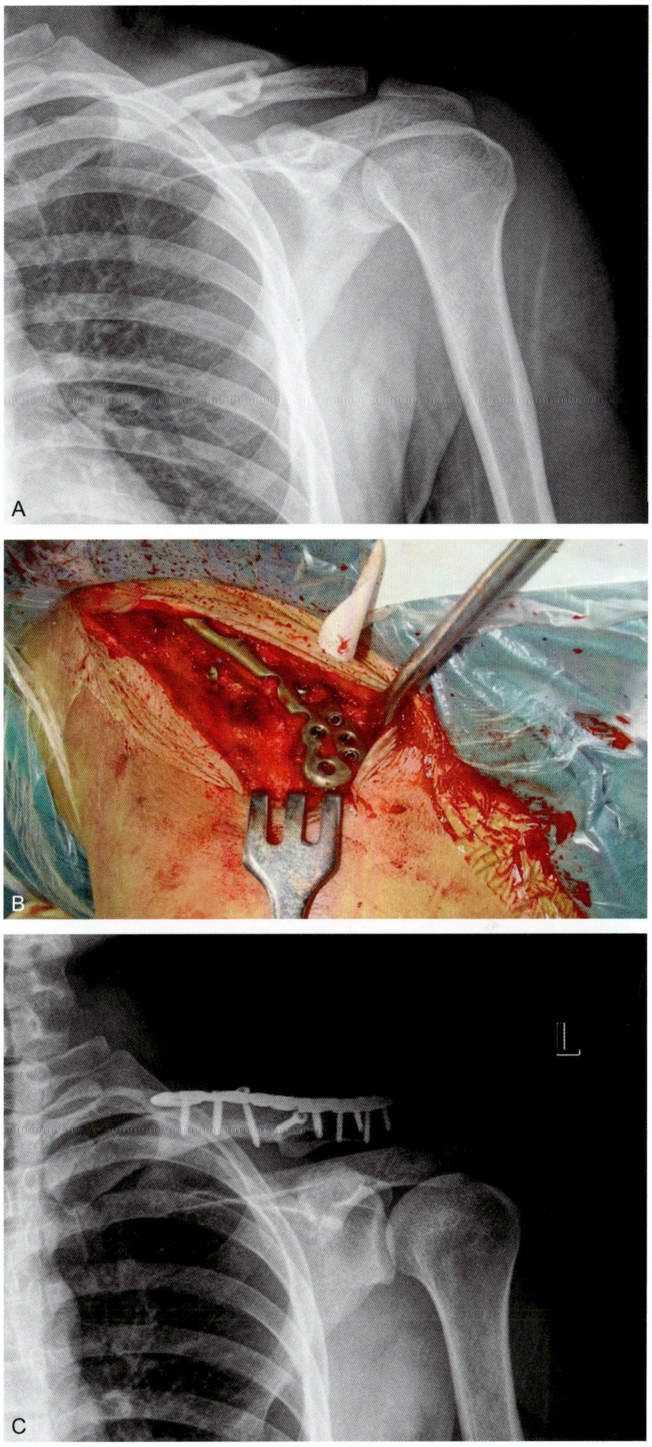

图 3-9 锁骨远端解剖型锁定接骨板固定锁骨远端骨折 A. 肩关节正位片示锁骨远端骨折；B. 术中以锁骨远端解剖型锁定接骨板固定；C. 术后肩关节正位片示骨折固定满意

关节后方至喙突方向切开皮肤和皮下，显露骨折，清理骨折端后复位骨折，检查喙锁韧带的情况，对于断裂的锥状韧带予以彻底清创而不进行修补。将接骨板钩紧贴骨膜并置于肩峰后下角，检查复位后依次经钩接骨板螺钉孔拧入螺钉。

须要指出的是，在我们的临床应用中，发现对于一部分患者，钩接骨板的固定并不像理论上以及国内文献报道的那样“完美”。恰恰相反，这种内固定方式由于自身设计的问题，理论上固定后允许肩锁关节间存在微动的情况在大多数患者身上并未发生，反而由于较为牢固的固定限制了这种有助于分散应力的微动，从而导致在术后功能锻炼时产生过度的应力。应力沿肩锁关节向锁骨传导，在接骨板的内侧部位造成应力集中，并随着反复的运动出现应力骨折（图 3-10）。笔者在 2007 年就曾报道过这种情况，在接受锁骨钩接骨板治疗的 12 例锁骨远端不稳定骨折患者中，有 2 例发生应力骨折，占到 16.7%！如此高的比例使我们对这种内固定物的可靠性一直存在质疑。可惜的是，我们的观点并未引起足够的重视。在之后的临床工作中，我们经常发现一些接受锁骨钩接骨板治疗的患者出现类似的情况，或者由于极度疼痛或活动严重受限，导致日常生活质量大幅下降。如果说这种情况在锁骨远端骨折的

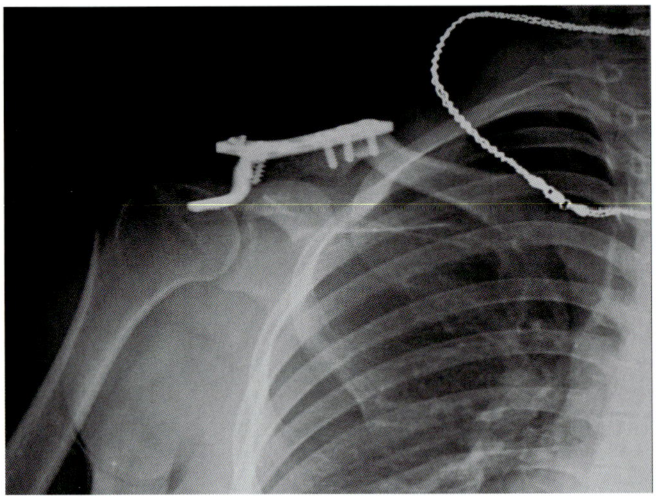

图 3-10　锁骨钩接骨板术后并发应力骨折

患者中比例略低，那么在肩锁关节损伤的患者中问题更为严重，我们会在肩锁关节的相关内容中进一步讨论。

2. 张力带　目前仍使用张力带对锁骨远端骨折进行固定的情况已经较为少见了，仅在一些基层地区偶有应用。由于该方法在操作时费时费力，很难达到稳定的固定，并且破坏了原本没有问题的正常肩锁关节，术后随着关节开始活动，断针的可能性也大大增加，因此，我们并不推荐该方法。

第五节　锁骨近端骨折

由于这类骨折的发生率较低，因而很难深入分析不同类型的骨折对治疗以及预后的影响。笔者对此的经验也不是很多，很难提出系统的治疗方案。文献报道对这类骨折首选保守治疗——颈腕吊带制动。如果出现血管和神经损伤，或者骨折向后移位造成患者呼吸或吞咽困难，或者虽然没有这些症状，但影像学检查发现移位的骨折对后方的重要结构有卡压，并且复位无效时，可考虑切开复位内固定手术。但这类骨折往往内侧剩余可供固定的部分非常有限，应用接骨板无法达到稳定的固定效果。另外，应用髓内针治疗此类骨折的风险性很高。一旦内固定物断裂或游移，处理起来非常棘手。因此，可考虑以高强度缝线或缝合锚钉对其进行缝合固定。如果无法固定，必要时可切除锁骨近端。

第六节 并发症及处理

一、不愈合

既往文献报道锁骨骨折的不愈合率为0.9%～4%，近来的大宗病例调查发现实际的不愈合率要比人们想象得高出许多。Basamania报道的保守治疗的不愈合率为10%，Eskola、Hill等则报道为15%～25%。

1．影响因素

（1）不适当的制动时间：由于对于锁骨骨折很难进行既稳定确实又简单舒适的制动，因此，过早地放弃制动手段是造成骨折不愈合的一大原因。通常婴幼儿的制动时间为2周，儿童为3周，青少年为4～6周，成人要到6周以上。放射学上的愈合要晚于临床愈合。一旦对骨折的愈合存在疑问，医生应告诫患者将制动时间相应地延长。

（2）创伤程度：创伤越重，对锁骨周围软组织的破坏就越重。缺乏来自软组织的血供是造成骨折不愈合的主要原因之一，在胫骨骨折也存在同样的情况。另外，骨折移位程度、软组织卡压、手术操作的影响或无法有效固定等既往认为与不愈合有关的因素实际上也反映了创伤的程度。

（3）再骨折：原始骨折后周围的血管会在很长时间内进行改建。此时如发生再骨折，会使血供无法到达骨折的部位，造成愈合困难。

（4）骨折部位：由于肌肉重力的牵拉，创伤的程度较大，以及无法通过有效的制动维持复位，使远1/3骨折的不愈合率较其他部位高。

（5）不适当的手术：内固定的选择、应用以及术中对软组织的破坏程度均对愈合起着重要的影响。Neer曾说，一个不适当的手术要比不做手术的结果更糟！

2．诊断　约75%的患者表现为轻中度疼痛，25%以上的患者存在神经症状。患者有局部骨擦感，局部存在反常活动以及触压痛，有神经症状的患者通常表现为尺神经症状（图3-11）。

3．治疗　由于不愈合引发局部疼痛、肩关节力弱、功能受限或合并神经症状是手术的适应证。比较一致的观点是采取切开复位内固定并植骨的方法治疗锁骨骨折不愈合。

二、畸形愈合

传统的观点认为锁骨的畸形愈合仅仅是美观的问题。如果手术后出现不愈合，其结果还不如放任畸形存在。但近年的观察表明，锁骨的短缩超过15 cm以上时，常会导致晚期疼痛与活动受限。另外，在治疗畸形愈合时，有学者提出简单的“锁骨成形”，这种方法是不可取的。仅将突出的骨痂去除，只能使锁骨变得更为菲薄，会大大增加发生骨折的

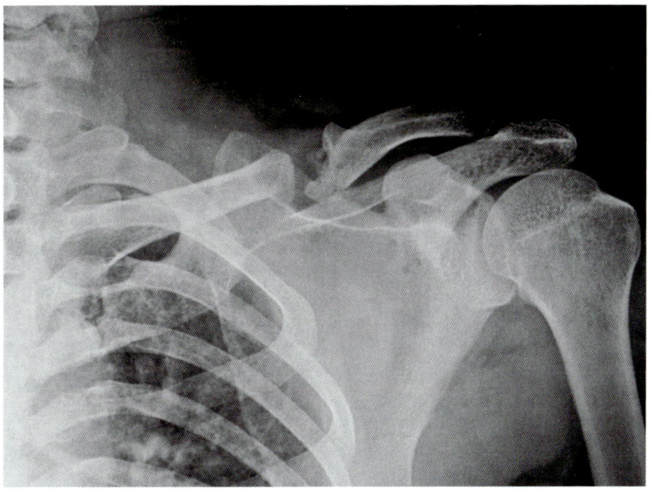

图3-11　锁骨骨折不愈合

风险。而且由于锁骨的畸形是在三维上的表现，仅在水平面上将锁骨“磨平”并不能完全纠正畸形。因此，比较可靠的方法是与治疗不愈合相似：切开后尽量去除多余的骨痂，稳定内固定并一期植骨。当然，术前一定要告知患者可能面对不愈合的风险。

三、血管和神经损伤

锁骨骨折后早期并发血管和神经损伤的可能性较低，骨折以后由于移位，增加了血管和神经的空间，因此一般不会由于骨折移位而出现继发损伤，晚期则可能由于骨痂的生长造成卡压症状。一旦发生此种情况，常须手术解压。

四、创伤性关节炎

锁骨骨折后的创伤性关节炎往往发生在锁骨外1/3骨折后的肩锁关节，主要是暴力在创伤的瞬间对该关节的破坏所致，还有一部分是由于骨折涉及关节面。如果封闭无效，则应切除锁骨远端1 cm，术中应注意保护喙锁韧带。

五、手术治疗的并发症

像所有手术一样，锁骨骨折手术后也存在着诸如内固定失效、感染、伤口愈合不良及瘢痕形成等问题，在此不一一列举。

（鲁　谊）

参考文献

[1] Beall MH, Ross MG. Clavicle fracture in labor: Risk factors and associated morbidities. J Perinatol, 2001, 21 (8): 513-515.

[2] Nowak J, Mallmin H, Larsson S. The aetiology and epidemiology of clavicle fractures: a prospective study during a two-week period in Uppsala, Sweden. Injury, 2000, 31: 5-358.

[3] McKee MD, Wild LM, Schemitsch EH. Midshaft malunions of the clavicle. J Bone Joint Surg Am, 2003, 85: 790-797.

[4] Harnroongroj T, Tantikul C, Keatkor S. The clavicular fracture: a biomechanical study of the mechanism of clavicular fracture and modes of the fracture. J Med Assoc Thai, 2000, 83: 663-667.

[5] McKee MD, Pedersen EM, Jones C, *et al.* Deficits following nonoperative treatment of displaced midshaft clavicular fractures. J Bone Joint Surg Am, 2006, 88 (1): 35-40.

[6] Nowak J, Holgersson M, Larsson S. Sequelae from clavicular fractures are common: a prospective study of 222 patients. Acta Orthop, 2005, 76 (4): 496-502.

[7] Nowak J, Holgersson M, Larsson S. Can we predict long-term sequelae after fractures of the clavicle based on initial findings? A prospective study with nine to ten years of follow-up. J Shoulder Elbow Surg, 2004, 13(5): 479-486.

[8] Rosenberg N, Neumann L, Wallace AW. Functional outcome of surgical treatment of symptomatic nonunion and malunion of midshaft clavicle fractures. J Shoulder Elbow Surg, 2007, 16 (5): 510-513.

[9] Robinson CM. Fractures of the clavicle in the adult. Epidemiology and classification. J Bone Joint Surg Br, 1998, 80: 476-484.

[10] Craig EV. Fractures of the clavicle. CA Rockwood Jr, FA Matsen III eds. The Shoulder: Philadelphia, 1990, 367-412.

[11] Kettler M, Schieker M , Braunstein V, *et al.* Flexible intramedullary nailing for stabilization of displaced midshaft clavicle fractures: technique and results in 87 patients. Acta Orthop, 2007, 78(3): 424-429.

[12] Zenni Jr EJ, Krieg JK, Rosen MJ. Open reduction and internal fixation of clavicular fractures. J Bone Joint Surg Am, 1981, 63: 147-151.

[13] Schmittinger K, Sikorski A. Experiences with the Balser plate in dislocations of the acromioclavicular joint and lateral fractures of the clavicle. Aktuelle Traumatol, 1983, 13: 190-193.

[14] Prasad M, Bhuvaneswar M, Chris S, *et al.* Clavicular hook plate for lateral end fractures——a prospective study. Injury, 2006, 37, 277-283.

[15] Mizue F, Shirai Y, Ito H. Surgical treatment of comminuted fractures of the distal clavicle using Wolter clavicular plates. J Nippon Medical School, 2000, 67: 32-34.

[16] Kashii M, Inui H, Yamamoto K. Surgical treatment of distal clavicle fractures using the clavicular hook plate. Clin Orthop, 2006, 447: 158-164.

[17] Mark DL. Fractures of the claviclel. //Robert WB, James DH, Charles CB, eds. Fractures in adults. 6th ed. Philadelphia: Lippincott Williams and Wilkins Company. 2002, 1214-1216.

[18] Flinkkila T, Ristiniemi J, Hyvonen P, *et al.* Surgical treatment of unstable fractures of the distal clavicle: a comparative study of Kirschner wire and clavicular hook-plate fixation. Acta Orthop Scand, 2002, 73: 50-53.

[19] Nadarajah R, Mahaluxmivala J, Amin A. Clavicular hook plate: complications of retaining the implant. Injury, 2005, 36: 681-683.

[20] Haidar SG, Krishnan KM, Deshmukh SC. Hook Plate fixation for type Ⅱ fractures of the lateral end of the clavicle. J Shoulder Elbow Surg, 2006, 15: 419-423.

[21] 鲁谊, 姜春岩, 朱以明, 等. 锁骨钩钢板治疗不稳定性锁骨远端骨折并发应力骨折的研究. 中华创伤骨科杂志, 2007, 9(2) :135-138.

第四章

肩锁关节损伤

第一节 概 况

一、流行病学

40% 的肩关节损伤涉及肩锁关节[1]。肩锁关节脱位占全身所有关节脱位的 8%，占肩部脱位的 12%[2]。Rowe 等曾统计在 1603 例肩关节损伤的患者中肩锁关节脱位者有 52 例[3]，肩锁关节脱位以男性好发（男女比例为 5∶1—10∶1），其中 35 岁以下人群发病率较高，因与运动有关。Thorndike 等统计在 578 例肩关节损伤的运动员中，223 例为肩锁关节脱位，其中曲棍球和橄榄球运动员最为多见[4]。在曲棍球运动中，有人曾统计肩锁关节损伤是仅次于面部损伤的第二大易发损伤[5]；而在橄榄球运动中，肩锁关节损伤的发生率高达 32%[6]。

二、解剖学

肩锁关节由锁骨远端与肩峰内缘组成，关节面最初由透明软骨构成，17 岁左右肩峰侧转变为纤维软骨，而锁骨侧要到 25 岁左右发生转变。Depalma 认为在不同人群中肩锁关节的倾斜角度存在变异[7]。肩锁关节的关节盘分为完整的圆盘状和类似于半月板状两种，通常到 40 岁以后后者会发生迅速的退变以致功能消失。肩锁关节的神经支配来自臂丛中的腋神经、胸外侧神经和肩胛上神经。

肩锁关节的稳定性主要由肩锁韧带和喙锁韧带维持。前者自前、后、上、下包裹关节囊，以加强固定作用。后者由锥状韧带和斜方韧带组成。锥状韧带的尖端附着于喙突基底的后内侧，基底附着于锁骨下表面的锥状结节。斜方韧带位于其前外侧，其外侧缘到锁骨远端的平均距离为 15.3 mm。喙锁韧带参与肩胛 - 胸壁和盂肱关节的协同运动，但主要作用为稳定肩锁关节，防止肩峰向下和向内侧移动。有试验表明，当肩锁韧带和肌肉均遭到破坏时，肩锁关节仅在水平方向上发生前后向的脱位，只有在喙锁韧带的完整性遭到破坏后，肩锁关节才会在垂直方向上脱位。三角肌的前部纤维和斜方肌的上部纤维也提供了动力稳定作用，因此，在肩锁关节损伤时，不能忽视对三角肌和斜方肌的修补[8,9]（图 4-1）。

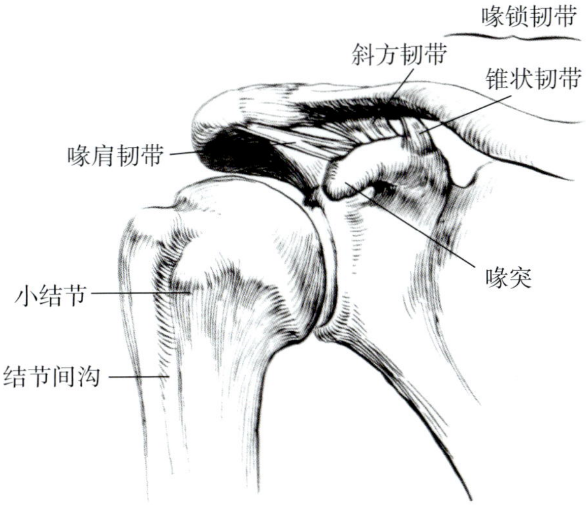

图 4-1 肩锁关节的韧带构成

三、受伤机制

造成肩锁关节损伤的受伤机制有直接暴力和间接暴力两种方式。

1. 直接暴力　最为常见。上肢处于内收位摔倒，肩部着地，外力使肩峰向下方移位，发生肩锁关节扭伤，进而发生肩锁韧带撕裂。如果外力进一步作用，应力会传导至喙锁韧带。如果暴力较大，最终会撕裂三角肌和斜方肌在锁骨上的附丽点，并造成喙锁韧带断裂，从而使上肢由于在锁骨上的悬吊结构被破坏而出现下垂（图 4-2）。

另一种少见的受伤机制为较大的暴力作用在锁骨外侧的上方。此时上肢外展，肩胛骨回缩，外力使锁骨向下移位到喙突下方[10-12]。

2. 间接暴力　上肢受到向上或向下的暴力，前者外力沿肱骨传导到肩峰，仅会损伤肩锁关节及其韧带，而不会破坏喙锁韧带；后者发生于上肢受到过度牵拉时[13]。

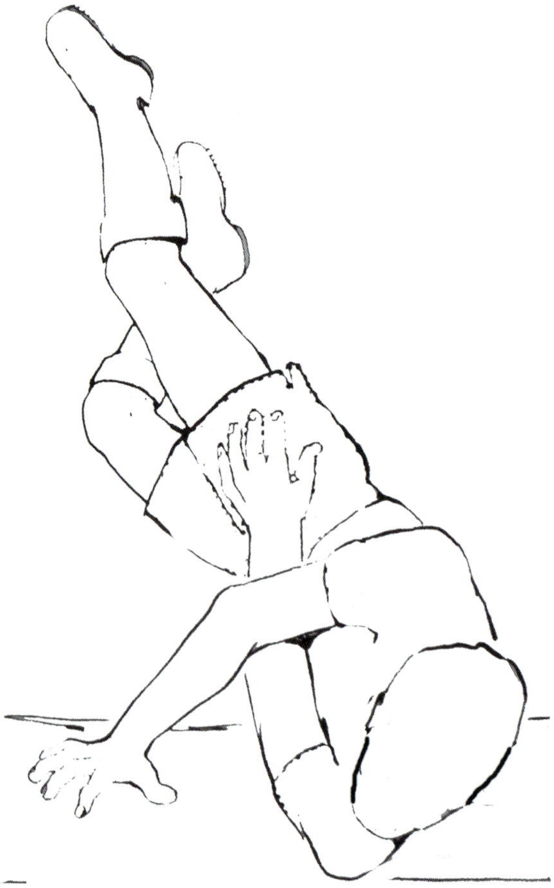

图 4-2　直接暴力导致肩锁关节损伤

第二节　分类及临床检查

Rockwood 分型是应用得比较广泛的一种分型方法[14, 15]，也是本书作者们在临床上长期使用的分型方法。我们的体会是该分类方法基本上涵盖了临床上绝大多数肩锁关节损伤，易学好记，并且可以指导临床治疗与判断预后，因此，笔者只向读者介绍该分类方法。

1. Ⅰ型　肩锁韧带扭伤，肩锁关节、喙锁韧带、三角肌及斜方肌未受损伤。查体时仅在肩锁关节存在轻度到中度的触压痛和肿胀。患者在上肢活动时会感到疼痛，其余无明显异常。X 线检查显示除了有时可发现软组织肿胀外并没有其他阳性发现，仅在 MRI 检查时可以发现肩锁关节存在高亮信号，提示局部关节囊损伤（图 4-3）。

2. Ⅱ型　肩锁关节遭到破坏；肩锁间隙增宽，与健侧相比，在垂直方向上可有轻度分离；喙锁韧带扭伤；喙锁间隙可轻度增加；三角肌和斜方肌未受到损伤。查体显示肩锁关节存在明显疼痛，体检时可发现锁骨远端不稳定，有“漂浮感”，肩锁关节在水平方向上存在不稳定，喙锁间隙有压痛。X 线检查可发现肩锁关节增宽，锁骨远端可轻微上抬（图 4-4）。

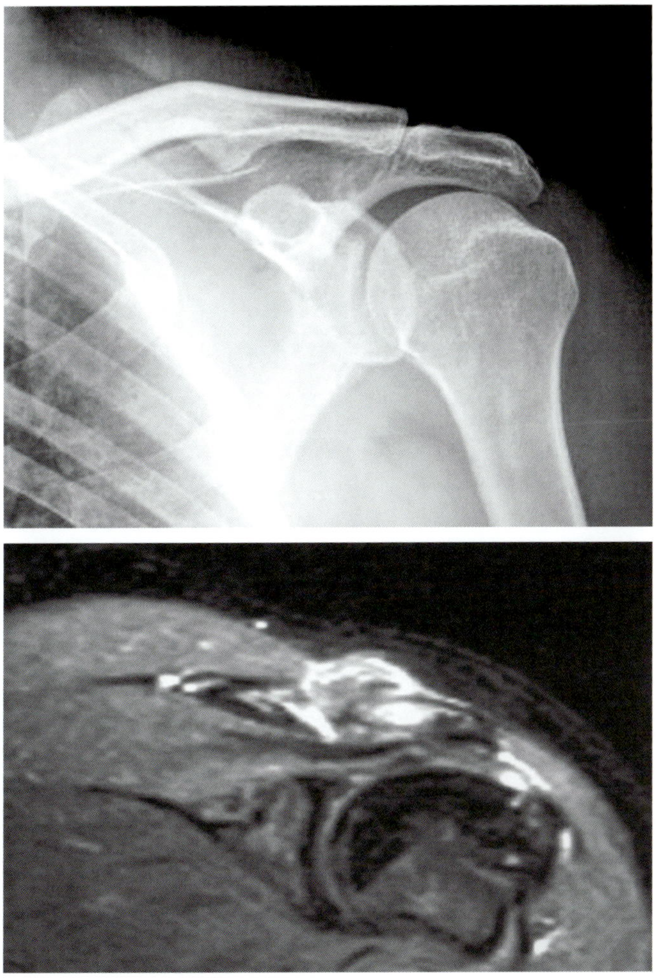

图 4-3　Ⅰ型肩锁关节损伤

3. Ⅲ型　肩锁韧带断裂；肩锁关节脱位，肩关节下移；喙锁韧带断裂；喙锁间隙较健侧增加 25%～100%；三角肌和斜方肌从锁骨上分离。其变异有三种：假性脱位，锁骨脱位而骨膜保持完整；骺损伤；喙突骨折。患者表现为上肢内收并上抬以缓解疼痛。任何肩关节的活动，尤其是外展，可明显加重疼痛。与健侧相比，患肩下沉，锁骨远端向上顶起于皮下。在肩锁关节、喙锁关节以及锁骨外 1/4 均有触压痛。“琴键征”阳性。X 线检查可发现锁骨远端向上移位，喙锁间隙增宽。如有疑问，可拍摄应力位片加以证实。如果发现肩锁关节脱位而喙锁间隙正常，应高度怀疑合并喙突骨折（图 4-5）。

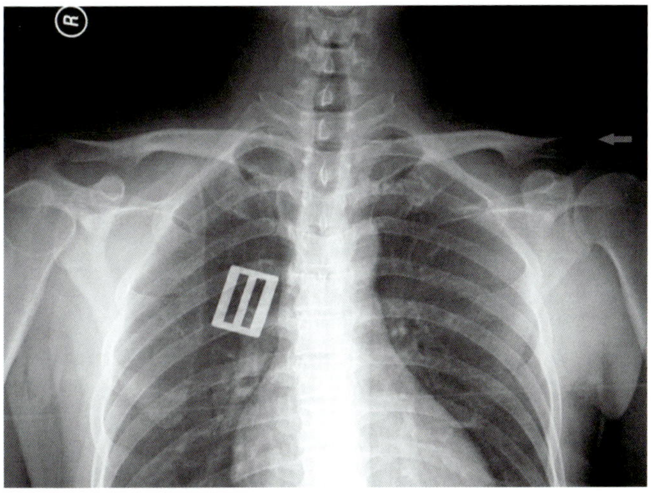

图 4-4　Ⅱ型肩锁关节损伤

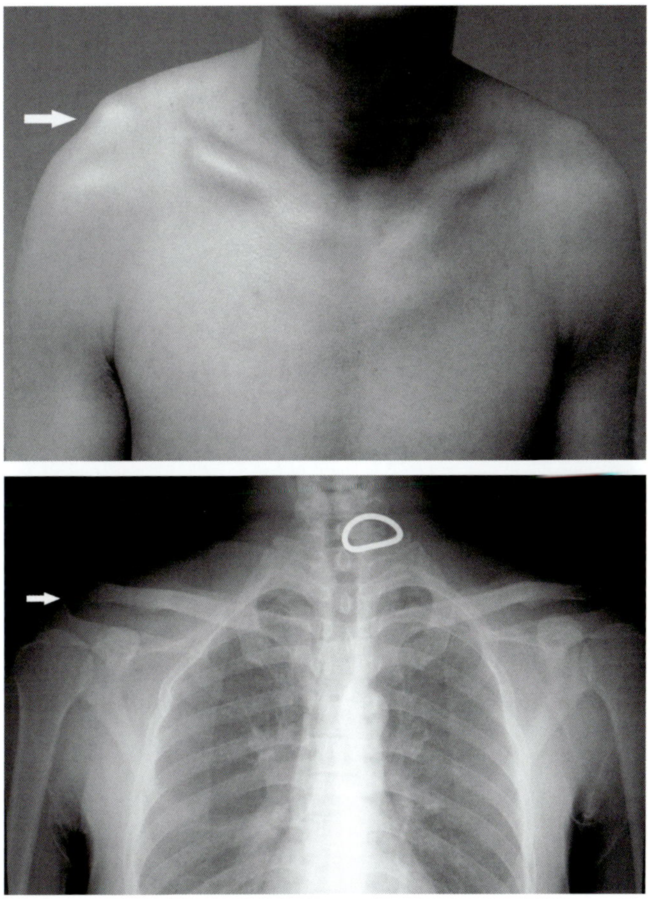

图 4-5　Ⅲ型肩锁关节损伤

4. Ⅳ型 肩锁韧带断裂；肩锁关节脱位，锁骨向后方移位刺入或刺穿斜方肌；喙锁韧带断裂；喙锁间隙较健侧增加或正常；三角肌和斜方肌从锁骨上分离。本型包括Ⅲ型所有的症状和体征，疼痛更为明显，可发现锁骨远端向后方移位并将皮肤顶起。X线腋位片有助于诊断，可见锁骨的肩峰端相对于肩峰的锁骨端向后方移位，借助CT检查也可判断（图4-6）。

5. Ⅴ型 肩锁韧带断裂；喙锁韧带断裂；喙锁间隙较健侧显著增加100%～300%；三角肌和斜方肌从锁骨上分离。本型是Ⅲ型更严重的形式，疼痛剧烈。X线检查显示喙锁间隙显著增加（图4-7）。

6. Ⅵ型 肩锁韧带断裂；喙突下型喙锁韧带断裂，肩峰下型喙锁韧带完整；肩锁关节脱位，锁骨下移至喙突下或肩峰下；喙锁间隙在喙突下型呈反向，而在肩峰下型减小；三角肌和斜方肌从锁骨上分离。肩上部平坦，失去圆滑外形，肩峰突出，可触及喙突基底的台阶感。由于此型损伤为严重暴力所致，常合并其他损伤如臂丛神经损伤、肺挫伤和肩胛骨骨折等，所以须注意排查（图4-8）。

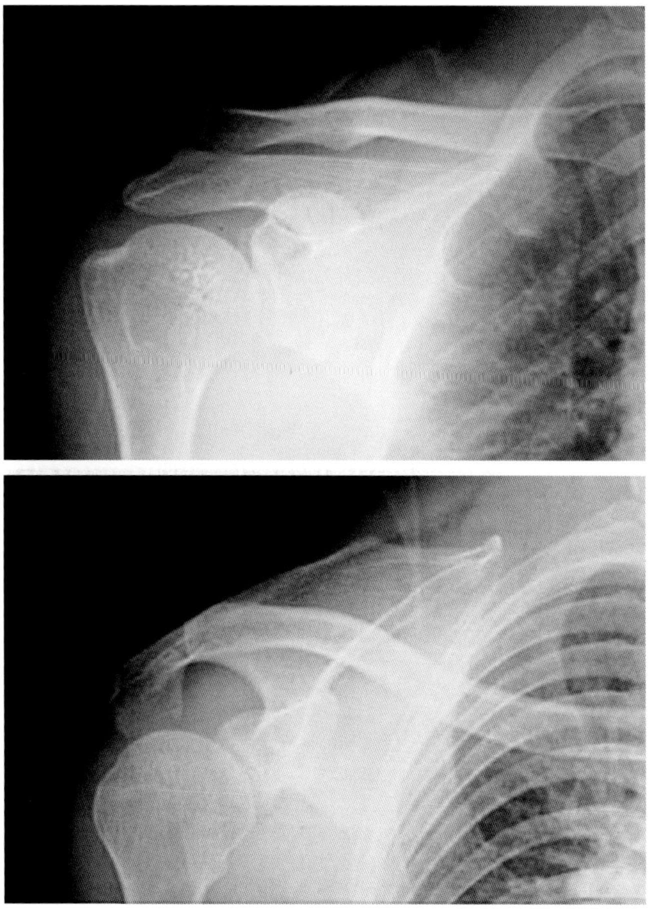

图4-6 Ⅳ型肩锁关节损伤

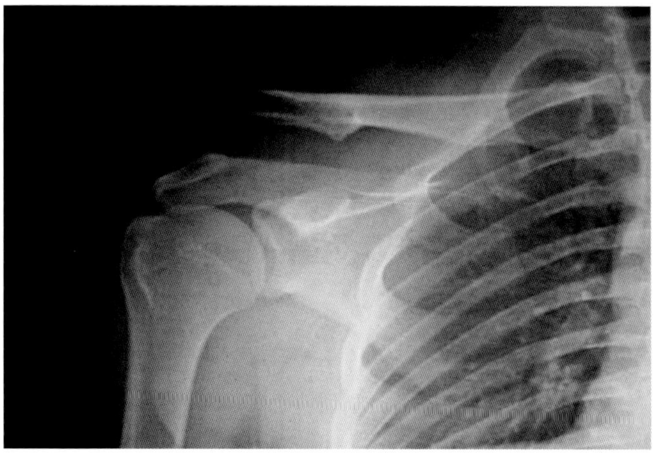

图4-7 Ⅴ型肩锁关节损伤

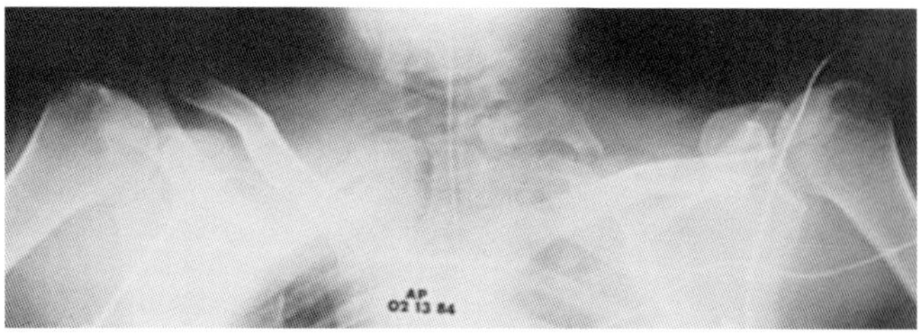

图4-8 Ⅵ型肩锁关节损伤

第三节　手术治疗

一、手术适应证

（一）非手术治疗

对于Ⅰ和Ⅱ型肩锁关节脱位，由于维持纵向稳定性的主要韧带结构——喙锁韧带保持完整，采取保守治疗可获得良好的结果[16, 17]。文献报道有众多的固定制动方法，但通过我们的临床观察，仅仅以颈腕吊带悬吊1～2周，辅以止痛和消肿等对症治疗，大多患者预后良好。2周后应在理疗师的指导下逐步开始功能锻炼，鼓励患者以患肢进行日常活动，但不要持重物，12周后可开始剧烈的体育活动。

（二）手术治疗

我们认为肩锁关节脱位的手术适应证为：

1. Ⅳ、Ⅴ、Ⅵ型肩锁关节脱位　在这三种类型中喙锁韧带的完整性丧失，纵向稳定性无法有效维持，只有通过手术（修复或重建）才能恢复喙锁韧带的功能。须要指出的是，Ⅵ型肩锁关节脱位往往发生于极大的暴力作用下，患者存在生命体征不稳定，或者重要脏器受损，此时对肩锁关节的处理常要放到次要的位置。

2. 经过至少3个月的保守治疗后仍有明显的肩关节疼痛或功能受限的慢性Ⅲ型肩锁关节脱位　对于年轻、有重体力活动的患者，可以在肩前屈90°、上肢极度旋前位做体侧内收动作。此时医生触及肩锁关节。如在动作进行过程中患者出现明显不适，或者肩锁关节异常活动显示不稳定，则建议患者进行手术治疗。

3. 因美观等问题而要求手术的急性Ⅲ型肩锁关节脱位（通常为较消瘦的年轻女性患者）。

（三）关于Ⅲ型肩锁关节脱位

对于Ⅲ型肩锁关节脱位是否应进行手术目前仍存有争议。大多数学者倾向于采取保守治疗可获得较满意的结果，虽然残留美观上的问题，但对于肩关节的功能来说并无任何明显的影响。这种情况特别适用于有身体对抗的职业运动员。由于他们经常受伤，进行手术治疗并不合适。对于年轻而从事重体力劳动的患者，尤其是经常上举过头或肩挑重物的人，以及无法忍受较长时间制动，或对美观有极高要求的人，手术治疗是较为合适的选择[18-20]。因此，对于急性Ⅲ型肩锁关节脱位，我们建议患者首先采取可被称为“技巧性忽视”的保守治疗方法进行治疗，而并不常规推荐手术治疗。

二、手术技术

常用的手术方式有经肩锁关节内进行修复，不经肩锁关节而在喙锁关节进行修复，锁骨远端切除和肌肉动力移位等方法。

（一）不经肩锁关节

1. 方法综述　Cooper在1861年报道了第一例对于肩锁关节脱位的内固定手术治疗[11]，之后文献中报道了很多内固定方法，包括以改良Bosworth螺钉固定锁骨与喙突，以喙肩韧带、钢丝、自体、异体或人工韧带等重建喙锁韧带等[21-32]。在这一过程中是否须要对已断裂的喙锁韧带进行修复也存在争议。有学者认为对韧带进行修复可以改善因韧带损伤后瘢痕化造成的强度降低，但也有学者对已经破损的韧带进行修复的结果是否切实可靠存有疑问 [33-34]。肌肉移位是指将喙突截下，将肱二头肌短头、喙肱肌以及胸小肌连同喙突一起向上移到锁骨下表面并与之固定，借助肌肉收缩的力量使锁骨恢复正常位置。

目前的很多治疗方式是将以上方法进行改良并加以结合的。如经典的 Weaver-Dunn 就是切除锁骨远端后将喙肩韧带转移到锁骨髓腔内。1972 年 Weaver 和 Dunn 描述了一种治疗急、慢性肩锁关节脱位的切开手术的方法 [35]。这种方法包括锁骨远端切除并将喙肩韧带转移至锁骨远端的髓腔中。其好处在于首先避免了经肩锁关节的固定，从而避免出现有症状的肩锁关节炎。其次，通过转移喙肩韧带手术成功地重建了喙锁韧带。对于这种方法的改良包括使用螺钉、缝线或缝合锚钉加强固定喙锁间隙以保护所重建的韧带 [36-38]。近年来有报道应用缝合锚钉作为这种临时的喙锁固定的方法。通过生物力学研究，Breslow 证实应用缝合锚钉作为临时固定的手术方式可达到与经喙突基底过线固定锁骨远端手术方式相同的稳定程度，并减少了手术时间 [39]。

目前改良的 Weaver-Dunn 手术已成为应用得最为广泛的治疗移位显著的肩锁关节脱位的手术方法之一，并有可靠的病例报道证实其疗效 [40-42]。但是，这种手术方法也有一些缺点。首先，术中改变了喙肩韧带的生理走行，破坏了喙肩弓。而后者是阻挡肱骨头向前上方向脱位的重要结构，特别是在那些存在不可修复性肩袖损伤的患者。其次，我们还发现在体型较小的亚洲人中，喙肩韧带常常十分纤薄，即使我们采用整束的喙肩韧带进行韧带重建，其强度仍不够。再次，对于那些锁骨远端切除较长的病例，须要转移较长的韧带用来重建喙锁韧带，此时喙肩韧带的长度往往不够。这是改良的 Weaver-Dunn 手术难以克服的不足。

2. 缝合锚钉固定术 + 联合腱外侧半反折 + 异体肌腱加强术　为了避免上述种种问题，我们目前改用转移联合腱的外侧半返折 + 异体肌腱来重建喙锁韧带。术中患者被置于 45° 沙滩椅位，常规在肌间沟麻醉或全麻下手术。皮肤切口自肩锁关节后方沿 Langer 线行向喙突，深方沿锁骨长轴切开致密的三角肌 - 斜方肌筋膜。在骨膜下剥离显露约 4 cm 的锁骨远端以及已被外伤破坏的肩锁关节，去除肩锁关节内通常存在损伤的纤维软骨盘，切除 5 ~ 8 mm 的锁骨远端。之后纵劈部分前部三角肌纤维，以利于显露喙突及联合腱。对于喙突位置极低的情况，可在原切口远端加一个 2 cm 长的皮肤切口。切开后分开三角肌 - 胸大肌间隙便可显露联合腱。用 Langebeck 牵引器分离联合腱外侧半，在肘关节屈曲的状态下将其提出切口外。维持屈肘，自喙突尖端下 4 ~ 5 cm 处切断联合腱外侧半，注意避免牵拉伤及内侧的臂丛神经。然后将所取的肌腱在三角肌下向上方反转至肩锁关节水平。仔细修剪所取肌腱，去除其上的肌肉纤维，并以不可吸收的高强度缝线编织缝合所取肌腱以加强其强度。然后将锁骨远端复位，并根据复位后锁骨远端的位置确定所需转移肌腱的长度。显露喙突基底，打入 2 枚带有双尾线的直径 5.0 mm 或 5.5 mm 缝合锚钉（不建议使用直径过小的缝合锚钉，以确保在喙突骨质内的把持能力）。同时使用异体肌腱绕过喙突基底备用。在喙突上方的锁骨前 1/3 处依据喙锁韧带止点位置（斜方韧带与锥状韧带）钻孔（依据患者体型，锁骨骨孔可为 3.5 ~ 4.5 mm。如过小则肌腱难以通过，过大则容易造成锁骨骨折）。将缝合锚钉的尾线与异体肌腱依次穿过骨孔。维持锁骨远端复位后将所取联合腱的末端以不可吸收的高强度缝线缝合固定于截骨后的锁骨远端髓腔内，然后将缝合锚钉尾线以及异体肌腱在锁骨上方抽紧打结固定，以保护转移的肌腱。仔细地修补三角肌 - 斜方肌筋膜，常规关闭切口并留置负压引流，术后 24 ~ 48 h 拔除（图 4-9、4-10）。

术后患者以颈腕吊带保护患肢 6 周。术后即刻活动肘关节及腕关节，2 周时开始练习肩关节被动活动锻炼，6 ~ 8 周后开始进行肩关节的主动及抗阻肌力练习。建议患者术后 6 个月内避免从事接触性的体育活动。

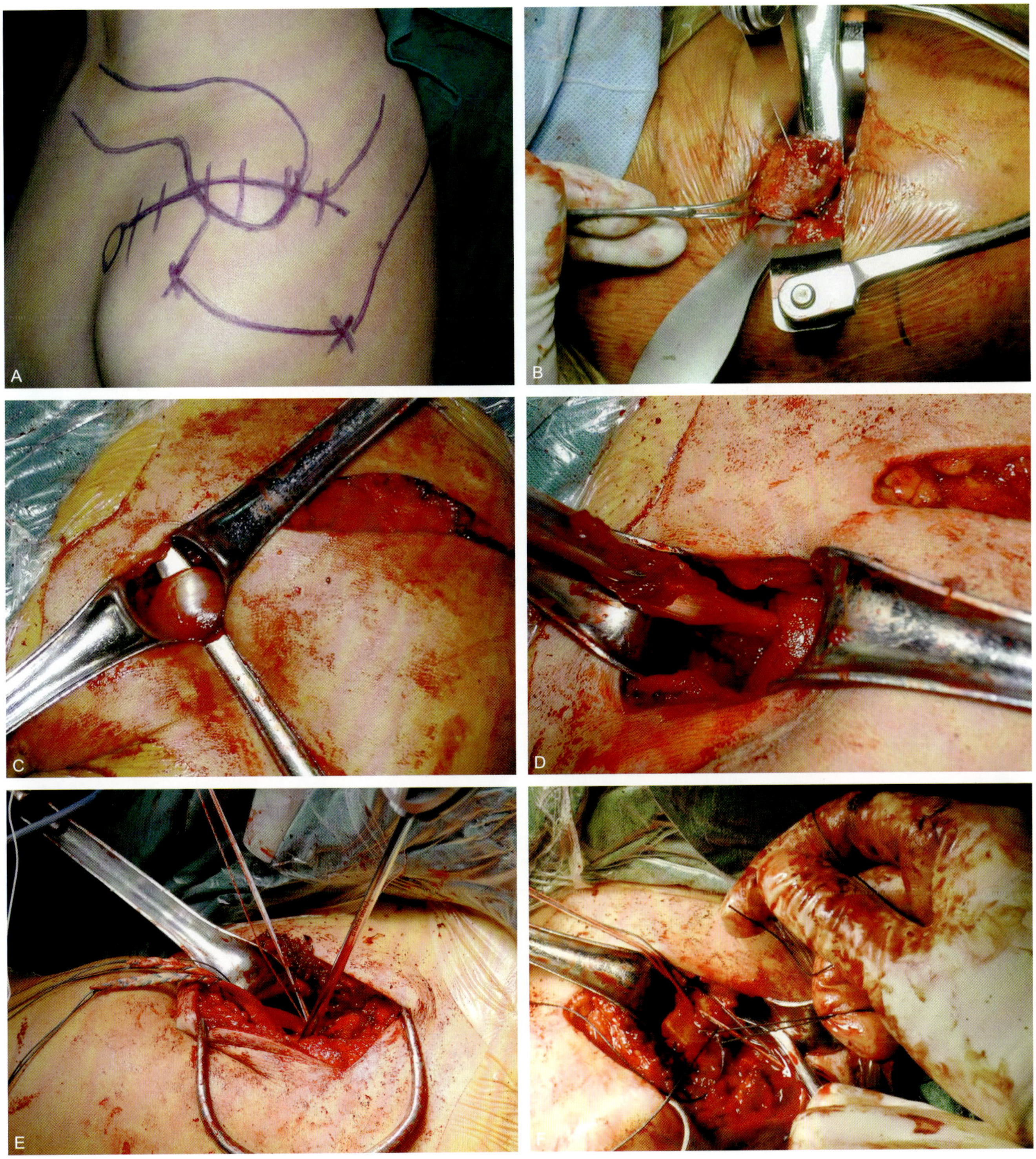

图 4-9 缝合锚钉固定术 + 联合腱外侧半反折 + 异体肌腱加强术（左肩为例）。A. 皮肤切口；B. 显露并切除锁骨远端；C. 在远端显露联合腱；D. 切除联合腱外侧半反转备用；E. 将异体肌腱绕过喙突基底，并于喙突上拧入 2 枚缝合锚钉；F. 将异体肌腱及锚钉尾线分别穿过锁骨骨孔后复位肩锁关节，并抽紧、打结固定

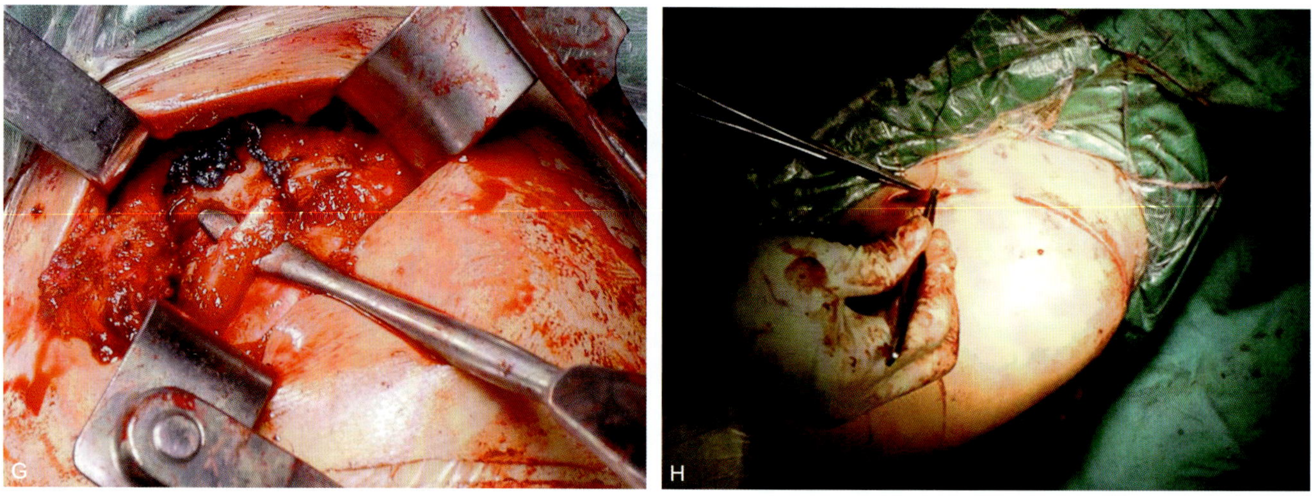

图 4-9 （续）G. 将反转联合腱固定于锁骨髓腔内，检查张力适中；H. 关闭伤口

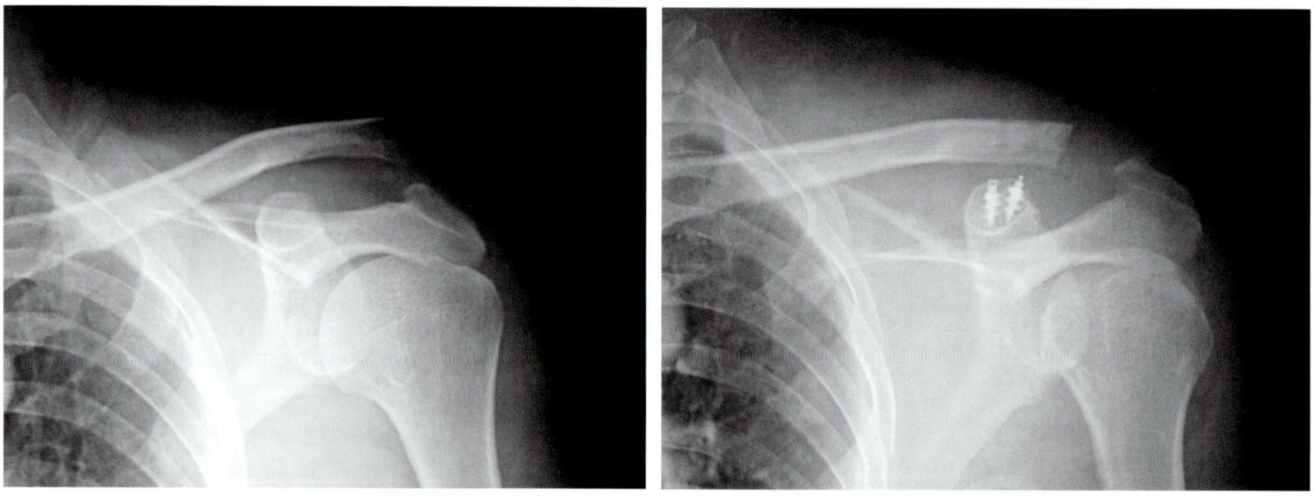

图 4-10 Ⅴ型肩锁关节脱位的术前与术后平片

3. 结果 我们曾随访了 2001 — 2003 年经手术治疗的 26 例 Rockwood Ⅲ、Ⅳ、Ⅴ型肩锁关节脱位的患者。其中男性 18 例，女性 8 例；年龄在 20 ~ 58 岁，平均 34.7 岁；其中 19 例累及主力肩。患者平均随访 22.6 个月（12 ~ 38 个月）。所有患者术中锁骨远端的高度均达到解剖复位，术后平均 ASES 评分为 94.2 分，VAS 评分为 1.2 分，肩关节平均前屈上举 150.0°，外旋 35°；平均 Constant-Murley 评分为 92.8 分；SST 问卷的肯定答案平均为 11 个。总体满意率（包括结果为优和良的病例）为 88.5%（23/26）。有 2 例结果一般，1 例结果较差。有 1 例患者术后 1 周时发生了切口的浅表感染。经过常规的换药治疗，伤口在术后 3 周时愈合。这位患者在最终随访时评分为良。本系列研究没有神经和血管损伤方面的并发症发生，也没有看到由于缝合锚钉尾线造成的明显锁骨骨质侵蚀。在 26 例中有 21 例维持锁骨远端复位。所有患者在被问及“如果相同的情况发生在您的对侧肩关节上，您是否愿意接受相同的手术”时，

其回答均为肯定。26 例患者中 25 例（96.2%）均恢复从事他们伤前的工作，23 例（88.5%）恢复其伤前的运动水平 [43]。

4. 几点说明

（1）关于邻近肌腱的选择：有学者认为联合腱外侧半是代替喙肩韧带作为移植韧带来源的一种替代物。联合腱在喙肩韧带稍前方起自喙突。由于肌皮神经由联合腱的内侧进入联合腱，故取联合腱的外侧半可避免肌皮神经的损伤。与喙肩韧带相比，联合腱外侧半的可取长度没有明显的限制。Vargas 最初在 1942 年首先报道了这种方法 [44]，其后 Ahstrom 在 1971 年报道了相同的方法 [45]。Sloan 通过生物力学试验发现，虽然其强度不如自体喙锁韧带，但外侧 12 mm 宽的联合腱的强度稍强于喙肩韧带 [46]。Brunelli 在 1988 报道了 78 例将肱二头肌短头转移至锁骨远端治疗肩锁关节脱位的病例，但他并没有切除锁骨远端，也没有辅助其他固定方法 [47]。我们未发现此后关于类似方法的其他临床报道，而我们的结果与以喙肩韧带转移重建的效果相近，因此认为联合肌腱外侧半反转是一个较好的选择。

（2）关于应用异体肌腱：是否使用异体肌腱并无一定之规。如果患者的经济条件允许，并且不希望在正常的下肢额外添加手术损伤，异体肌腱是一个良好的选择。因为肌腱的强度足够，而且长度足够，在穿过锁骨骨孔后还可以利用剩余的肌腱进行肩锁关节韧带的重建，以加强肩锁关节前后方向的稳定性。而自体半腱肌、掌长肌或是缺乏足够的长度，或是缺乏足够的强度，有时会在手术中让术者“捉襟见肘”（图 4-11）。

（3）关于锁骨远端切除：关于切除锁骨远端治疗肩锁关节疾病，从 20 世纪初就有人报道 [48]，但直到现在仍然没有共识。关于锁骨远端是否应该一期切除，以避免继发的创伤性关节炎，以及应该切除多少最为合适，各家的报道不一，但集中在 0.5 ~ 2 cm，具体则缺乏较科学的研究支持。有学者认为只有在慢性肩锁关节脱位、长期疼痛不适以及关节面严重受损时才考虑二期切除锁骨远端，但也有学者认为一期切除锁骨远端可避免日后出现因创伤性关节炎导致的肩锁关节疼痛，并且经过病例对比并未发现两者之间存在明显的功能差异 [48-53]。我们依据自身的临床经验，一期切除锁骨远端一方面有利于避免将来继发创伤性关节炎而导致患者再次接受手术；另一方面，切除锁骨远端也有利于术中暴露。更为重要的是，通过长时间的临床随访，我们并未

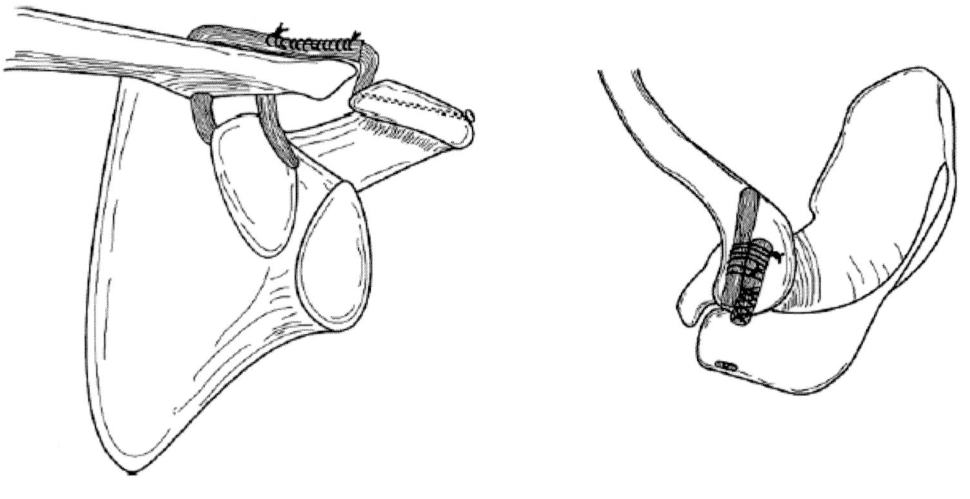

图 4-11　移植的异体肌腱穿过骨孔打结缝合后尚有足够的长度用于肩锁关节韧带重建

发现切除锁骨远端给患者带来任何不适。

（二）经肩锁关节

经肩锁关节内进行固定最常用的方法是以克氏针、张力带、螺纹针、螺钉或特制的髓内针等固定肩峰与锁骨，一期修复或不修复肩锁韧带。

1. 钩接骨板　采用锁骨钩接骨板治疗肩锁关节脱位已经有近 35 年的历史，但一直以来存在争议，各家的临床报道也不尽相同[54-56]。笔者一直以来对这种治疗方式持反对意见，理由如下：

（1）肩锁关节脱位是由于喙锁韧带和肩锁韧带损伤所致，钩接骨板本身对损伤结构没有任何处理。

（2）仅仅靠钩接骨板将脱位的关节压下去，缩短了喙锁间隙，只能为喙锁韧带的愈合创造一定的机会。喙锁韧带是否能够愈合，取决于本身的损伤程度。这就造成了手术结果的不确定性，也是为什么相当一部分患者在取出钩接骨板后，由于喙锁韧带愈合不良，肩锁关节发生再次脱位。

（3）部分医生强调一期在施行钩接骨板的同时缝合修复喙锁韧带，这样可以降低去除钩接骨板后肩锁关节再次脱位的可能。问题是，损伤的喙锁韧带远近端是否具有足够的实质部以供其修复？缝合后即便愈合，是韧带自身的愈合还是仅仅为瘢痕组织？瘢痕愈合的强度是否可以代替原有的韧带结构？

（4）我们在锁骨远端骨折部分曾讨论过钩接骨板的设计问题。由于严重限制局部微动，接受钩接骨板治疗的患者难以进行术后早期的正常康复活动。笔者经常见到钩接骨板术后肩关节不能前屈上举超过 90° 的患者，在强行活动时会出现剧烈疼痛，甚至出现应力骨折。而一旦去除钩接骨板，局部的疼痛和活动受限立刻消失！也曾有医生讨论过调整钩接骨板的钩放置的位置，使用某公司的钩接骨板就能有效地避免上述情况，但笔者对此高度质疑！

（5）大多数学者主张在术后 12 ~ 16 周予以拆除钩接骨板，而在国内更多的医生由于对损伤的喙锁韧带能否愈合不能确定，而更希望患者长时间地保留钩接骨板，甚至拒绝在早期为患者取出内固定物，从而严重地限制了患者的日常生活活动（图 4-12）。

在一种情况下，钩接骨板似乎是一种较好的治疗选择，即肩锁关节脱位合并喙突骨折。当 X 线片上显示肩锁关节失去正常对合关系时，如果喙锁间隙没有增宽，则应高度怀疑存在喙突骨折，此时可投照腋位平片，或是加照 CT，以帮助诊断。如果存在喙突骨折，则所有的在喙突上附加内固定物，或者绕过喙突基底的肌腱固定等方式均无法应用，此时可以使用钩接骨板进行肩锁关节的复位（图 4-13）。

2. 张力带　该方法目前应用较少，仅在部分基层医疗机构偶有使用。该方法须要将肩峰与锁骨以克氏针横穿固定，对肩锁关节会造成二次破坏。更重要的是，肩锁关节的微动被克氏针限制，很可能由于术后开始活动而造成断针，难以取出。而且该方法与钩接骨板一样，对损伤的喙锁韧带没有任何处理，仅寄希望于韧带可以瘢痕愈合，并恢复原有的强度，因此效果极不可靠。

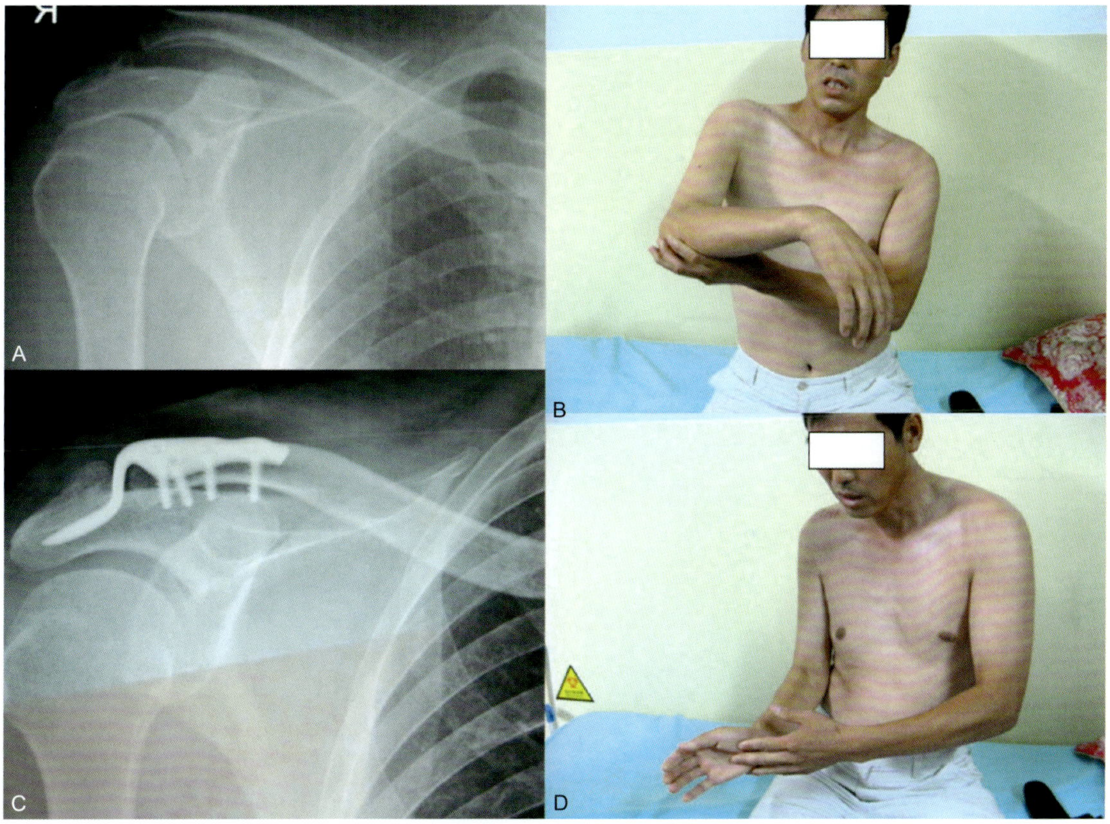

图 4-12 使用钩接骨板后日常活动严重受限。A. 肩关节正位片示肩锁关节脱位；B. 钩接骨板固定术后肩关节正位片；C. 术后前屈上举受限；D. 术后体侧外旋受限

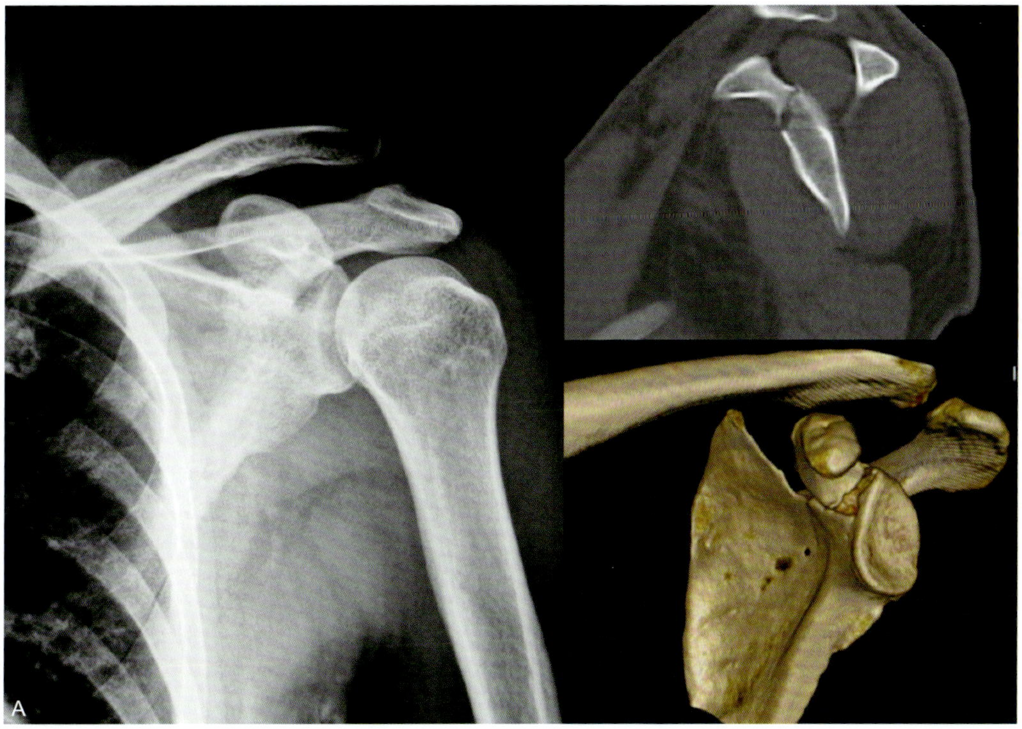

图 4-13 肩锁关节脱位合并喙突骨折，使用钩接骨板治疗。A. 术前；B. 术后；C. 术后 10 周

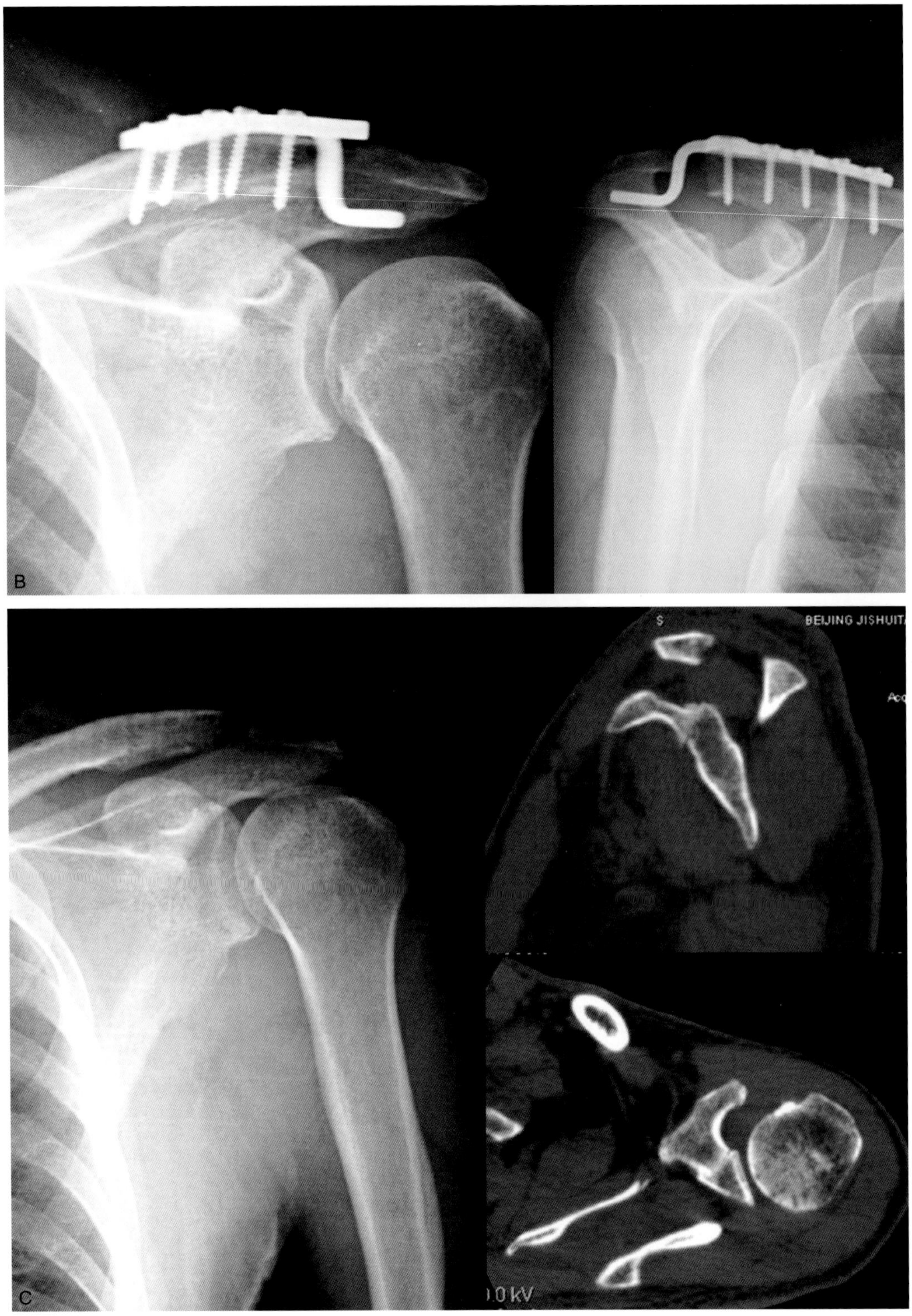

图 4-13（续） 肩锁关节脱位合并喙突骨折，使用钩接骨板治疗。A. 术前；B. 术后；C. 术后 10 周

第四节　并发症及处理

任何治疗都存在着并发症，只是有些并发症可以避免，而另一些并发症无论我们做什么也难以避免。只要我们深入学习肩锁关节的解剖与生物力学知识，掌握包括X线投照方法等诊断技术，严格掌握治疗适应证，注重知识更新，并严密随访患者，丰富自己的临床经验，尊重而不迷信那些“优秀的内固定材料”或“小样本的临床治疗报告”，在此基础上，可以将并发症的发生率降到最低。这一点，恐怕适用于所有的骨科疾病的治疗。

一、保守治疗的并发症

1．持续疼痛与不适　尽管Ⅰ型和Ⅱ型肩锁关节脱位的保守治疗效果较为理想，但仍有少数患者残留疼痛与不适[17, 57-58]。主要的原因可能是损伤破坏了肩锁关节周围关节囊韧带结构以及关节软骨盘，未能很好地愈合所致。部分患者还会继发创伤性关节炎。对于持续不适影响生活的患者，可考虑利用关节镜进行清创，切除退变的锁骨远端，清除关节软骨盘及瘢痕组织，以改善症状。

2．功能受限　不除外一些年轻、有重体力要求的Ⅲ型肩锁关节患者在损伤初始阶段采用保守治疗，一段时间后感到功能受限而要求进一步治疗。这种情况下须要检查肩锁关节的稳定性与患者的局部症状是否相符。如果是由于肩锁关节不稳定而导致功能受限，则须要切开复位，进行喙锁韧带重建；如果仅为关节退行性改变，可通过关节镜进行局部处理。对于Ⅳ型及以上的患者，由于特殊情况而未接受一期手术治疗，持续的疼痛、畸形、力弱和功能受限是会长期存在的。如果患者后期感到难以接受，并具备手术条件，可以进行二期手术复位。

3．美观影响　对于Ⅲ型及以上的患者，如果采用保守治疗，局部翘起的外观改变是无法随着时间消除的，这一点，尤其要与年轻女性、从事影视人员以及爱美的患者在治疗前进行沟通。

二、手术治疗的并发症

1．内固定失效　该并发症较多见于钩接骨板固定术后。随着患者的康复运动，在接骨板内侧产生应力集中，或是导致锁骨骨折，或是造成钩接骨板断裂或内侧螺钉断裂[59]。一旦发生内固定失效，可采用保守治疗，用颈腕吊带保护患肢，延缓康复训练，待骨折愈合后再重新开始功能锻炼。如出现钩接骨板断裂，则应再次手术取出。如此时肩锁关节再次脱位，则须要重新更换手术方式，对喙锁韧带进行重建；如肩锁关节稳定性恢复，则可逐步开始康复训练。

如为张力带失效，最好的治疗方式是尽快取出并更换手术方式，以免克氏针断端不断游离移动，而伤及重要脏器与血管和神经。

2．骨折　骨折包括两种——喙突骨折以及锁骨骨折，均好发于手术中。前者往往发生在喙突较小的患者，在使用缝合锚钉和带袢接骨板等内固定材料时，钻孔应尽量小，一般直径为2.0～2.5 mm，并且两个骨孔尽量分开。考虑到Laterjet手术常要在喙突基底截骨，所以一旦出现喙突骨折，常无须进一步处理。但由于联合腱的强力牵拉，发生喙突骨折后部分患者难以愈合。锁骨骨折也与钻孔有关。对于国人，尽量不使用4.5 mm以上的骨孔。一旦发生肩锁关节脱位合并锁骨骨折，术中的补救措施是更换较长的钩接骨板固定。

3. 复发脱位、半脱位与不稳定 不仅是钩接骨板，在各种改良的 Weaver-Dunn 手术中，均有复位丢失的报道，甚至有复位丢失高达 20% 的临床结果 [35, 60]。除了内固定失效导致脱位外，移植肌腱在愈合过程中的适应性松弛以及过早开始主动活动造成的过度应力，均是造成复发脱位或者半脱位的原因。而术中切除锁骨过多、未仔细修复三角肌 - 斜方肌筋膜是导致术后不稳定的原因 [61]。因此，我们建议在复位过程中可以"矫枉过正"，让锁骨略低于肩峰。这样即使移植的韧带有一定的拉长，仍不会影响复位的效果。术中避免切除锁骨远端超过 2 cm 以上，在关闭伤口前仔细缝合三角肌 - 斜方肌筋膜。术后 6 周内避免让患者主动运动。通过以上措施，可以有效地降低脱位、半脱位及不稳定的发生率。另外，在我们的病例中，少部分患者术后出现"半脱位"，但生活活动不受影响，因此，对于这种情况，无须进一步手术治疗。但是如果发生完全脱位，则须再次手术。

4. 创伤性关节炎 无论我们如何治疗，总会有一些难以避免的并发症出现，创伤性关节炎就是其中之一。Calvo 曾报道对 42 例患者随访 1 年后，81.2% 的患者术后出现关节退变的表现 [18]。由此引出我们之前谈论的是否应一期切除锁骨远端的话题。无论如何，一旦患者晚期出现创伤性关节炎，疼痛较为严重，且无法通过保守治疗得以控制时，往往须要借助关节镜进行局部处理。

（鲁 谊 朱以明）

参考文献

[1] Rollo J, Raghunath J, Porter K. Injuries of the acromioclavicular joint and current treatment options. Trauma, 2005, 7: 217-223.

[2] Riand N, Sadowski C, Hoffmeyer P. Acute acromioclavicular dislocations. Acta Orthop Belg, 1999, 65: 393-403.

[3] Rowe CR. Symposium on surgical lesions of the shoulder: Acute and recurrent dislocation of the shoulder. J Bone Joint Surg Am, 1962, 44: 977-1012.

[4] Thorndike Jr A, Quigley TB. Injuries to the acromioclavicular joint: a plea for conservative treatment. Am J Surg, 1942, 55: 250-261.

[5] Stuart MJ, Smith A. Injuries in junior A ice hockey: a three-year prospective study. Am J Sports Med, 1995, 23: 458-461.

[6] Headey J, Brooks JH , Kemp SP. The epidemiology of shoulder injuries in English professsional rugby union. Am J Sports Med, 2007, 35(9): 1537-1543.

[7] DePalma AF. Surgery of the shoulder. 2nd ed. B Philadelphia: Lippincott, 1973.

[8] Cheung TF, Boerboom AL, Wolf RF, *et al.* Asymptomatic coracoclavicular joint. J Bone Joint Surg Br, 2006, 88: 1519-1520.

[9] Gumina S , Salvatore M, De Santis R, *et al.* Coracoclavicular joint: Osteologic study of 1020 human clavicles. J Anat, 2002, 201: 513-519.

[10] Bearn JG. Direct observations on the function of the capsule of the sternoclavicular joint in clavicle support. J Anat, 1967, 101: 159-170.

[11] Wolin I. Acute acromioclavicular dislocation: a simple effective method of conservative treatment. J Bone Joint Surg, 1944, 26: 589-592.

[12] McPhee IB. Inferior dislocation of the outer end of the clavicle. J Trauma, 1980, 20: 709-710.

[13] Liberson F. The role of the coracoclavicular ligaments in affections of the shoulder girdle. Am J Surg, 1939, 44: 145-157.

[14] Rockwood Jr CA. Injuries to the acromioclavicular joint. //Rockwood Jr CA. Fractures in Adults, 1984, 1: 860-910.

[15] Williams GR , Nguyen VD, Rockwood Jr CA. Classification and radiographic analysis of acromioclavicular dislocations. Appl Radiol, 1989, 18: 29-34.

[16] Shaw MB, McInerney JJ, Dias JJ, *et al.* Acromioclavicular joint sprains: the post-injury recovery interval. Injury, 2003, 34: 438-442.

[17] Mouhsine E, Garofalo R, Crevoisier X, *et al.* Grade I and Ⅱ acromioclavicular dislocations: results of conservative treatment. J Shoulder Elbow Surg, 2003, 12: 509-622.

[18] Calvo E, Lopez-Franco M, Arribas IM. Clinical and radiologic outcomes of surgical and conservative treatment of type Ⅲ acromioclavicular joint injury. J Shoulder Elbow Surg, 2006, 15: 300-305.

[19] Spencer Jr EE. Treatment of grade Ⅲ acromioclavicular joint injuries: a systematic review. Clin Orthop Relat Res, 2007, (455): 38-44.
[20] Schlegel TF, Burks RT, Marcus RL, *et al.* A prospective evaluation of untreated acute grade Ⅲ acromioclavicular separations. Am J Sports Med, 2001, 29: 699-703.
[21] Eskola A, Vainionpaa S, Korkala O. Four-year outcome of operative treatment of acute acromioclavicular dislocation. J Orthop Trauma, 1991, 5: 9-13.
[22] Blatter G, Meier G. Augmentation der korakoklavikularen Bandnaht. Vergleich zwischen Drahtcerclage vicrylband und PDS Kordel. Unfallchirurg, 1990, 93: 578-583.
[23] Guy DK, Griffin JL, Wirth M. Treatment of chronic complete acromioclavicular dislocations. Orthop Trans, 1991, 15: 50-51.
[24] Fabicki A, Luterek T. Use of the Weber method in treatment of acromioclavicular dislocation. Chir Narzadow Ruchu Ortop Pol, 1992, 57: 238-242.
[25] Gollwitzer M. Surgical management of complete acromioclavicular joint dislocation (Tossy Ⅲ) with PDS cord cerclage. Aktuelle Traumatol, 1993, 23(8): 366-370.
[26] Henkel T, Oetiker R, Hackenbruch W. Treatment of fresh Tossy Ⅲ acromioclavicular joint dislocation by ligament suture and temporary fixation with the clavicular hooked plate. Swiss Surg, 1997, 3(4): 160-166.
[27] Kumar S, Sethi A, Jain AK. Surgical treatment of complete acromioclavicular dislocation using the coracoacromial ligament and coracoclavicular fixation: report of a technique in 14 patients. J Orthop Trauma, 1995, 9(6): 507-510.
[28] Mettler, M, Huber A. Management of complete acromioclavicular dislocation with resorbable fixation material (PDS cord). Helv Chir Acta, 1994, 60: 851-854.
[29] Monig SP, Burger C, Helling HJ, *et al.* Treatment of complete acromioclavicular dislocation: Present indications and surgical technique with biodegradable cords. Int J Sports Med, 1999, 20: 560-562.
[30] Bosworth BM. Acromioclavicular dislocation: end-results of screw suspension treatment. Ann Surg, 1948, 127: 98-111.
[31] Dimakopoulos P, Panagopoulos A. Functional coracoclavicular stabilization for acute acromioclavicular joint disruption. Orthopedics, 2007, 30: 103-108.
[32] Su EP , Vargas III JH , Boynton MD. Using suture anchors for coracoclavicular fixation in treatment of complete acromioclavicular separation. Am J Orthop, 2004, 33: 256-257.
[33] Cox JS. Current method of treatment of acromioclavicular joint dislocations. Orthopedics, 1992, 15(9): 1041-1044.
[34] Post M. Current concepts in the diagnosis and management of acromioclavicular dislocations. Clin Orthop, 1985, 200: 234-247.
[35] Weaver JK, Dunn HK. Treatment of acromioclavicular injuries especially complete acromioclavicular separation. J Bone and Joint Surg Am, 1972, 54(6): 1187-1197.
[36] Larsen E, Bjerg-Nielsen A, Christensen P. Conservative or surgical treatment of acromioclavicular dislocation. A prospective, controlled, randomized study. J Bone Joint Surg Am, 1986, 68(4): 552-5555.
[37] Neer CS, Ⅱ. Shoulder reconstruction. Philadelphia: WB Saunders & Co 1990, 341-355.
[38] Rockwood CA Jr, Guy DK, Griffin JL. Treatment of chronic, complete acromioclavicular dislocation. Orthop Trans, 1988, 12: 735.
[39] Breslow MJ. Treatment of acromioclavicular joint separation: suture or suture anchors? J Shoulder Elbow Surg, 2002, 11(3): 225-229.
[40] Bircher HP, Julke M, Thur C. Reconstruction of chronic symptomatic acromioclavicular joint dislocation (Rockwood Ⅲ-Ⅴ) using the modified Weaver-Dunn method. 24 operated patients (1988-1995), surgical technique, results. Swiss Surg, 1996, 2: 46-50.
[41] Hedtmann A, Fett H, Ludwig J. Management of old neglected posttraumatic acromioclavicular joint instability and arthrosis. Orthopade, 1998, 27(8): 556-566.
[42] Leow HK. Surgical treatment of acromio-clavicular dislocation. Med J Malaysia, 1998, 53-S: 71-76.
[43] 姜春岩, 朱以明, 王满宜. 联合腱外侧半肌腱反转移位重建喙锁 韧带治疗肩锁关节脱位. 中华创伤骨科杂志, 2005, 7(9): 803-807.
[44] Vargas L. Repair of complete acromioclavicular dislocation, utilizing the short head of the biceps. J Bone and Joint Surg, 1942, 24: 772-773.
[45] Ahstrom, J P, Jr. Surgical repair of complete acromioclavic ular separation. Jama, 1971, 217(6): 785-789.
[46] Sloan SM, Budoff JE, Hipp JA. Coracoclavicular ligament reconstruction using the lateral half of the conjoined tendon. J. Shoulder Elbow Surg, 2004, 13(2): 186-190.
[47] Brunelli G, Brunelli F. The treatment of acromio-clavicular dislocation by transfer of the short head of biceps. Int Orthop, 1988, 12(2): 105-108.
[48] Cadenet FM. The treatment of dislocations and fractures

of the outer end of the clavicle. Int Clin, 1917, 1: 145-169.

[49] Shaffer BS. Painful conditions of the acromioclavicular joint. J Am Acad Orthop Surg, 1999, 7: 176-188.

[50] Rabalais RD, McCarty E. Surgical treatment of symptomatic acromioclavicular joint problems: a systematic review. Clin Orthop Relat Res, 2007, (455): 30-37.

[51] Boehm TD, Kirschner S , Fische rA, *et al.* The relation of the coracoclavicular ligament insertion to the acromioclavicular joint: a cadaver study of relevance to lateral clavicle resection. Acta Orthop Scand, 2003, 74: 718-721.

[52] Kay SP, Dragoo JL, Lee R. Long-term results of arthroscopic resection of the distal clavicle with concomitant subacromial decompression. Arthroscopy, 2003, 19: 805-809.

[53] Eskola A, Santarirta S, Viljakka T, *et al.* The results of operative resection of the lateral end of the clavicle. J Bone Joint Surg Am, 1996, 78: 584-587.

[54] Albrecht F. The Balser plate for acromioclavicular fixation. Chirurg, 1982, 53: 732-734.

[55] Broos P, Stoffelen D, Sijpe Van de, *et al.* Surgical management of complete Tossy Ⅲ acromioclavicular joint dislocation with the Bosworth screw or the Wolter plate: a critical evaluation. Unfallchirugie, 1997, 23: 153-159.

[56] Baets T De, Truijen J, Driesen R, *et al.* The treatment of acromioclavicular joint dislocation Tossy grade Ⅲ with a clavicle hook plate. Acta Orthop Belg, 2004, 70: 515-519.

[57] Cox J. The fate of the acromioclavicular joint in athletic injuries. Am J Sport Med, 19891, 506: 50-53.

[58] Yu Y, Dardani M, Fischer R. MR observation of posttraumatic osteolysis of the distal clavicle after traumatic separation of the acromioclavicular joint. J Comput Assist Tomogr, 2000, 24: 159-164.

[59] 鲁谊, 姜春岩, 朱以明等. 锁骨钩钢板治疗不稳定性锁骨远端骨折并发应力骨折的研究. 中华创伤骨科杂志, 2007, 9(2): 135-138.

[60] Weinstein DM, Mccann PD, McIlveen SJ, *et al.* Surgical treatment of complete acromioclavicular dislocations. Am J Sports Med, 1995, 23: 324-331.

[61] Klimkiewicz J, Williams G, Sher J, *et al.* The acromioclavicular capsule as a restraint to posterior translation of the clavicle: a biomechanical analysis. J Shoulder Elbow Surg, 1999, 8: 119-124.

第五章

肩袖损伤切开修复术

第一节 概　　况

肩袖损伤是造成肩关节疼痛和活动受限的一个主要病因，因此，一旦出现全层损伤，手术修复往往是一种常规治疗。在既往的几十年里，肩袖损伤的修复，从切开手术到切开结合关节镜的小切口技术，到全关节镜修复，经历了一个快速发展的过程[1]。尽管目前仍有医生通过切开手术修复肩袖，但由于关节镜微创技术对三角肌可进行完整的保护，更重要的是随着技术的提高，微创技术的临床治疗满意率已经等同于甚至超过了切开手术的效果，因此，微创技术目前已经成为治疗肩袖损伤的“金标准”。那么，为什么我们还要花费篇幅向读者介绍切开手术这一“落后”的技术呢？主要的原因有以下几点：

1. 到目前为止，我们仍未发现比较切开与关节镜修复肩袖损伤后，证实后者明显优于前者的高循证等级的临床研究，因此，尽管微创已经成为目前骨科领域的一个热点，但从最终的治疗效果看，还没有人能够证实关节镜的确优于切开手术[2-5]。

2. 针对那些巨大肩袖损伤，当须要对周围粘连组织进行广泛松解时，须要使用边缘聚拢技术（marginal convergence）时，须要以“补片”或“上关节囊”等技术对修复的肩袖进行加强固定时，须要对多根肌腱进行修复或利用肌腱移位代替不可修复的肩袖损伤时，以及须要安置人工关节等内置物恢复肩关节功能时，切开手术仍较关节镜具有更大的优势。

3. 在面对不同的患者时，我们除了应针对患者的个体化特点进行治疗外，还应该考虑到医生自身的临床经验，包括助手、护士和理疗师在内的医疗团队整体配合能力，手术室与医院的各项硬件条件，甚至是医疗保险和劳动赔偿等社会问题。以上每一个环节都会对我们如何修复肩袖产生影响。

有鉴于此，本章主要向读者介绍切开（包括小切口）肩袖修复术以及背阔肌腱移位治疗不可修复的后上方肩袖损伤的手术技术，我们自己对胸大肌移位治疗不可修复性前上方肩袖损伤（冈上肌＋肩胛下肌），以及近年来国外学者提出的斜方肌移位、“补片”技术加强肩袖修复和上关节囊重建等均缺乏临床经验，恕难为读者提供更多的参考。关于针对肩袖病的治疗，可参阅人工关节一章。

第二节　手术适应证及禁忌证

一、适应证

对于生活要求较高而又无明显手术禁忌的患者，一旦确诊为全层肩袖损伤，应尽早手术。

1. 对于急性损伤患者，有明确的外伤史和肩关节脱位病史，应择期手术。

2. 对于慢性病程患者，有明显的症状，且经过保守治疗 3 个月（以上）治疗效果不佳应择期手术。

3. MRI 检查显示损伤的肌腱出现回缩，以及在斜矢状位上发现肌肤内出现脂肪浸润时，应尽早采取手术治疗。此时继续保守治疗只能延误病情。

二、禁忌证

1. 对疼痛不明显，生活无明显受限的患者，可采取保守治疗，但要密切观察疾病发展。

2. 对于无法配合术后康复的患者，由于肩袖术后需要较长时间的功能康复，因此术前应花时间与患者仔细地沟通，使其了解“手术结束意味着治疗的开始”，使其做好心理准备。

3. 肌腱已存在脂肪浸润和肌肉萎缩时，通过手术即使可以修复肩袖组织，但无法逆转脂肪浸润和肌肉萎缩（关于肌腱移位，将在相关章节讨论）。

4. 合并内科系统疾病，手术风险大或并发症高，如急、慢性感染，难以控制的糖尿病、吸烟及帕金森病等。对于下肢接受过手术，须要扶拐行走的患者，如无特殊情况，建议延期手术。

第三节　手术技术

一、麻醉与体位

1. 麻醉　切开修复肩袖时一般可以采取臂丛麻醉。如果对患者的安全及舒适有较高的要求，建议采用全麻。由于是切开手术，对血压的要求不高，故无须控制性降压。

2. 体位　一般采用沙滩椅位，患者坐起约 60° 位，使肩峰与地面保持平行以保证操作方便，头略偏向对侧，并将头部妥善固定，尤其是气管插管的患者，必要时须定时检查。对于身体骨性突起的部位一定要做到良好衬垫，以避免出现腓总神经压迫等并发症。将整个躯体向对侧略倾斜 5° ~ 10° 可以有效地增加术野，便于操作。术前描画肩关节的骨性标志也是重要的一项术前准备（图 5-1）。

二、手术注意事项

在《肩关节镜手术技巧》一书中，我们曾介绍过关于关节镜下肩袖修补的一些注意事项，感兴趣的读者可互相参照。

1. 入路　手术可采用肩关节前外侧入路，切口沿 Langer 线，起自肩峰前外侧，长 3 ~ 4 cm。该切

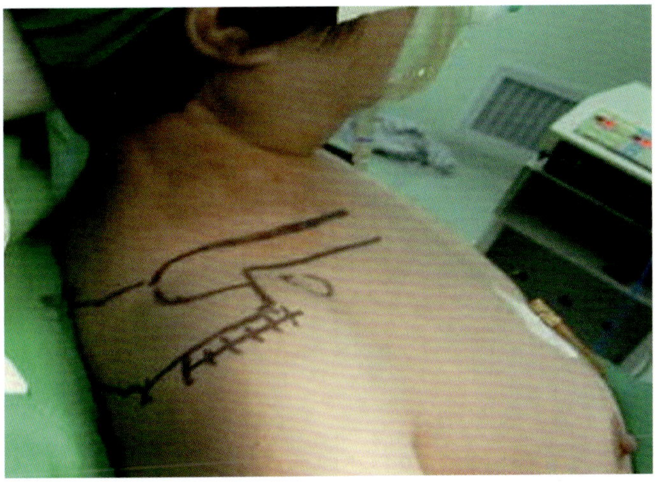

图 5-1 术前描画肩关节的骨性标志

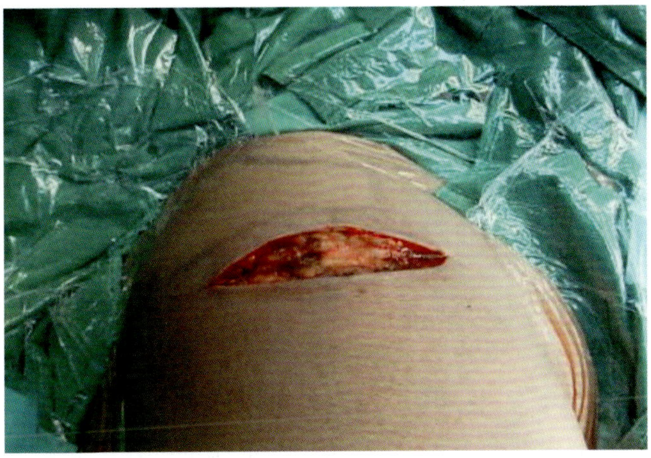

图 5-2 在肩关节外侧沿 Langer 线切口

口正对肩袖损伤部位，暴露较为充分。若涉及冈下肌，切口可适当向后延长；若涉及肩胛下肌，切口可向前延长到喙突。注意切口为横行而非弧形，这样才是皮肤纹理的方向。这种切口可使术后瘢痕形成较小，较为美观。笔者观察到其他医生采取纵行切口后可在三角肌局部形成明显的陷凹，但横行切口尚无此问题（图 5-2）。

切开皮肤后显露三角肌，沿其前中纤维间隙纵行劈开三角肌 3～4 cm，最长不能超过肩峰下 5 cm。术前最好在肩峰下 5 cm 处做肌肉缝合标记，以免过分劈开三角肌，而损伤腋神经（图 5-3）。

向两侧拉开三角肌，显露肩峰下间隙，必要时可使用电烧将三角肌在肩峰上的附丽点松解 1～2 mm，以利于显露。术者可让助手内外旋、内收外展肩关节，以利于显露。

2. 肩峰成形 如果不能保证将肩袖解剖重建，则不要进行肩峰成形。否则当肩袖愈合不良时，肱骨头失去向上方移位的最后屏障，最终有可能向上方移位到皮下组织，给患者带来严重的生活障碍。如须肩峰成形，则应先行肩峰成形，再修复肩袖。这样可以为下一步缝合肩袖创造较为宽敞的空间。自后向前、自内向外触及肩峰，确定切除范围，以骨刀或磨钻切除多余的骨赘。在此过程中，可一边

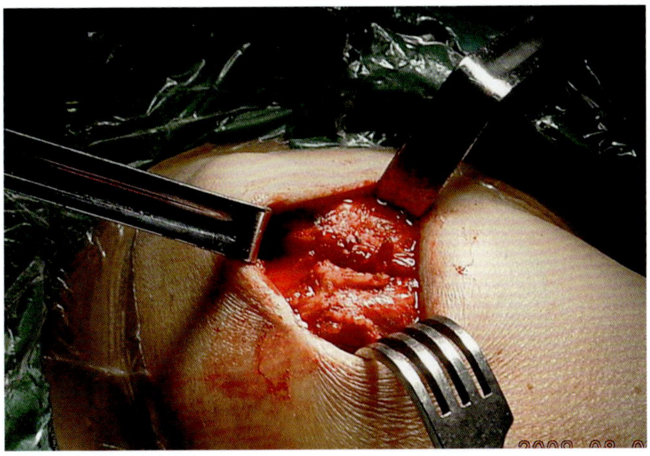

图 5-3 于前中三角肌之间进行显露。在肩峰下 5 cm 处用可吸收缝线做肌肉缝合标记，以免向远端过度劈开三角肌，而损伤腋神经

打磨一边触及肩峰，判断切除范围，避免切除过多而造成肩峰骨折。另一个较为安全的方法是以骨刀紧贴肩峰后缘，自后向前做肩峰成形。但与镜下操作不同，此时须将三角肌做较多的剥离，才能将骨刀置入后方，因此并不推荐作为常规方法（图 5-4）。

3. 松解 以组织剪沿三角肌深方做肩峰下间隙的广泛松解，并探入手指，仔细触及损伤的肩袖部位。对于陈旧肩袖损伤，进行彻底的松解是必需的。松解包括上方与肩峰、三角肌的粘连，前方与喙突、

肩锁关节的粘连（打开肩袖间隙，松解喙肱韧带），后方与三角肌、肩胛冈的粘连，下方与肩盂的粘连。建议用牵引线协助牵拉撕裂回缩的肩袖组织。这样可以在肉眼直视下判断在什么部位还存在粘连影响肌腱的活动度。据此进一步进行松解，直至可以将须要缝合的肌腱无张力地拉回到原解剖止点为止（图5-5）。

对于较大的陈旧损伤，肩袖回缩的方向是固定的，冈上肌和肩胛下肌由于喙肱韧带以及喙突附近瘢痕的牵拉向内侧回缩，冈下肌由于小圆肌的牵拉向下方回缩，因此，松解后应将冈上肌和肩胛下肌自内侧向外侧拉回，将冈下肌自下方向上方拉回。

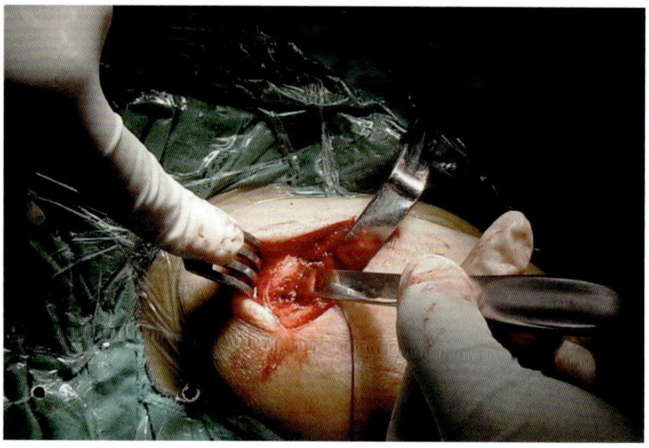

图 5-4 肩峰成形

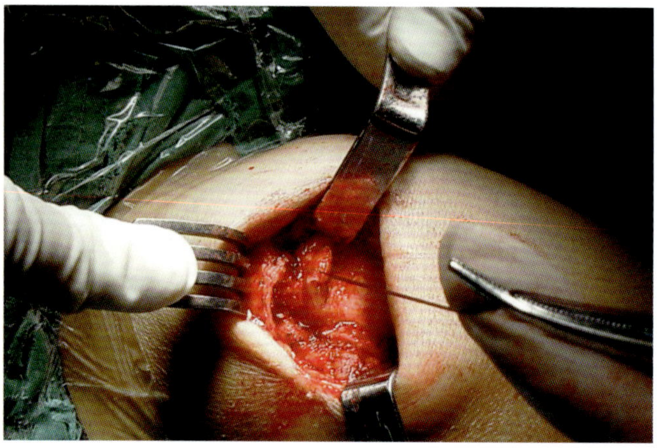

图 5-5 牵拉肩袖判断粘连部位，进行彻底的松解

4. 肩袖的清创 在对肩袖缝合之前，一定要对损伤的肩袖进行清创。以组织剪去除损伤肩袖的边缘，让肩袖新鲜化。如果肌腱保留有部分残端，应彻底去除，确保正常的肌腱组织在骨床上达到腱 - 骨愈合（图 5-6）。

部分患者的肩袖表面有大量滑膜增生，滑囊面的瘢痕有时难以与肌腱区分。由于前者往往与三角肌粘连，此时内外旋肩关节。如为肌腱组织，肉眼可见其存在旋转活动，而瘢痕与滑膜组织往往保持不动。

5. 骨床准备 骨床准备也是确保肌腱愈合的一个关键步骤。使用磨钻或咬骨钳从关节面外缘到肱骨大结节表面进行去皮质化，深度约 1 mm。一直露出松质骨，可以为肌腱生长提供良好的骨床。目前还有医生提出在骨床上进行微骨折处理以刺激出血，通过生长因子的外渗促进肌腱的愈合。

6. 置入锚钉 通常选用直径 5.0 mm、5.5 mm 的双尾线锚钉。在骨质极为疏松的病例，可以选用直径 6.5 mm 锚钉以增加在骨质中的把持力。锚钉放入的角度应尽可能与水平呈 45°（图 5-7）。

由于锚钉拧入的位置就是肩袖缝合后恢复的位置，因此，在拧入锚钉之前应仔细判断肩袖的解剖位置及张力情况，两者须要综合考虑。如果可能将

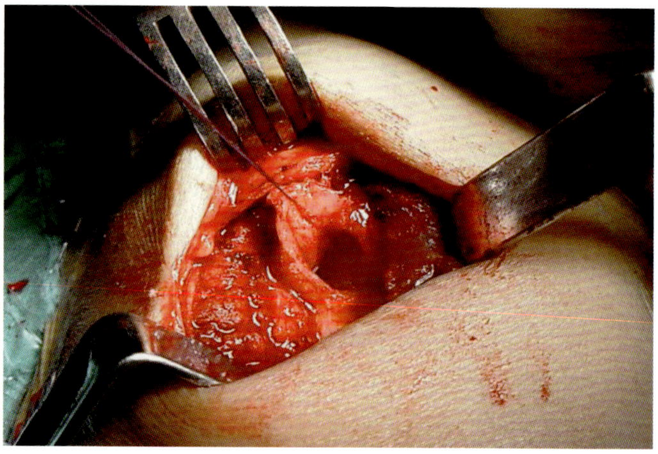

图 5-6 对损伤肩袖的边缘“新鲜化”处理，确保健康的肌腱组织在骨床上愈合

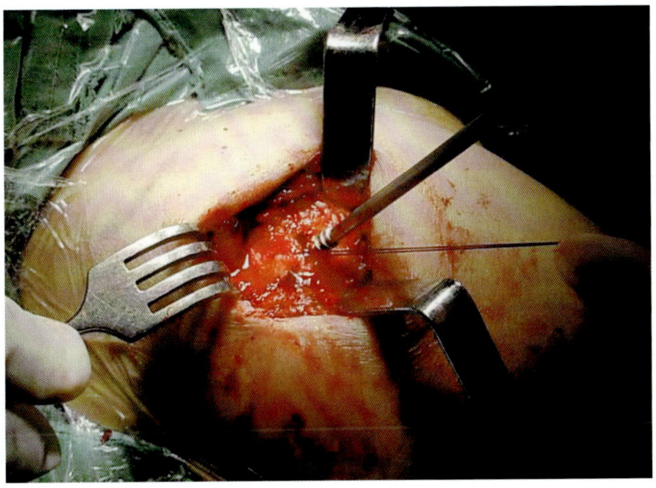

图 5-7 与水平呈 45° 置入锚钉

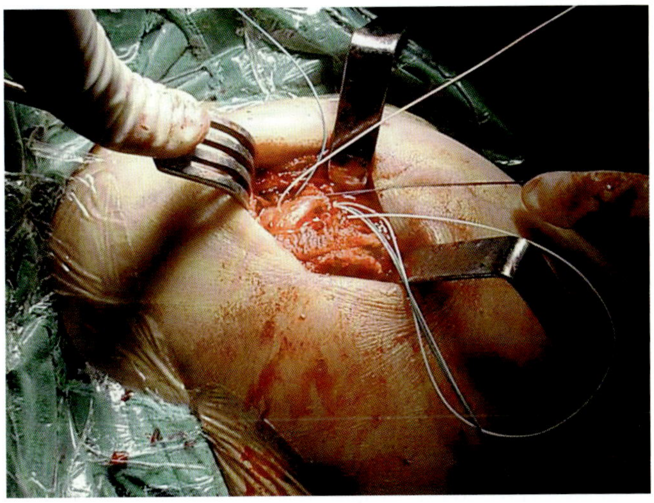

图 5-8 以单排缝合为例，利用过线方式将缝合锚钉尾线一端穿过肌腱后与另一端打结固定

肩袖拉到原解剖位置，但要承受较大的张力（在充分松解后），则须要牺牲解剖位置，内移止点换来适当的张力，以提高肌腱愈合的可能。

7. 缝合肩袖 通过过线方式使缝合锚钉尾线一端穿过正常肩袖组织后与另一端尾线打结缝合（图 5-8、5-9）。

肩袖缝合有多种方式，包括单排、双排和缝线桥等。对此我们在《肩关节镜手术技巧》一书中已有详细讨论，故不在此赘述。

注意缝合肩袖时应内收肩关节，以确保肌腱不会承受过度的应力。如果在外展位缝合，甚至以外展架临时制动，当患者放下肩关节时，过大的应力会造成缝合失效。

8. 关闭伤口 关闭伤口前应仔细冲洗，确保线结在肩峰下无摩擦与刺激。仔细修补三角肌，最好应用 Mason-Allen 方式将三角肌缝回到肩峰起点处，然后分层缝合皮下和皮肤，关闭伤口。伤口常规留置负压引流，24～48 h 内拔除。

三、小切口技术（mini-open technique）

经典的小切口技术是首先利用关节镜进行盂肱关节与肩峰下间隙的探查，判断肩袖损伤的形态，

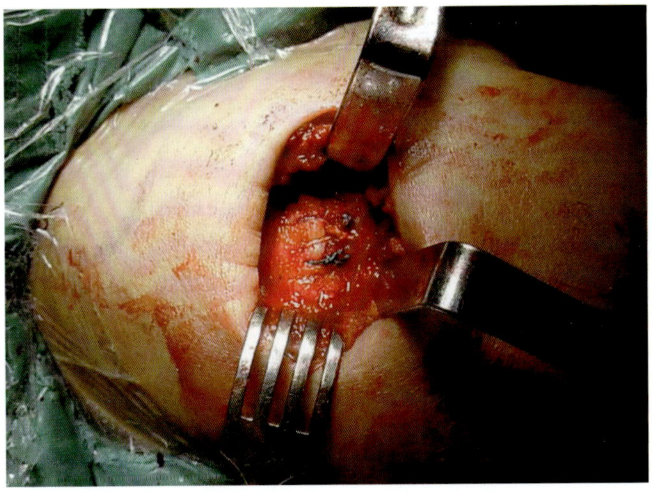

图 5-9 缝合后的肩袖

然后进行肩峰成形、肩袖的清创与松解。在将牵引线穿过肩袖组织后，撤除关节镜，延长外侧的工作入路，在前、中三角肌间隙之间将肩袖无张力地缝合到大结节骨床上[6-7]。由此可知，与切开手术相比，小切口技术借助关节镜完成了修复肩袖的大部分工作，仅在缝合阶段对局部软组织做有限的破坏，因此对三角肌的保护更好，创伤也更小。要注意所谓的小切口技术强调的是对重要软组织的保护，而

并不仅仅是手术切口变短了几厘米！

四、术后处理

由于每个患者的肩袖质量、大结节骨质、肩袖损伤的时间、肩袖缝合的情况及个人的身体素质等都不尽相同，因此，术后的康复训练计划应该做到个体化，并主要由术者制订。

对于大多数患者，术后用外展包保护6周，期间可以进行肘、腕和手的主动活动，以及肩关节钟摆运动。6周拆除外展包后开始被动前屈上举和内外旋，并视患者的耐受程度逐步开始辅助的主动活动。术后3个月如果活动度恢复满意，可以开始肌肉力量的训练，从肌肉的等长收缩训练过渡到抗阻训练，并逐步恢复正常的生活活动。有报道进行肩袖手术的患者在术后9～12个月时肩关节肌力才能恢复到正常的95%[8]。我们建议对那些对疼痛较为敏感的患者，可适当推迟康复的开始时间，但不宜超过6周。如果术者感到手术修复的效果并不确切，可适当延缓功能康复的时间。一般来说，肩袖撕裂越大，肌腱质量越差，骨质越疏松，则开始康复训练的时间也就越迟[9]。

第四节　手术结果

Baysal等利用小切口技术治疗了84例肩袖损伤患者，满意率高达96%[9]。Shinner等也曾报道类似的治疗结果：41例患者，平均随访36个月，平均年龄51岁，优良率达93%[10]。Fealy利用小切口技术，采用双排缝合治疗了75例撕裂在3～5 cm的肩袖损伤患者，术后24个月时客观满意率为92.6%，主观满意率达93%[11]。在以上研究中，肩袖撕裂的大小并不影响治疗的结果。

也有一些临床报告比较了切开、小切口与关节镜治疗之间的差异。Mohtadi曾比较了切开与关节镜的治疗效果，术后3个月小切口治疗的患者效果优于切开手术的患者，但到术后28个月时两组之间没有差异[12]。Bishop发现，如果肩袖撕裂小于3 cm，术后1年时切开组74%的肩袖完整，无再次撕裂，关节镜组84%的肩袖完整，两组并未显示明显差异。但如果肩袖撕裂超过3 cm，术后1年时切开组仍有64%的肩袖保持完整，而关节镜组则仅为24%[13]。Verma则利用B超判断肩袖术后的再撕裂率。他发现术后2年时，小切口组的再撕裂率为27%，关节镜组则为24%，两者并未显示有明显差异，但在撕裂超过3 cm的患者，再撕裂率增加了7倍[14]。之所以这2篇报告出现差异，我们考虑应该与不同术者不同的手术操作有一定关系。Morse曾对1966—2006年关于小切口技术与关节镜修复肩袖的文献做过一项meta分析。入选标准为循证等级1—3级，最短随访时间为1年，1～4项功能评分，结果仅有5篇文献入选。其结果显示，无论功能评分还是并发症，小切口技术与关节镜治疗并未显示差异性[15]。

Kim还曾对肩袖损伤关节镜修复失效再次手术治疗的患者进行小切口技术和关节镜的比较。对76例患者平均随访39个月，结果显示这两种治疗方式均明显改善了功能活动，ASES评分与UCLA评分无明显差异。即使对那些开始试行关节镜治疗但最终由于技术原因更改为小切口技术的患者，其结果也不因为更改手术方式而受到影响[16]。

另外一个须要中国医生关注的是，Churchill曾对比过关节镜治疗与小切口技术的经济花费。他发现小切口技术比关节镜治疗的花费平均少约1000美金，而手术时间平均短10 min[17]。

第五节　并发症及处理

一、腋神经损伤

这一并发症常为手术切开时过度暴露所致。腋神经自后向前走行于三角肌的深筋膜深方，常在肩峰外侧缘三角肌附丽处以远 5 cm 的位置。因此，在前、中三角肌之间向远端分离显露深方的肩袖时不要向远端剥离得过远，通常在 4 ~ 5 cm 处用缝线将前、中三角肌缝合一针。这样一来可以提醒术者不要再向远端操作，二来可以避免置入拉钩时过度牵拉。

二、三角肌损伤及愈合不良

切开手术一个受到诟病的地方就是对三角肌的破坏。即使是小切口技术，也会对三角肌造成一定损伤。由于前三角肌是肩关节前屈上举的主要动力，而且当肩袖失去作用时，三角肌的代偿可以恢复部分肩关节的活动，因此，在切开手术中一定要对剥离下来的三角肌仔细修复。在前、中三角肌之间仅关闭肌肉筋膜即可，修复三角肌在肩峰的附丽点时可采用 Mason-Allen 缝合方式贯穿肌肉，并在肩峰上预钻骨孔，将肌肉组织牢固地修复。但即使如此，仍有极少数患者术后发生三角肌愈合不良。

三、术后关节粘连

这一并发症并不是切开手术所独有的，也没有证据证实切开手术后关节粘连的发生率高于关节镜手术。为了避免术后关节粘连，术前应做好患者的宣教工作，告知其术后面临的长时间康复训练的艰苦，让患者可以积极配合康复。此外，须要让理疗师一起加入整体的治疗过程，让其了解术中的情况，便于制订术后个体化的康复训练计划。

不能否认的是，一些特殊人群确实更容易发生术后关节粘连，如糖尿病患者，术前存在关节粘连且经过保守治疗效果不佳的患者，以及即使在术中仍难以松解恢复活动度的患者。对这些患者应尤其注意并密切随访。

四、肩袖再撕裂

笔者在《肩关节镜手术技巧》中对此有较为详细的讨论，感兴趣的读者可参阅相关内容，在此不再赘述。须要强调的是，对于较大的肩袖，若在缝合过程中发现肌腱质量不佳，或使用缝合锚钉但骨质疏松的患者，切忌过早开始康复训练。少数患者甚至可以将康复计划延缓到术后 8 ~ 10 周再正式开始。

第六节 背阔肌移位术

背阔肌移位术主要适用于那些不可修复的巨大肩袖损伤。关于巨大肩袖损伤，Gerber等将损伤涉及2个以上肌腱者划分为巨大肩袖损伤[18]，而Cofield等则将巨大肩袖损伤定义为撕裂的最大直径超过5 cm[19]。Tauro认为，肩袖损伤的大小不应当只测量前后径，也应该包括内外径。他提出了损伤径线指数（cm^2）的定义，为前后径与内外径的乘积[20]。

巨大损伤并不总意味着不可修复的损伤，不可修复的损伤也并不总是巨大的。国际上将不可修复的肩袖损伤定义为：在清除无血管组织后，把上臂置于体侧内收位时，肌腱组织的质量很差，以至于不能进行初期的直接肌腱-骨修复[21]。急性巨大损伤的直径会大于5 cm，但肌腱的质量良好，肌腱有伸缩性，易于修复到其解剖附着点上。相反，慢性损伤的肌腱细胞活性差，肌纤维排列紊乱，胶原含量下降，血管分布数量也明显下降，表现为组织脆弱、菲薄及缺乏弹性，难以完整修复[10, 22]。不可修复损伤的其他重要适应证包括：肩峰-肱骨头距离小于5 cm，肱骨头上方半脱位；MRI检查显示肩袖肌肉严重萎缩；以及进展性脂肪浸润[23-24]。

巨大肩袖损伤通常有两个不同类型的损伤。它们有不同的流行病学、损伤机制、功能障碍及预后，分别为包括冈上肌和冈下肌的后上型以及包括肩胛下肌和冈上肌的前上型[25]。大多数损伤是后上型。Neer等报道了13年间治疗的340例肩袖损伤的病例中有145例巨大后上型损伤[26]；Bigliani等在6年间报道了61例此类损伤[19]；Ellman等于12年间在50例肩袖损伤病例中报道了9例巨大损伤[27]；Harryman等于5年间在105例肩袖损伤病例中报道了28例巨大损伤[28]；Warner等于5年间在行手术修复的213例肩袖损伤病例中报道了53例（20%）巨大损伤[29]。1988年Gerber首次提出利用背阔肌移位来关闭后上型肩袖损伤，恢复活动度[30]。该方法随后被用于治疗产瘫并获得了较为满意的疗效，也被生物力学试验验证有效[31-34]。

一、手术适应证

一般来说，对于由于疼痛造成功能明显下降的肩袖损伤，以及进行初期重建成功概率很低的患者，都可以考虑肌腱移位术。对于以前肌腱修复失败的患者，肌腱移位是否有用目前不是很清楚。在这种情况下，许多因素会影响功能的改善，包括喙突肩峰弓破坏、三角肌缺陷和僵硬以及神经损伤程度等。我们认为，选择背阔肌移位术的具体适应证如下：

1. 年龄低于50岁，为巨大不可修复的后上型肩袖损伤（冈上肌+冈下肌），临床表现为疼痛与功能明显受限，且初次接受治疗的患者。

2. 体检确定患者虽然存在前屈上举与外旋受限，但肩胛下肌完整、无损伤。

3. 患者虽然超过50岁，但没有盂肱关节骨关节炎的表现（临床+影像学检查）。

4. 充分理解该手术仅仅为“挽救性手术”的患者，对功能改善有较为现实的认识，并能积极配合术后长期功能康复。

二、手术禁忌证

1. 该手术的最大禁忌证为不真正了解“挽救性手术”的意义，对手术本身有不切实际目的的理想化的患者；疼痛轻微、对日常功能影响不大及缺乏动力的患者；配合程度欠佳，无法参加长期康复训练的患者。

2. 高龄患者，合并盂肱关节骨关节炎，甚至患有肩袖病的患者，反肩关节置换是这类患者的正确选择！

3. 存在肩胛下肌损伤、三角肌丧失功能及肩关节僵硬（未经过规范的保守治疗，以及接受过治疗但没有效果）的患者。

4. 一般状态欠佳，如合并糖尿病、过度肥胖和肿瘤的患者。

5. 女性患者，如果术前肩关节功能差、肌力差，往往提示最终的治疗效果不佳。

6. 在前屈上举时出现假性麻痹的慢性肩袖损伤患者，当试图上举肩关节时肱骨头向前上方脱位，此时应进行反肩关节置换。

三、手术技术

1. 体位　患者取侧卧位，患侧朝上，对躯干肢体的骨性突起部位妥善保护，并确保患肢可以在台上自由活动，包括外展和内外旋（图 5-10）。

2. 评估肩袖　手术需要两个入路，一个用于取背阔肌，另一个用于重建肩袖。后者采用传统的切开肩袖缝合的切口，即肩峰外侧入路，长度约 5 cm，向前可以探查到肩胛下肌。在评估原有肩袖的过程中，要注意：①避免在肩峰外缘 5 cm 以远进行剥离，以免造成腋神经损伤。②对损伤肩袖彻底清创，并广泛松解，具体方法如前所述，术中应再次确认肩袖是否可以修复。③除非肩峰下存在较大骨刺，一般可以不做肩峰成形。

3. 切取背阔肌腱　仔细寻找背阔肌，沿其外缘向腋窝后缘做后方腋路切口，标准的切口长 15 cm。如果熟悉局部神经和血管的解剖，这一切口可缩小到 5 cm（图 5-11）。

寻找背阔肌腹部分，沿其走行自远端向近端小心分离，在其深面可观察到其间的血管和神经。对其充分松解并避免过度牵拉，予以妥善保护。在显露过程中尽量内旋肩关节，这样可以最大程度地显露背阔肌的肌腱部分。沿背阔肌外侧缘逐步向上，可以找到其在肱骨干前内侧的肌腱附丽点。在上臂前后肌肉群之间存在一个明显的条束状肌间隔。背阔肌腱位于其后方。在肌间隔后方切取背阔肌腱，可以有效地避免伤及桡神经（图 5-12）。

沿肱骨干仔细剥离背阔肌腱，并以缝线缝合作为牵引使用。掀开背阔肌时应注意进一步游离其上

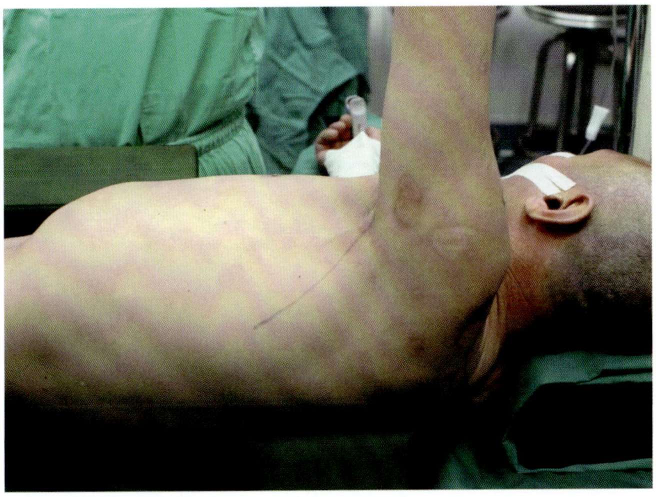

图 5-10　背阔肌移位的患者术中体位

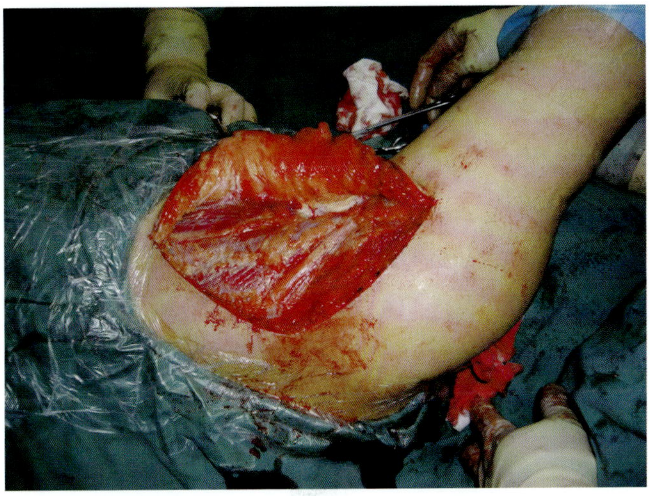

图 5-11　后方腋路切口

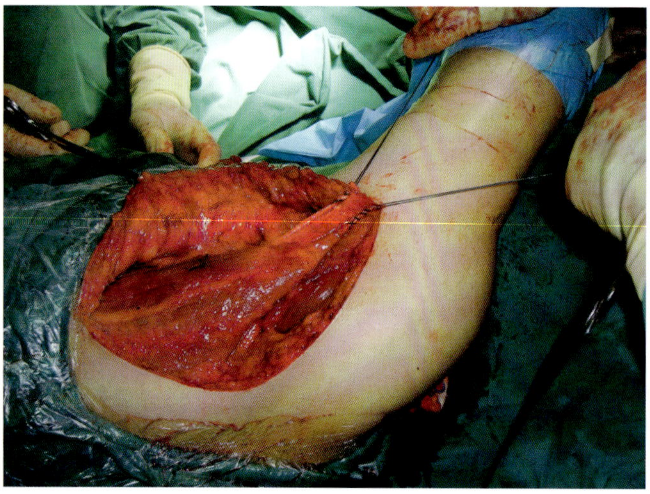

图 5-12 背阔肌在肱骨干上的肌腱附丽点

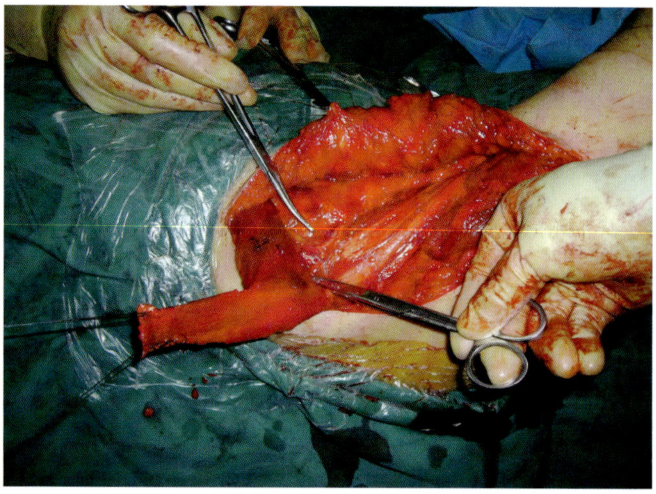

图 5-13 确保背阔肌在拉伸过程中血管蒂的安全性

缘于深面，并牵拉整个背阔肌至肩峰前外侧缘水平。检查在牵拉过程中位于肌肉深面的血管蒂是否会出现扭转与过度拉伸而影响血运。必要时进一步在血管蒂周围松解（图 5-13）。

4. 准备肌腱通行隧道 从前外侧探查肩袖的切口，充分游离三角肌下滑囊，用长弯钳经三角肌深方的肩峰下间隙穿到后方切口。注意在此过程中应操作轻柔，并清晰地辨认三角肌深方筋膜与后方肩袖的界限，避免创建隧道时发生错误，从而在移植肌腱后伤及腋神经（图 5-14）。

5. 完成肌腱移植 用弯钳将背阔肌腱的牵引线反向带出，将背阔肌腱重建在肱骨大结节上，以代替冈上肌。缝合的方式有多种，既可以做骨髓道，也可以用缝合锚钉做单排或双排重建，视医生的习惯而定（图 5-15）。

6. 术后 手术常规留置负压引流管并于 24 ~ 48 h 后拔除。既往我们为术后的患者佩戴专门的外展上举支具，以减轻移植肌腱的张力，在 6 ~ 8 周肌腱初步愈合后拆除。但大多数患者在生活上极不方便，因此，如果术中确保移植肌腱张力适中（这须要充分游离背阔肌），术后仅以外展包保护就足够了。

6 周后拆除支具，开始被动活动，注意避免过度的肩胛胸壁活动。术后 3 个月逐步开始主动肌力练习。

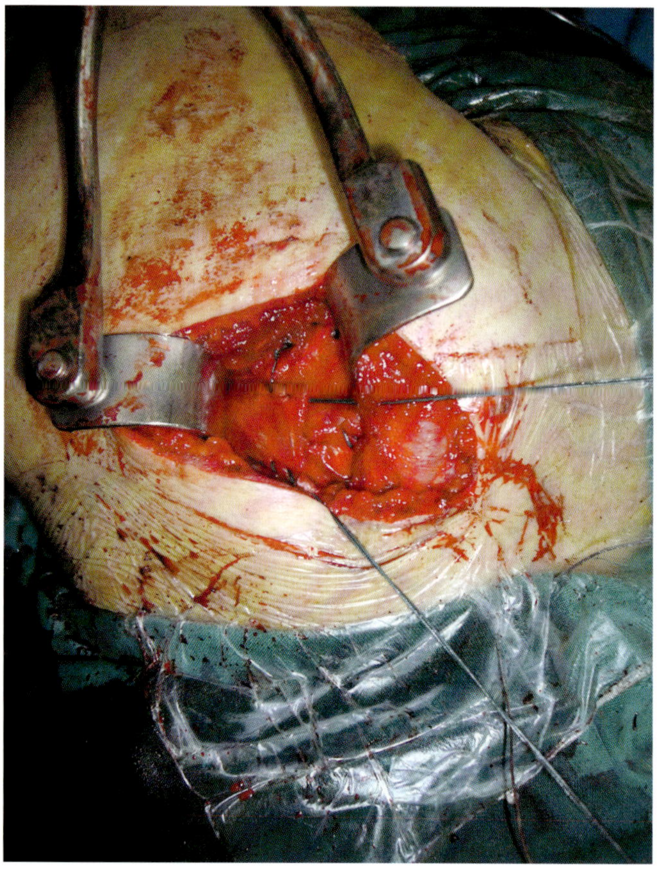

图 5-14 用弯钳从前外侧切口进入，走行于三角肌深方，从后方腋路切口穿出

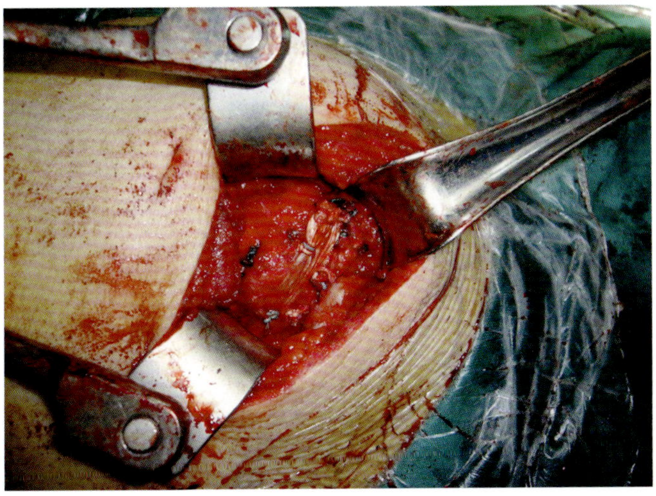

图 5-15 将背阔肌腱固定缝合于肱骨大结节上，以代替冈上肌

四、结果

1988 年，Gerber 等证实，对于巨大的不可修复的后上型肩袖损伤造成的功能障碍，通过背阔肌腱移位来治疗有很好的解剖潜能和临床效果 [30]。Gerber 这个系列的长期随访结果在 1992 年发表。作者评估了 16 例背阔肌移位术后的患者，平均随访 33 个月。显示 8 例取得了极好的主观结果，5 例良好，2 例一般，1 例较差；屈曲活动平均改善 53°。证实了这种治疗方式的效果 [35]。Aoki 等报道了 12 例背阔肌移位的病例，平均随访 36 个月；4 例主观结果极好，4 例良好，1 例一般，3 例较差；屈曲活动平均改善 36°[36]。Miniaci 报道了 17 例肩袖修复失败后应用背阔肌移位进行翻修的病例。术后平均随访 51 个月，其中 14 例有显著的疼痛缓解和功能改善 [37]。Nove-Josserand 对 26 例患者随访 34 个月后发现疼痛从 4.8 分改善为 2.2 分，Constant 评分从平均 50 分提高到 74 分，而外旋平均增加了 7°[38]。Lehmann 在类似的报道中发现患者的 Constant 评分从术前平均 20 分提高到 56 分 [39]。通过众多报道证实，背阔肌移位术是治疗不可修复的后上型肩袖损伤的可靠方法。

对于曾经接受过肩袖修复手术的患者，背阔肌移位术的效果则不如未接受过任何手术的患者疗效那么满意。Warner 曾报道了 22 例背阔肌移位术，6 例是未曾手术的肩袖损伤患者，16 例是肩袖修复术后失败的患者。在后者的 16 例中只有 8 例结果满意，前屈上举平均改善 44°。影响预后的不利因素包括既往三角肌损伤、肩关节僵硬以及残余肩袖肌腱质量较差。相反，6 例初次行背阔肌移位术的患者中 5 例对结果满意，并且前屈上举平均改善 60°[40]。因此，对于既往接受过肩袖修复手术失效的患者，背阔肌移位术的疗效较不确定。

五、并发症及处理

Gerber 报道在自己最大的病例系列中，没有感染与神经永久性损伤的并发症出现 [41]。但这并不意味着该项手术十分安全，百利而无一害。实际上，在该手术过程中，如某一步骤存在失误，都可能造成严重的神经和血管损伤。这就须要手术者深入了解局部解剖知识，仔细操作，特别是充分游离背阔肌，使其肌腱部分在穿过隧道后仍可以无张力地覆盖在大结节骨床上。这样既保护了血管和神经，同时又在最大程度上保护了移植肌腱自身的存活。

（鲁 谊）

参考文献

[1] Dunn WR, Schackman BR, Walsh C, *et al.* Variation in orthopaedic surgeons' perceptions about the indications for rotator cuff surgery. J Bone Joint Surg Am, 2005, 87(9): 1978-1984.

[2] Sauerbrey AM, Getz CL, Piancastelli M, *et al.* Arthroscopic vercus mini-open rotator cuff repair: a comparison of clinical outcome. Arthroscopy, 2005, 21(12): 1415-1420.

[3] Warner JJ, Tetreault P, Lehtinen J, *et al.* Arthroscopic versus mini-open rotator cuff repair: a cohort comparison study. Arthroscopy, 2005, 21(3): 328-332.

[4] Youm T, Murray DH, Kubiak EN, *et al.* Arthroscopic versus mini-open rotator cuff repair: a comparison of

clinical outcomes and patient satisfaction. J Shoulder Elbow Surg, 2005, 14(5): 455-459.
[5] Nho SJ, Shindle MK, Sherman SL, *et al.* Systematic review of arthroscopic rotator cuff repair and mini-open rotator cuff repair. J Bone Jonit Surg Am, 2007, 89(s3): 127-136.
[6] Craig EV. Mini-open rotator cuff repair. //Cole BJ, Sckiya JK, eds. Surgical techniques of the shoulder, elbow, and knee in sports medicine. Philadelphia, PA: Saunders, 2008, 193-199.
[7] Ghodadra NS, Provencher MT, Verma MN, *et al.* Open, mini-open, and all-arthroscopic rotator cuff repair surgery: indications and implications for rehabilitation. J Orthop Sports Phys Ther, 2009, 39(2): 81-89.
[8] Masci R, Fives G. Rotator cuff repair: arthroscopic and open. //Cioppa-Mosca J, Cahill JB, Cavanaugh JT, *et al.* eds. Postsurgical rehabilitation guidelines for the orthopedic clinician. St. Louis, MO: Mosby, 2006, 497-511.
[9] Baysal D, Balyk R, Otto D, *et al.* Functional outcome and health-related quality of life after surgical repair of full-thickness rotator cuff tear using a mini-open technique. Am J Sports Med, 2005, 33(9): 1346-1355.
[10] Shinners TJ, Noordsij PG, Orwin JF. Arthroscopically assisted mini-open rotator cuff repair. Arthroscopy, 2002, 18(1): 21-26.
[11] Fealy S, Kingham TP, Altchek DW. Mini-open rotator cuff repair using a two-row fixation technique: outcomes analysis in patients with small, moderate, and large rotator cuff teras. Arthroscopy, 2002, 18(6): 665-670.
[12] Mohtadi NG, Hollinshead RM, Sasynium TM, *et al.* A randomized clinical trail comparing open to arthroscopic acromioplasty with mini-open rotator cuff repair for full-thickness rotator cuff tears: disease specific quality of life outcome at an average 2-year follow-up. Am J Sports Med, 2008, 36(6): 1043-1051.
[13] Bishop J, Klepps S, Lo IK, *et al.* Tor cuff repair: cuff integrity after arthroscopic versus open rotator cuff repair: a prospective study. J Shoulder Elbow Surg, 2006, 15(3): 290-299.
[14] Verma NN, Dunn W, Adler RS, *et al.* All-arthroscopic versus mini-open rotator cuff repair: a retrospective review with minimum 2-year follow-up. Arthroscopy, 2006, 22(6): 587-594.
[15] Morse K, Davis AD, Afra R, *et al.* Arthroscopic versus mini-open rotator cuff repair: A comprehensive review and meta-analysis. Am J Sports Med, 2008, 36(9): 1824-1828.
[16] Kim SH, Ha KI, Park JH, *et al.* Arthroscopic versus mini-open salvage repair of the rotator cuff tear: outcome analysis at 2 to 6-year's follow-up. Arthroscopy, 2003, 19(7): 746-754.
[17] Churchill RS, Ghorai JK. Total cost and operating room time comparison of rotator cuff repair techniques at low, intermediate, and high volume centers: mini-open versus all-arthroscopic. J Shoulder Elbow Surg, 2010, 19(5): 716-721.
[18] Hodler J, Fretz CJ, Terrier F, *et al.* Rotator cuff tears: Correlation of sonographic and surgical findings. Radiology, 1988, 169(3): 791-794.
[19] Bigliani LU, Cordasco FA, McIlveen SJ, *et al.* Operative repairs of massive rotator cuff tears: long-term results. J Shoulder Elbow Surg, 1992, 1: 120-130.
[20] Tauro JC. Arthroscopic repair of large rotator cuff tears using the interval slide technique. Arthroscopy, 2004, 20: 13-21.
[21] Rockwood CA Jr, Williams GR Jr, Burkhead WZ Jr. Debridement of degenerative, irreparable lesions of the rotator cuff. J Bone Joint Surg Am, 1995, 77: 857-866.
[22] Gerber C, Fuchs B, Hodler J. The results of repair of massive tears of the rotator cuff. J Bone Joint Surg Am, 2000, 82: 505-515.
[23] Gerber C, Hersche O. Tendon transfers for the treatment of irreparable rotator cuff defects. Orthop Clin North Am, 1997, 28: 195-203.
[24] Goutallier D, Postel JM, Bernageau J, *et al.* Fatty infiltration of disrupted rotator cuff muscles. Rev Rhum Engl Ed, 1995, 62: 415-422.
[25] Warner JJP, Gerber C. Treatment of massive rotator cuff tears: posterior-superior and anterior-superior.// Iannotti JP (ed). The rotator cuff: current concepts and complex problems. American Academy of Orthopaedic Surgeons, 1998, p59-94.
[26] Neer CS Ⅱ (ed). Shoulder reconstruction. Philadelphia: Saunders, 1990, p41-142.
[27] Ellman H, Hanker G, Bayer M. Repair of the rotator cuff: End-result study of factors influencing reconstruction. J Bone Joint Surg Am, 1986, 68: 1136-1144.
[28] Harryman DT Ⅱ, Mack LA, Wang KY, *et al.* Repairs of the rotator cuff: correlation of functional results with integrity of the cuff. J Bone Joint Surg Am, 1991, 73: 982-989.
[29] Warner JJ, Higgins L, Parsons IM IV, *et al.* Diagnosis and treatment of anterosuperior rotator cuff tears. J Shoulder

Elbow Surg, 2001, 10: 37-46.
[30] Gerber C, Vinh TS, Hertel R, *et al.* Latissimus dorsi transfer for the treatment of massive tears of the rotator cuff: a preliminary report. Clin Orthop Relat Res, 1988, 232: 51-61.
[31] Edwards TB, Baghian S, Faust DC, *et al.* Results of latissimus dorsi and teres major transfer to the rotator cuff in the treatment of Erb's palsy. J Pediatr Orthop, 2000, 20(3): 375-379.
[32] Magermans DJ, Chadwick EK, Veeger HE, *et al.* Effectiveness of tendon transfer for massive rotator cuff tears: a simulation study. Clin Biomech, 2004, 19(2): 116-122.
[33] Phipps GJ, Hoffer MM. Latissimus dorsi and teres major transfer to rotator cuff for Erb's palsy. J Shoulder Elbow Surg, 1995, 4(2): 124-129.
[34] Herzberg G, Urien JP, Dimnet J. Potential excursion and relative tension of muscles in the shoulder girdle: relevance of tendon transfer. J Shoulder Elbow Surg, 2999, 8(5): 430-437.
[35] Gerber C. Latissimus dorsi transfer for the treatment of irreparable tears of the rotator cuff. Clin Orthop, 1992, 275: 152-160.
[36] Aoki M, Okamura K, Fukushima S, *et al.* Transfer of latissimus dorsi for irreparable rotator-cuff tears. J Bone Joint Surg Br, 1996, 78: 761-766.
[37] Miniaci A, MacLeod M. Transfer of the latissimus dorsi muscle after failed repair of a massive tear of the rotator cuff: a two to five-year review. J Bone Joint Surg Am, 1999, 81: 1120-1127.
[38] Nove-Josserand L, Costa P, Liotard JP, *et al.* Results of latissimus dorsi tendon transfer for irreparable cuff tears. Orthop Traumatol Surg Res, 2009, 95(2): 108-113.
[39] Lehmann LJ, Mauerman E, Strube T, *et al.* Modified minimally invasive latissimus dorsi transfer in the treatment of massive rotator cuff tears: a two-year follow-up of 26 consecutive patients. Int Orthop, 2010, 34(3): 377-383.
[40] Warner JJP. Diagnosis and management of massive irreparable rotator cuff tears: the surgeon's dilemma. Instr Course Lect, 2006, 55: 45-58.
[41] Gerber C, Maquieira G, Espinosa N. Latissimus dorsi transfer for the treatment of irreparable rotator cuff tears. J Bone Joint Surg Am, 2006, 88(1): 113-120.

第六章

肩关节不稳定

通常意义上的肩关节不稳定是指有临床症状的肱骨头与肩盂间的过度移动。肩盂和肱骨头是构成盂肱关节的骨性结构。相比肱骨头，肩盂的面积很小，深度亦很浅。这样的结构特点使肩盂对肱骨头的活动限制很小，因而肩关节是人体活动度最大的关节。但另一方面，与其他关节相比，骨性结构对保持关节稳定的限制作用很小，因而肩关节也是人体最容易脱位的关节。其骨性结构的特点使周围软组织结构对肩关节保持稳定至关重要。这些重要的软组织结构主要包括盂肱韧带、盂唇以及肩袖肌腱。依据肩关节不稳定发生的方向，我们可将其分为肩关节前方不稳定、肩关节后方不稳定及肩关节多方向不稳定。下面我们将分别介绍不同类型的肩关节不稳定的诊治技术。

第一节　肩关节前方不稳定

肩关节前方不稳定是指肱骨头相对肩盂反复出现有症状的向前的过度移动。这种过度移位可以是难以自行复位的完全脱位或是半脱位。肩关节前方不稳定是临床上最为多见的肩关节不稳定类型。

肩关节前方的稳定结构主要包括盂肱中、下韧带及其止点处的前盂唇组织。

另外，肩胛下肌腱也对肩关节前方稳定性至关重要。相比之下，临床上常见的肩关节前方不稳定往往是由于盂肱韧带 - 盂唇复合体的损伤所致，而肩胛下肌损伤所致的肩关节前方不稳定则更多见于术后并发症所致的肩关节前方不稳定。盂肱中韧带起自盂上结节和前上部盂唇，止于肱骨小结节。盂肱下韧带则起自前下盂唇、下部盂唇及后盂唇，止于肱骨头下部的解剖颈。在肩关节处于不同外展外旋位置时，由于肱骨近端的外展及内外旋角度的变化，盂肱韧带相对盂肱关节所处位置不同，因此，其所起到的稳定作用也不同。多数研究认为，盂肱中韧带在肩关节外展 45° ~ 60° 并极度外旋时张紧，成为重要的前方稳定结构。而盂肱下韧带在肩关节外展 90° 极度外旋时转到肩关节前下方并张紧，成为阻挡肱骨头向前下方移位的最重要稳定结构 [1]。如果因为外伤导致盂肱韧带 - 盂唇复合体断裂，则会破坏防止肱骨头向前过度移位的稳定结构，从而出现肱骨头向前或前下方脱位或半脱位（图 6-1）。

盂肱中、下韧带在肩盂前下部止于肩关节前下盂唇处。研究表明，存在肩关节前方不稳定的患者多合并前下盂唇的撕脱，从而导致盂肱中下韧带的失效（图 6-2）。这种损伤是由 Perthes[2] 和 Bankart[3] 首先描述和报道的，因而也被命名为 Perthes- Bankart 损伤。

当时认为，这一损伤是导致肩关节前方不稳定的主要原因。但 Speer 等的生物力学研究显示单纯

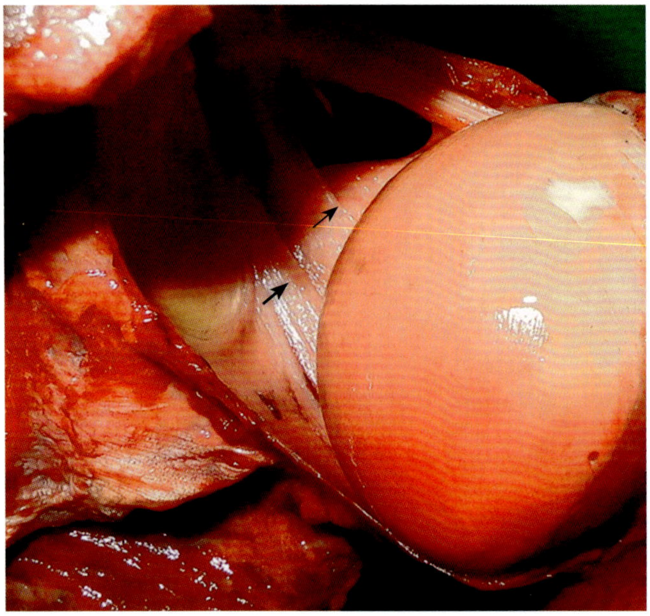

图 6-1 肩关节前方稳定结构。可见盂肱中韧带（细箭头）和盂肱下韧带（粗箭头）

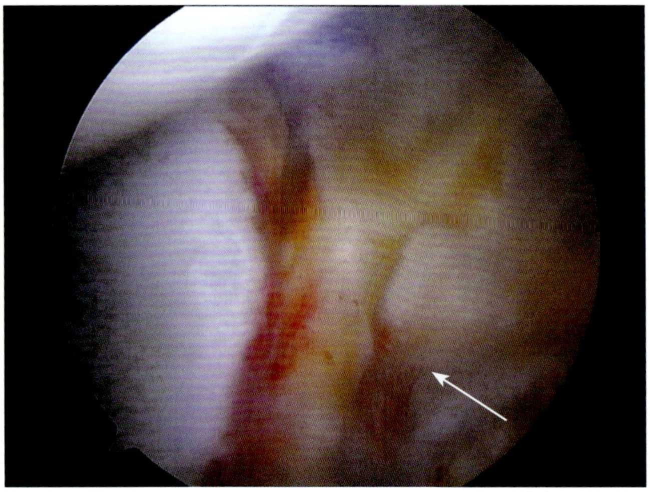

图 6-2 关节镜下照片。箭头所指处为前盂唇自肩盂前缘撕脱处，即 Perthes-Bankart 损伤

的前下盂唇撕裂仅使肱骨头的前移增大，并不会导致肩关节前脱位[4]。Bigliani 等的研究则发现，在外力下盂肱韧带的断裂可能发生在韧带的肩盂侧止点、韧带实质部或是韧带的肱骨侧止点。无论断裂发生在何处，在韧带断裂前，所有标本的关节囊及盂肱韧带均有明显的塑性形变，即韧带本身的拉伸及延长[5]。由上述研究可以看到，盂肱中、下韧带的断裂是造成肩关节前方不稳定的最常见原因。韧带断裂的最常见部位是韧带在肩关节前下盂唇的止点处。除了盂唇的撕脱外，往往同时合并前关节囊及韧带本身的拉伸和延长。而这种韧带及关节囊的拉伸和延长亦是导致肩关节前方不稳定的重要病理改变。

一、诊断与体检

1. 临床表现　存在肩关节前方不稳定的患者往往有肩关节反复前脱位或半脱位的病史。初次脱位前多有外伤史。此后，每当肩关节处于外展、外旋及后伸位时，即容易出现肱骨头向前方的脱位或半脱位。早期的肩关节脱位多与运动或外伤有关，但此后随着脱位次数的增多，肩关节前方骨及软组织结构损伤加重，关节可能极为不稳定，日常生活动作即可能导致脱位。发生肩关节脱位时，患者多有明显的疼痛，肩关节有空虚感，多数患者须到医院进行手法整复。

患者在肩关节未脱位时症状往往不明显，但脱位次数较多的患者往往在上肢处于外展上举位时有明显的恐惧感。

特别须要注意的是，存在癫痫的患者往往因癫痫发作导致肩关节出现脱位，而且患者常不愿意提及其癫痫病史。对于这类患者，在癫痫未得到控制时进行手术是十分危险的，因而对肩关节不稳定的患者进行病史采集时，须要特别注意询问相关病史。

2. 体检　恐惧实验是诊断肩关节前方不稳定最重要的体格检查方法。实验可在坐位或平卧位下进行。于坐位进行的恐惧实验又称 Crank 实验。检查时检查者将患者的患肢外展 90°，一只手握住患者的肘部，逐渐增加肩关节外展、外旋及后伸的角度。另一只手放在患侧肩关节上，其拇指顶住肱骨头向前，其余 4 个手指在肩关节前方以保护肱骨头，防止在肩关节外展和外旋过程中出现前脱位。此实验的阳性表现为当患肢达到一定的外展、外旋及后伸角度后，患者感觉到即将脱位的危险而出现反射性的保护性肌肉收缩来抵抗肩关节的进一步外旋，同时患者因惧怕脱位而出现忧虑表情（图 6-3）。对于单纯的肩关节前方不稳定，须要与肩关节其他方向的不稳定进行鉴别。

Sulcus 实验可用于诊断患者是否存在肩关节下方不稳定（图 6-4）。患者处于坐位，将患肢内收置于体侧。检查者使患者的肩关节处于中立位，并对其施以向下的牵拉，观察从肩峰外缘到肱骨头间是否

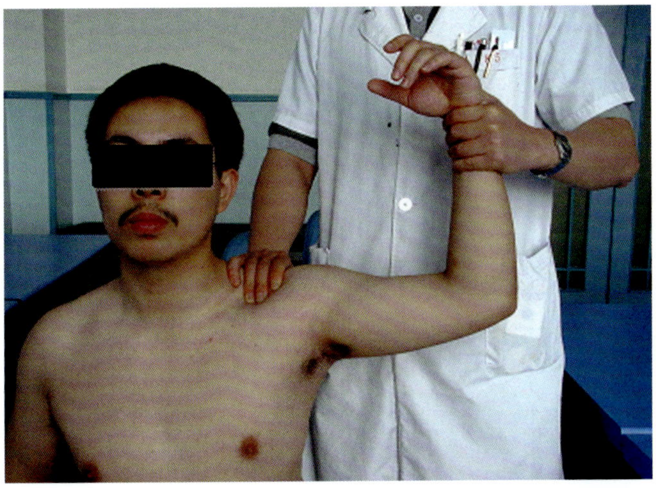

图 6-3 恐惧实验

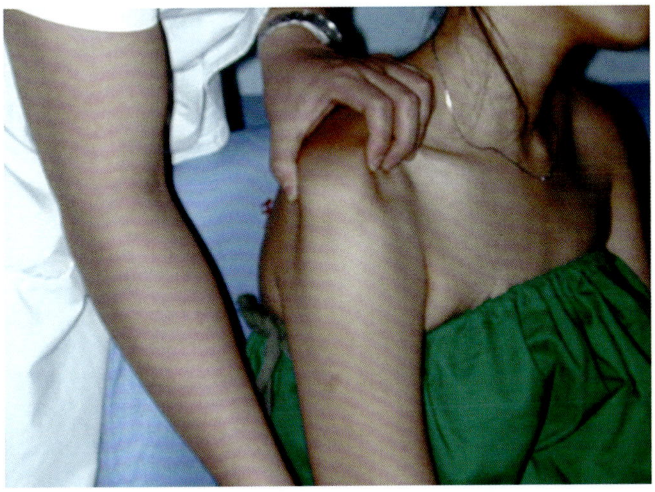

图 6-4 Sulcus 征实验（+）

会形成明显的凹陷，以患者是否会出现即将脱位的恐惧感来判断体征是否为阳性。另外，还可以将肩关节置于极度外旋位后再施以向下的牵拉，观察所形成的凹陷是否较肩关节处于中立位时更小。因为肩关节处于极度外旋位时，肩袖间隙内结构如盂肱上韧带及喙肱韧带会被张紧，因此，如果这些结构完整，则在极度外旋位肱骨头下移应较中立位时小，否则即说明患者存在肩袖间隙内韧带组织损伤。

存在肩关节多方向不稳定的患者有可能同时合并多发关节松弛，因此，临床检查中应特别注意是否存在全身关节松弛的情况。诊断全身关节松弛的标准为：①肘关节过伸 >15°。②屈腕，拇外展可贴到前臂。③指间关节过伸并与前臂平行。④膝关节过伸 >15°。⑤踝关节过伸 >50°。上述 5 个体征中 3 个以上阳性并且 Sulcus 实验（+）即可诊断全身关节松弛。

诊断肩关节后方不稳定的特殊检查实验为 Jerk 实验（图 6-5）。检查时，使患者的肩关节处于内旋位，前屈 90°。检查者一手扶住患侧肩胛骨以稳定肩关节，另一手抓住患侧肘关节，沿上臂轴线施加向后的外力（图 6-5A），之后伸展肩关节并超过肩胛骨平面（图 6-5B）。若存在后方不稳定，则可触及肱骨头复位时跨越肩盂后缘回到肩盂内的弹响，通常伴有疼痛。

3. 影像学检查 X 线检查主要是针对与肩关节不稳定相伴随的骨性损伤。一些特殊的 X 线投照体位可有助于我们更加清楚地观察这类患者中常见的肩盂前下缘的骨缺损或骨折以及肱骨头的 Hill-Sachs 损伤。近年来，随着三维 CT 技术的不断成熟及推广，目前其已被越来越多地用于相关骨性损伤的临床评估。

对于肩关节前方不稳定的患者，进行三维 CT 检查时，非常重要的是判断肩盂骨性损伤的情况，因为这对我们选择手术方案至关重要。在 CT 上须要观察肩盂前部是否存在骨缺损或肩盂前缘骨折。对于肩盂前缘的骨缺损，须测量其占肩盂的比例。如缺

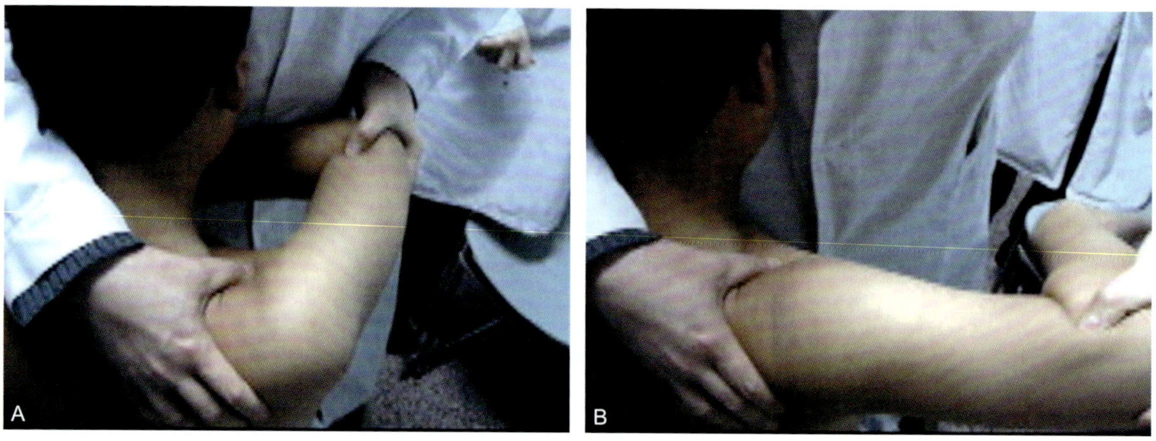

图 6-5 Jerk 实验

损超过肩盂面积的 20% 以上，则术中须考虑骨移植类手术以恢复肩盂骨性结构。

Sugaya 等首先提出了在三维 CT 上测量肩盂骨缺损，该方法目前在国际上应用得比较广泛。测量时，须首先通过 CT 处理软件将患者的肱骨头影像去除。然后旋转肩胛骨，将肩盂正对检查者，形成肩盂的关节面正视位 (en-face view)。依据解剖学研究，正常人的肩盂下部以关节面中央的软骨裸区为圆心，为一正圆。裸区至肩盂前缘、后缘及下缘的距离近似。因此，在存在肩盂前缘骨缺损患者的肩盂关节面正视位上，我们可以依据仍保持完整的肩盂后缘及下缘画出一正圆，而这即为在肩盂出现缺损前其下部的正常形态。将其现有的肩盂面积与之相比，我们就可以得出肩盂骨缺损的大小及其占正常肩盂大小的比例 (图 6-6)。

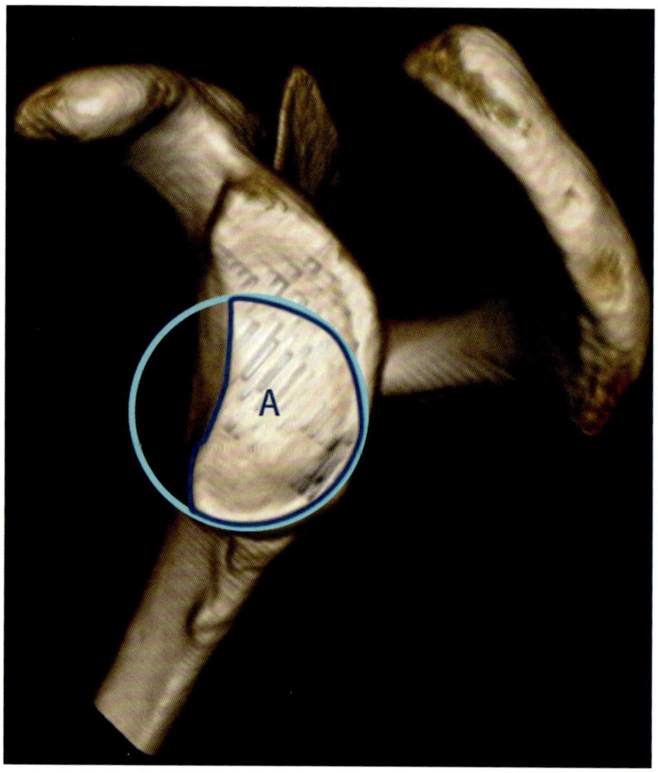

图 6-6 在术前 CT 关节面正视位上，计算肩盂骨缺损比例

二、手术适应证与禁忌证

1. 适应证 对于肩关节曾出现过两次以上的前脱位或半脱位，肩关节前方不稳定诊断明确的患者，因保守治疗很难恢复关节的稳定性，且反复前脱位会增加前方组织的损伤，因而应该建议尽早进行手术治疗。

2. 禁忌证

(1) 合并癫痫且未得到有效的治疗，近期仍有癫痫发作。

(2) 患者的依从性差，不能配合术后制动及康复治疗。

三、手术技术及术后处理

(一)切开 Bankart 修复术

由于导致肩关节前方不稳定最常见的损伤是肩盂前下部盂唇撕脱(即 Bankart 损伤),以及前关节囊和盂肱韧带的拉伸和延长,因此,直接修复撕脱的盂唇并紧缩前关节囊和盂肱韧带就是处理这类损伤的解剖型修复手术的核心内容。以此为目的的 Bankart 修复术,是 Bankart 在 1923 年所发表的论文中首先描述的。此后,人们发现这一手术治疗肩关节前方不稳定的成功率很高,并且并发症较少,因而这一技术在世界范围内逐渐得到广泛的应用,成为治疗肩关节前方不稳定的经典术式。但由于关节镜手术的发展,目前的 Bankart 修复术更多的是在关节镜下完成的。

1. 麻醉要求　手术须要全身麻醉。

2. 患者体位　须要将切开 Bankart 修复术的患者置于沙滩椅位。

3. 手术技术　手术取三角肌 - 胸大肌入路。切开后自三角肌 - 胸大肌间隙显露深部的肩袖肌腱。一般须要将肩胛下肌腱及前关节囊自其在小结节上的起点切断,从前方打开盂肱关节(图 6-7)。

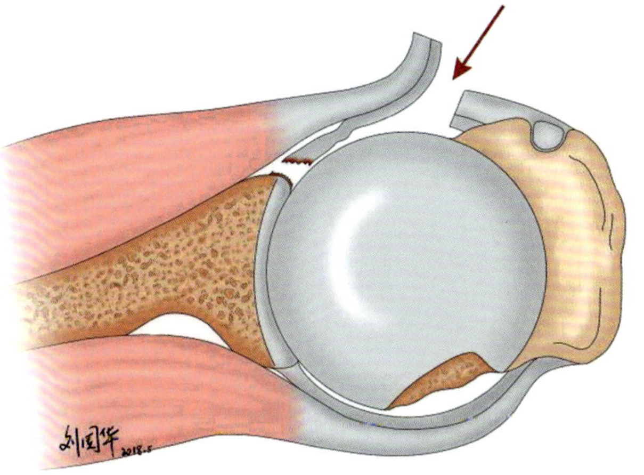

图 6-7　将肩胛下肌腱及前关节囊自其小结节上的起点切断,从前方打开盂肱关节

用多根不吸收缝线标记切断的肩胛下肌腱和前关节囊的断端。牵拉这些牵引线,将肩胛下肌腱和前关节囊向内侧牵开,即可进入盂肱关节。在肱骨头与肩盂间插入 Fukuda 撬。将撬的尖端支撑在肩盂后缘,然后将撬推向肩关节后方,就可以将肱骨头推向后外侧,从而显露肩盂前缘(图 6-8)。

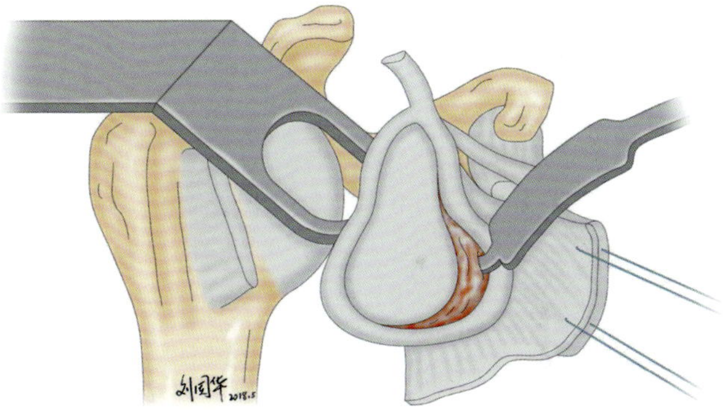

图 6-8　在肱骨头与肩盂间插入一把 Fukuda 撬,将肱骨头推向后外侧。在盂唇与肩盂前缘间插入一把 Batman 撬,将肩胛下肌和前关节囊推向内侧,从而显露盂肱关节及肩盂前缘

将从肩盂前缘撕脱的前盂唇松解下来,在盂唇与肩盂前缘间插入一把 Batman 撬。将撬推向内侧,就可以把肩胛下肌和前关节囊推向内侧,从而打开盂肱关节前方间隙(图 6-8)。做好肩盂前缘的新鲜化后,在肩盂前下缘打入缝合锚钉,将盂唇修复回肩盂边缘,同时紧缩前下关节囊(图 6-9)。如果前盂唇上同时附着有肩盂前缘骨折块,则须同时将骨折块修复回肩盂前缘。对 Bankart 损伤修复后,须要牢固修复前关节囊及肩胛下肌腱在小结节上的止点(图 6-10)。

4. 术后处理　术后须嘱患者佩戴颈腕吊带,患肢内旋位制动 6 周。6 周后患者即可取掉颈腕吊带,用患肢进行日常活动,并开始肩关节被动及辅助的主动活动度练习。术后 3 个月患肢可开始负重。这时开始关节终末牵拉及肩袖肌力练习。但术后半年内应避免参加体育活动。至患肢活动度完全恢复且在肩关节外展、外旋位无任何恐惧感时可恢复术前

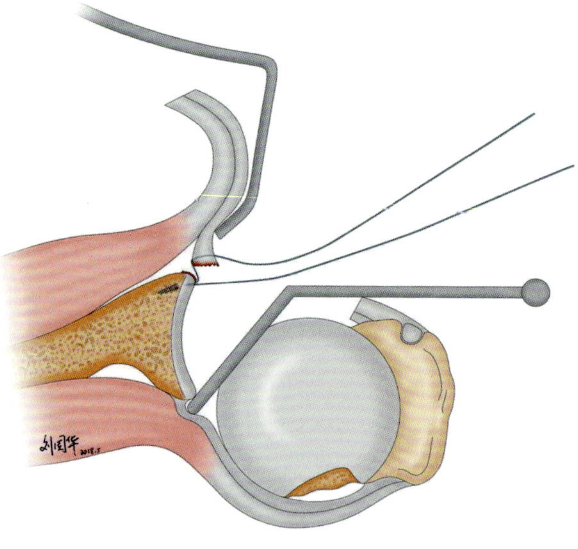

图 6-9 在肩盂前缘打入缝合锚钉。利用其尾线修复前关节囊及盂肱韧带在肩盂前缘的止点，同时紧缩前关节囊

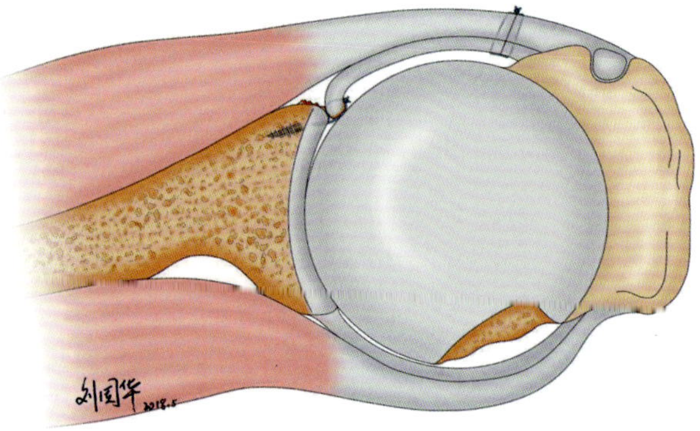

图 6-10 修复前关节囊和肩胛下肌腱在小结节上的止点

体育活动。

5. 手术疗效 在关节镜下 Bankart 修复技术成熟之前，切开的 Bankart 修复术一直被认为是治疗创伤后复发性肩关节前脱位的经典术式。Levine 等报道了 32 例创伤后复发性肩关节前脱位患者采用切开的 Bankart 修复术进行治疗的手术疗效[6]。其中 2 例复发脱位，没有出现其他并发症。Thomas 和 Matsen 报道了对 37 例创伤后复发性肩关节前脱位的肩关节行切开 Bankart 修复术后平均 5.5 年的随访结果[7]。其中 1 例肩关节复发脱位，但所有患者均未接受再次手术。最终随访时患侧肩关节平均前屈上举 171°，平均外展 90°，外旋 84°，整体优良率为 97%。由上述报道可见，切开 Bankart 修复术的临床疗效是非常肯定的。即使在使用缝合锚钉的镜下 Bankart 修复术出现后很长时间内，切开 Bankart 修复术仍因术后肩关节复发脱位率低而被认为是治疗这一疾病更加可靠的术式。但随着关节镜技术的不断改进、镜下手术器械和内固定物的进一步改良以及医生对于疾病本身认知的不断深入，目前镜下 Bankart 修复术后复发脱位率已经降低到相当低的水平。Petrera 等于 2010 年进行了荟萃分析研究，入选的 234 例病例接受镜下 Bankart 修复术，另外 267 例病例接受切开 Bankart 修复术治疗[8]。最终镜下组的复发脱位率为 6%，而切开组的复发脱位率为 6.7%，两者无显著性差异。因而目前这类患者更多地选择接受镜下 Bankart 修复术。切开 Bankart 修复术应用的范围越来越小。

（二）伴随明显肩盂骨缺损的肩关节不稳定的手术治疗

大量生物力学研究及临床研究均显示，如果肩关节前方不稳定患者合并巨大肩盂骨缺损，会明显降低关节镜下 Bankart 修复术的成功率，导致患者术后复发脱位率升高。目前国际上较公认的观点是，如肩盂的骨缺损在 20% ~ 25% 以上，单纯的镜下 Bankart 修复术后的复发率很高，此时宜选择骨移植类的手术重建肩盂的骨性结构。

治疗存在明显肩盂骨缺损的肩关节前方不稳定患者时，我们可以选择的手术方式有以下几种：①喙突尖端的截骨移植术，即 Bristow 术。②喙突主体的截骨移植术，即 Latarjet 术。③自体或异体骨移植术，即 Eden-Hybbinette 术。

现介绍切开 Latarjet 手术。

1. 麻醉要求 全身麻醉。

2. 患者体位 患者置于沙滩椅位，将患侧肩关节置于手术台边缘外，且消毒铺单后患侧上肢仍能向各个方向自由运动。将肩胛骨内缘置于手术台边缘，其下垫一块较薄的海绵垫。其目的是手术中使肩胛骨处于后倾位并平行于手术台平面，以利于手术操作（图 6-11）。

3. 手术步骤

（1）手术切口：手术切口从喙突尖开始直行向下，长约 5 cm。切开后由三角肌 - 胸大肌间隙进入。注意保护头静脉完整并将其拉向外侧。在喙突上置入一把 Hoffmann 骨撬，并将三角肌及胸大肌拉开以充分显露喙突。

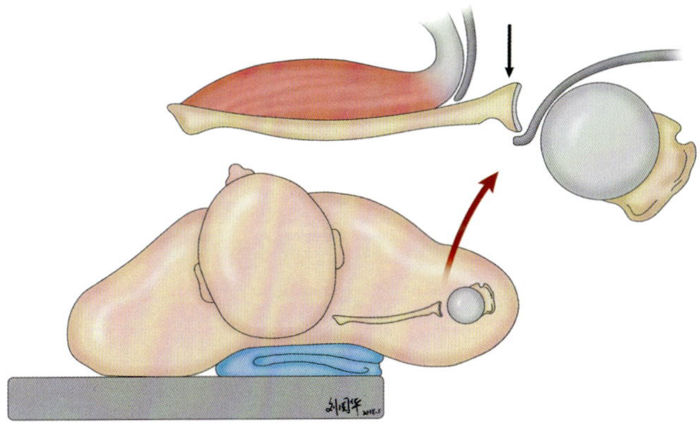

图 6-11 行切开 Latarjet 术时，应将肩胛骨内缘置于手术台边缘，其下垫一块较薄的海绵垫

（2）喙突准备：使肩关节处于外展、外旋位，显露喙肩韧带。在喙突侧保留约 1 cm 长的喙肩韧带止点后切断喙肩韧带。切断喙肩韧带喙突侧止点深方的喙肱韧带止点。使肩关节处于内收、内旋位以显露喙突内侧。将喙突内侧的胸小肌止点切断。但应避免沿联合腱内侧向下松解，以防损伤肌皮神经并影响喙突的血供。通过上述准备，应可充分地显露喙突的内侧、外侧及上面。在喙突的弓背最高点、紧贴喙锁韧带止点处，用弯骨刀自上向下截断喙突（图 6-12）。以微型摆锯将截断的喙突的下表面处理平整，并去除骨皮质以显露深方松质骨床。使用 2.7 mm 电钻垂直于喙突上表面骨皮质，在喙突上钻两个骨孔。两骨孔间应留有足够的间隙。将喙突骨块塞在胸大肌深方后进行下一步操作。

（3）显露肩盂：将患肢置于体侧外旋位，用自动拉钩拉开三角肌 - 胸大肌间隙，充分显露肩胛下肌。在肩胛下肌腱的中下 1/3 处水平劈开肩胛下肌腱。首先用组织剪在肩胛下肌的中下 1/3 处沿肌纤维方向水平劈开肩胛下肌，然后将组织剪沿垂直肌纤维方向打开，从而分开肌纤维。从组织剪分开处向内侧在肩胛下肌和肩胛骨间塞入纱布，以使肩

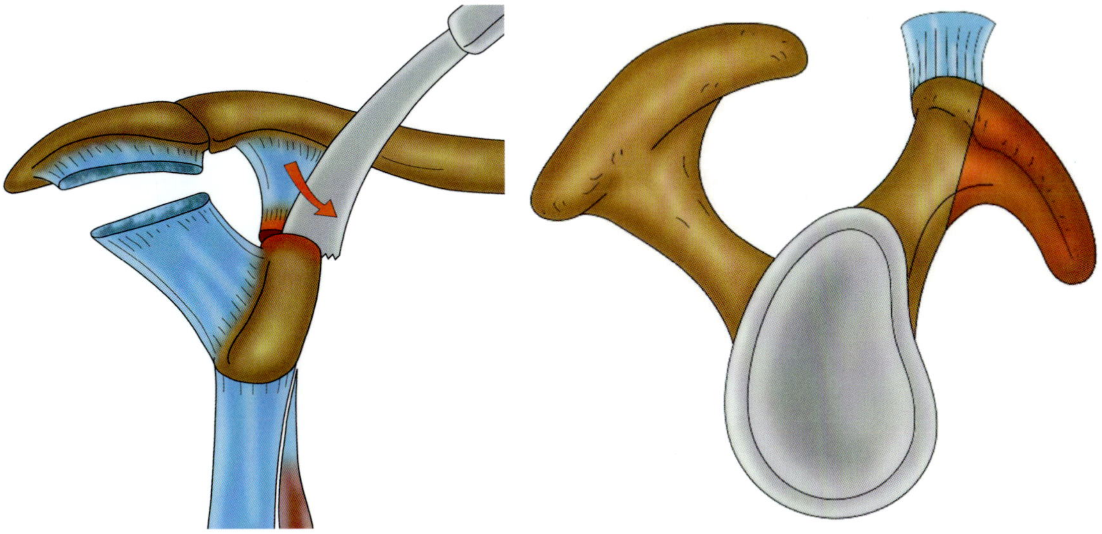

图 6-12 切断胸小肌及喙肩韧带后，在喙突的弓背最高点、紧贴喙锁韧带止点处用弯骨刀自上向下截断喙突

胛下肌与深方关节囊和肩胛骨之间有足够的间隙以增加显露。在劈开的肩胛下肌裂隙内侧，在肩胛骨体前面放置一把 Batman 骨撬，挡住内侧软组织及重要的血管和神经结构。紧贴肩盂在其下插入一把 Hoffmann 骨撬，将下 1/3 肩胛下肌纤维挡向下方。在肩胛骨体前面尽可能靠上的位置钻入一枚 4 mm Steinman 针，并将其扳向上方，从而将上 2/3 的肩胛下肌纤维挡向上方。这样就可以将盂肱关节前方充分显露了。在盂肱关节间隙处，纵行在前关节囊上切开约 2 cm 长的切口，将 Fukuda 撬插入肩盂和肱骨头之间，扳向外侧，从而将肱骨头挡向外后方，充分显露肩盂（图 6-13）。

（4）肩盂准备和喙突固定：在紧贴肩盂前缘的肩胛骨前面做骨床准备，其范围为肩盂前缘大约 5 点钟位置（右肩，左肩则为 7 点钟位置）开始向近端大约 2 cm 长的区域。切除这一区域内的盂唇及骨膜组织，以骨刀将表面骨皮质打掉，露出渗血的松質骨床面。在大约 5 点钟位置的肩胛骨前面以 2.7 mm 骨钻钻孔作为固定喙突的下方螺钉孔。该骨孔应距离肩盂关节面边缘足够的距离，以使喙突骨块固定后其外缘不至于高于肩盂关节面。钻孔时使钻头方向应尽可能地平行于肩盂关节面，直至钻透肩胛骨后侧的骨皮质。

向喙突上预钻的两个骨孔中偏下方的一个内拧入一枚 4.0 mm 半螺纹空心钉，长度大约为 30 mm。将该螺钉拧入肩胛骨前面预钻的骨孔，在保证喙突长轴处于平行于肩盂关节面纵轴的位置的前提下，拧紧该螺钉。固定后，喙突骨块的外缘应与肩盂关节面平齐。如果较关节面略低 1 ~ 2 mm 亦可以接受。用 2.7 mm 骨钻通过喙突骨块上预钻的偏上方的骨孔在肩胛骨上钻孔，直至钻透肩胛骨的后侧皮质。用测深尺测量后，拧入另一枚 4.0 mm 的半螺纹空心钉。如其测量长度与下方已置入螺钉的长度相差明显，则可在拧紧上方螺钉后取出下方的螺钉，在准确测量后拧入合适长度的螺钉。在保持肩关节位于体侧极度外旋位的前提下，将纵行切开的前关节囊与喙突上保留的喙肩韧带残端缝合，以修复前关节囊的止点（图 6-14）。伤口内留置引流管后逐层缝合。

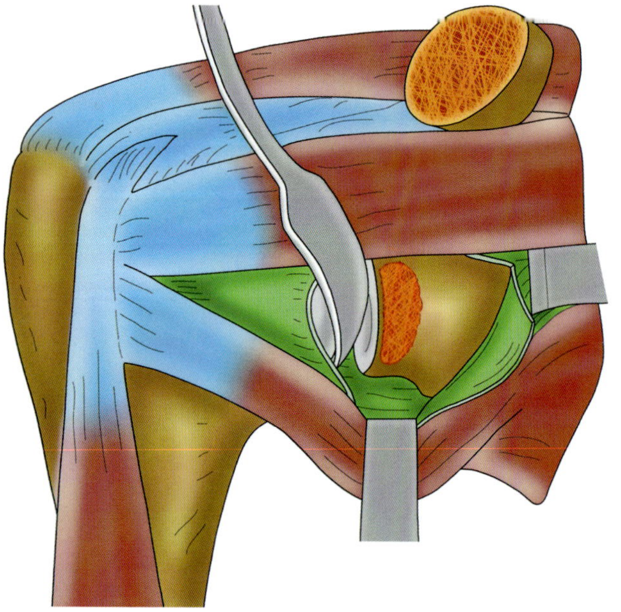

图 6-13 水平劈开肩胛下肌腱后，纵行切开前关节囊，在肩盂和肱骨头之间插入 Fukuda 撬，将肱骨头挡向外后方，充分显露肩盂

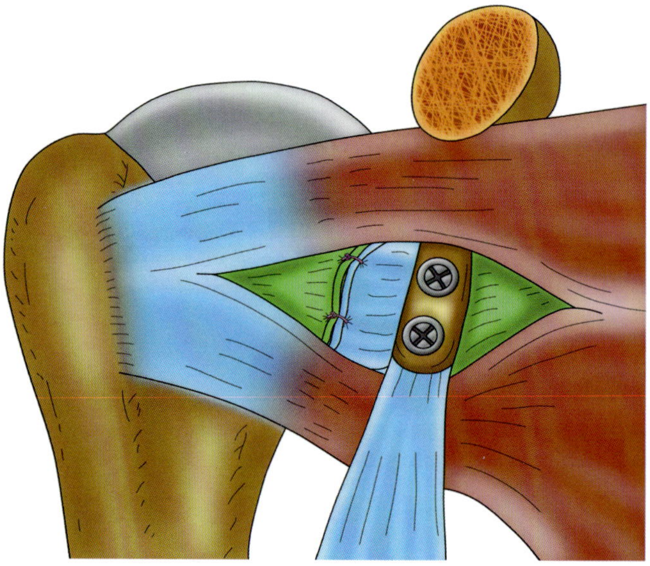

图 6-14 使用 2 枚空心钉将移位的喙突骨块固定在肩盂前缘，同时将纵行切开的前关节囊与喙突上保留的喙肩韧带的残端缝合，从而修复前关节囊的止点

4. 康复计划 术后肩关节应使用颈腕吊带制动3周。此后在理疗师的指导下开始患肢被动活动度练习。术后6周时可摘掉吊带，以患肢进行日常活动，但6周内应避免抗阻屈肘肌力练习。术后3个月开始进行终末牵拉练习。术后半年可恢复接触性或过头的体育项目。

5. 手术疗效及技术要点 国外研究认为Latarjet术对肩关节稳定性的改善来源于“三重阻挡效果”：①移位的喙突骨块可增加肩盂的宽度。②肩关节外展、外旋时固定在肩盂前下缘的联合腱和移位联合腱下方的下半部肩胛下肌可起到动力阻挡的作用。③将关节囊缝合至喙肩韧带残端上可重建前关节囊的止点，从而起到稳定作用[9-11]。

从我们的临床经验来看，切开的Latarjet术对于治疗合并明显肩盂骨缺损的复发性肩关节前脱位的患者，其疗效是十分肯定的。从目前的文献报道来看，其术后复发率为0～8%[12-16]。我们曾随访了22例应用切开Latarjet手术治疗的合并明显肩盂前缘骨缺损的复发性肩关节前脱位患者。平均随访时间为66.0个月。最终随访时，无患者出现肩关节复发脱位。患者肩关节平均前屈上举为167.7°±12.7°，平均体侧外旋为54.3°±16.5°，平均肩关节内旋为T10水平（T3—L3），与术前相比均无显著性差异。平均ASES评分为93.7±9.1分，平均Constant-Murley评分为95.6±5.6分，平均Rowe评分为96.4±4.4分，较术前均有显著性改善。在随访过程中3例患者肩关节退行性改变较术前进展，1例患者移位喙突骨块不愈合。

Latarjet手术后最常见的并发症为术后复发脱位以及术后肩关节骨性关节炎明显进展。在很多情况下，出现这些并发症与手术中的一些技术失误有关。在这方面对Latarjet手术进行定型并推广的法国著名肩关节外科专家Gilles Walch曾做过一些深入的研究。在一篇论文中，他认为如果喙突骨块外缘相对肩盂关节面偏内超过1 mm或偏外超过1 mm，则认为喙突骨块偏内或偏外。对68例Latarjet手术后平均20年的随访显示，如喙突骨块偏内，则容易出现术后复发脱位；另一方面，如喙突骨块偏外，则容易导致术后肩关节骨性关节炎进展[17]。在另一篇研究中，他把喙突骨块放置的理想位置定为肩盂前方3—5点钟位置[18]。如果骨块高于3点钟位置，则为骨块位置过高；如低于5点钟位置，则骨块位置过低。他们调查了72例行Latarjet手术后失效进行翻修的患者。其中61%的患者喙突骨块均只用一枚螺钉固定，继而出现了内固定失效、骨块移位或不愈合。另外一个导致手术失效的重要原因是骨块位置不良，其中最常见的是骨块放置过低。因此，他们总结，骨块放置的理想位置应该在3—5点钟位，平行于肩盂关节面。骨块的位置不能过高，也不能过低。骨块不能高于肩盂关节面，以防出现骨性关节炎。骨块相对于肩盂关节面也不能过于内移。若内移超过1～2 mm，则容易出现复发脱位。骨块的牢固固定及顺利愈合对手术成功至关重要。因此，术中应将喙突骨块的下表面贴合在肩胛颈前方，使用2枚螺钉进行牢固固定。螺钉应穿出肩盂后方骨皮质，以达到有效的加压固定。

（三）自体髂骨移植肩盂结构性重建术（Eden-Hybbinette术）

使用肩盂前缘植骨的方法治疗存在明显肩盂骨缺损的复发性肩关节前脱位最早是由Eden（1918年）和Hybbinette（1932年）报道的。最早的报道是取异体胫骨远端做骨软骨移植，但目前更多的是使用自体髂骨移植。这种方法更多地用于复发脱位手术后失效的翻修中，特别是喙突移位手术后失效的患者中。

1. 麻醉要求 全身麻醉。

2. 术中体位 将患者置于沙滩椅位，患侧肩关节置于手术台边缘之外，且消毒铺单后患侧上肢仍能向各个方向自由运动。将患侧肩关节区域以及同侧或对侧髂骨区域同时消毒铺单。

3. 手术步骤

（1）手术切口：手术一般选择三角肌 - 胸大肌入路。游离皮下组织，找到头静脉。找到头静脉即标记了三角肌 - 胸大肌间隙。保护头静脉的完整，将其拉向外侧，彻底分开三角肌 - 胸大肌间隙。将三角肌和胸大肌拉向两侧，显露深方结构。保护喙肩韧带及联合腱的完整，切除喙肩韧带和联合腱之间覆盖的锁胸筋膜。彻底游离肩袖肌腱与联合腱、喙突、喙肩韧带、肩峰及三角肌下之间的间隙。在这个过程中，往往可以在胸大肌深方、肩胛下肌下方触及腋神经。明确腋神经的位置后，在手术过程中注意对其进行保护。在肩胛下肌腱下缘表面往往可以看到旋肱前动脉及其伴行的静脉，在切断肩胛下肌腱之前须要将其结扎并剪断。

（2）显露盂肱关节：将肩胛下肌腱和前关节囊从小结节的止点处切断（图 6-15）。

从前方打开盂肱关节后，将 Fukuda 撬的尖端置于肩盂后缘。以此为支点，将撬推向后方，从而将肱骨头推向外后方，显露肩盂的前部。在肩盂的前下缘可以看到撕脱并向内侧移位的前下盂唇以及肩盂前缘的骨缺损。在保持关节囊及盂唇组织的完整的同时，将其从深方的肩胛颈部彻底松解下来。在盂唇组织和肩胛颈骨面间插入 Batman 肩盂撬，使其尖端抵于肩胛体前面。以此为支点，将撬推向内侧，从而将前方的软组织挡向内侧。另外，在肩盂下缘插入一把 Hoffmann 撬，进一步显露盂肱关节。在这儿把撬的帮助下，往往可以把肩盂前缘显露得比较清楚。下一步，对肩盂前缘骨缺损部位的骨床做充分的新鲜化（图 6-16）。

（3）取髂骨块：取一块 20 mm × 10 mm 的髂骨块。骨块应包括完整的髂骨内外板。

（4）髂骨块的固定：将髂骨块置于肩盂前下缘的骨床处，并以 4.0 mm 空心钉导针做临时固定。骨块外侧面的位置应与肩盂关节面平齐，骨块本身应与肩盂关节面方向平行。一般用 2 ~ 3 枚直径 4.0 mm 的空心钉固定骨块（图 6-17）。固定时，空心钉尖端应突破肩胛骨后方皮质，从而获得牢固的固定及加压效果。固定好后，要仔细检查骨块与肩盂关节面的位置关系，确保骨块不突出于关节面以上。如发现骨块某个局部较肩盂关节面突出，可用高速磨钻将其打磨平整。

（5）盂唇修复：骨块固定结束后，将肩盂前方的骨撬撤出，用拉钩将内侧软组织拉开。在自体肩盂前缘，所植髂骨骨块内侧，打入 2 ~ 3 枚缝合锚钉。以锚钉的尾线将从肩盂边缘撕裂的前盂唇及前

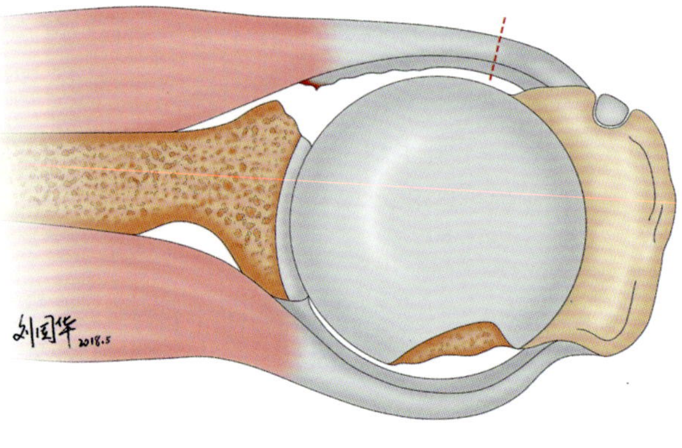

图 6-15　将肩胛下肌腱和前关节囊从小结节的止点处切断

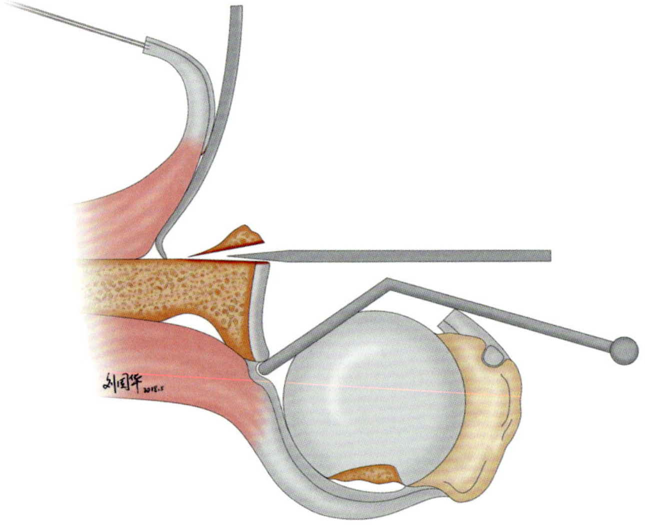

图 6-16　打开盂肱关节后对肩盂前缘骨缺损部位的骨床做充分的新鲜化

关节囊修复至肩盂前缘，从而使所植髂骨块成为关节外结构（图 6-18）。

（6）关闭切口：盂唇修复后，将所有的骨撬撤出，将肩胛下肌腱及前关节囊修复回小结节上（图 6-19）。留置引流管后，逐层缝合，关闭切口。

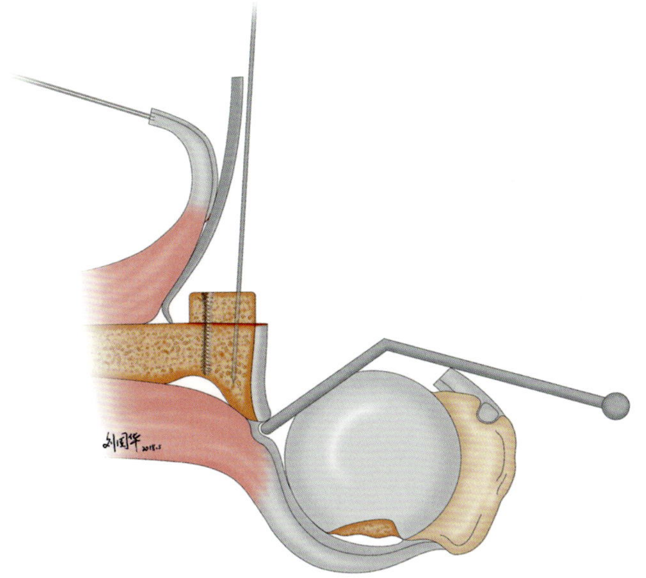

图 6-17 以 2 枚空心钉将移植骨块固定在肩盂前缘，骨块外缘应保证与肩盂关节面骨面平行

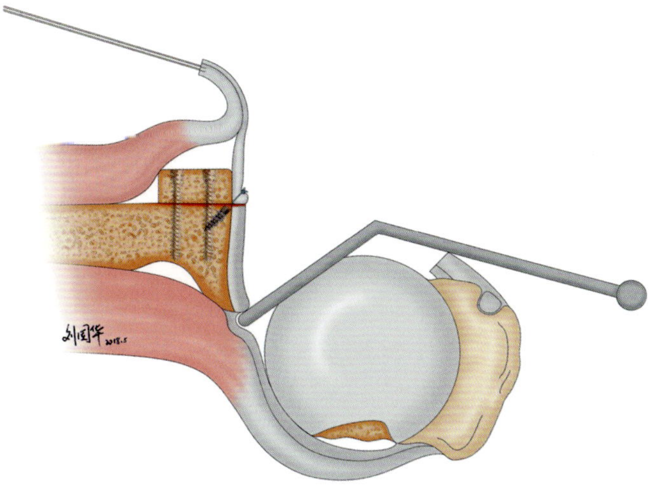

图 6-18 在肩盂前缘打入缝合锚钉，将从肩盂边缘撕裂的前盂唇及前关节囊修复至肩盂前缘，从而使所植髂骨骨块成为关节外结构

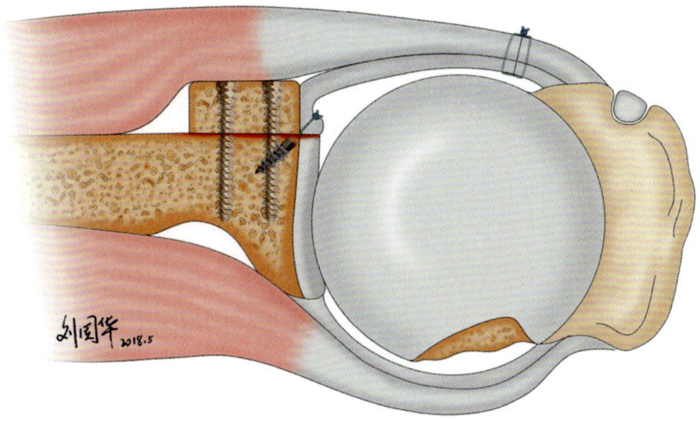

图 6-19 将肩胛下肌腱及前关节囊修复回小结节上

4. 康复计划 术后肩关节应使用颈腕吊带制动 6 周。术后 6 周时可摘掉吊带，以患肢做日常活动，并开始肩关节活动范围练习。术后 3 个月开始进行终末牵拉练习。术后半年可恢复进行接触性的或过头的体育项目。

5. 手术疗效 Scheibel 等报道了 10 例采用自体髂骨移植肩盂结构性重建并同时行 Bankart 修复手术治疗的复发性肩关节前脱位的患者。平均随访时间为 37.9 个月。术后没有患者出现复发脱位。最终随访时，患者的平均 Constant 评分为 88.3 分，平均 Rowe 评分为 89.5 分，平均 Walch-Duplay 评分为 83.5 分 [19]。Warner 等报道了 11 例患者最短 2 年的随访结果。他们的病例研究中亦未发现有患者出现复发脱位，并且没有明显的并发症出现。但患者有平均 14° 的肩关节外旋丢失 [20]。Steffen 等随访了 43 例采用自体髂骨移植肩盂结构性重建术治疗的复发性肩关节前脱位的患者。平均随访时间为 9.2 年（5～19 年）。最终 8 例残留肩关节疼痛症状，3 例有肩关节不稳定感，1 例出现复发脱位。19 例有轻度骨性关节炎表现，1 例有中度骨性关节炎表现 [21]。

第三节 肩关节多方向不稳定

肩关节多方向不稳定是指由于关节囊的过度松弛，使患者的肩关节出现多个方向的不稳定。这些患者往往存在明显的关节松弛，其中一些人可能有多发关节松弛的表现，但并不是所有的关节松弛患者一定存在关节不稳定。关节不稳定均伴随有类似疼痛、麻木、无力以及脱位等症状和主诉，而关节松弛无明显的临床症状及主诉。多方向不稳定可以为向前、向下方不稳定，或是向后、向下方不稳定，或者是向前、向后、向下方不稳定，其中绝大多数患者存在向下方不稳定。患者在出现症状前可能有明确的外伤事件；但很多患者没有明确的外伤，而是由于反复从事一些运动或训练甚至是重体力劳动，导致关节囊在反复多次的微创伤下发生形变从而出现不稳定的症状。研究表明，有两个方面的病变会导致肩关节多方向不稳定，一方面是盂肱关节下关节囊的过度冗余，另一个是肩袖间隙损伤。

一、诊断与体检

1. 临床表现 这些患者的症状往往表现多样。常见的主诉包括反复的肩关节脱位、弹响、关节位于特定位置的疼痛、“绞索”“松弛”“无力”甚至“上肢麻木”等。一部分患者初次发病时可有明确的外伤及脱位病史，也有一些患者上肢经常从事体育运动及训练。在问诊时还应注意询问是否存在家族遗传病史，以除外 Ehlers-Danlos 综合征及马方综合征等遗传性结缔组织发育异常。

2. 体检 这些患者的关节往往十分松弛，肩关节活动度非常大。如体侧外旋超过 90° 以上，则往往意味着存在前关节囊的过度松弛。Sulcus 征是检查肩关节是否存在下方不稳定的重要体征。检查方法是将患肢置于体侧时给予向下方的牵拉，检查肱骨头与肩峰之间的凹陷宽度以对其进行分级。如其宽度 ＜1 cm，则 Sulcus 征为“+”；在 1～2 cm，则 Sulcus 征为“++”；＞2 cm 以上，则 Sulcus 征为“+++”。如进行 Sulcus 征检查时患者出现明显的疼痛或恐惧感，则对下方不稳定的诊断很有意义。如肩关节处于外旋位行 Sulcus 征检查时肱骨头下移幅度较肩关节内旋位下移幅度减小，则证明肩袖间隙组织仍完整。可在患者处于坐位、患肢位于体侧时行抽屉实验检查，以明确肱骨头在肩盂内前后向移动情况。另外，可采用恐惧实验或 Jerk 实验来判断患者的肩关节是否存在前后方向的不稳定。

3. 影像学检查 多数情况下，这类患者的肩关节骨性结构是正常的，但有时三维 CT 检查可能发现肩盂的发育异常。通过 MRI 检查可能发现肩关节囊的过度冗余。

二、手术适应证与禁忌证

1. 适应证 这类患者首选的治疗方式是康复训练。保守治疗的重点在于通过肩袖肌肉、三角肌以及肩胛带肌肉的力量练习来增强肩关节的动态稳定机制，从而恢复关节的稳定性。但是，如果患者诊断明确，且经过 3～6 个月的保守治疗无效的话，可考虑手术治疗。

2. 禁忌证 这类患者中一部分可自行使关节脱位。对于这样的患者，须仔细鉴别其是否存在精神问题，从而使患者有主动使关节脱位的倾向。如有的话，则为手术禁忌证。对于多发关节松弛十分显著的患者，还应检查是否存在 Ehlers-Danlos 综合征和马方综合征等遗传性结缔组织发育异常。如有的话，应明确其他系统受累程度，以了解手术风险。

三、手术技术和术后处理

1. 手术适应证　对于保守治疗无效的患者，可考虑手术治疗。切开的前下关节囊紧缩术是 Neer 和 Foster 等提出的一种有效的手术治疗方式。

2. 患者体位及术中麻醉选择　术中患者须置于沙滩椅位。一般选择全身麻醉，可同时由肌间沟进行臂丛神经阻滞，以减少术中全麻药用量，并改善术中止痛、降压及肌松效果。

3. 手术步骤

（1）手术切口：一般选择三角肌 - 胸大肌入路，也可选择腋褶入路。腋褶入路位于腋前线，长约 6 cm，指向喙突方向。该入路在美观方面优于三角肌 - 胸大肌入路。

切开表皮后，分离皮下组织，找到头静脉。这两种入路均由三角肌 - 胸大肌间隙进入深方组织。

将三角肌和胸大肌拉向两侧，显露深方结构。保护喙肩韧带及联合腱的完整，切除喙肩韧带和联合腱之间覆盖的锁胸筋膜。彻底游离肩袖肌腱与联合腱、喙突、喙肩韧带、肩峰及三角肌下之间的间隙。在这一过程中，往往可以在胸大肌深方、肩胛下肌下方触及腋神经。明确腋神经的位置后，可以在手术过程中注意对其进行保护。在肩胛下肌腱下缘表面往往可以看到旋肱前动脉及其伴行动、静脉，在切断肩胛下肌腱之前须要将其结扎并剪断。

（2）显露盂肱关节：将肩胛下肌腱从小结节的止点上切断。但切断肌腱时应保护深方的前关节囊的完整，并将其与肩胛下肌腱分离开。一般来说，肩胛下肌腱的上部和关节囊之间较难分开，但其下部和关节囊之间有较明确的界限。因此，可从下部开始分离肩胛下肌腱与前关节囊之间的间隙。一旦找到两者之间的间隙，就可以用组织剪及骨膜剥离器进一步将两者完全分离开（图 6-20）。在这一过程中，须要在肩胛下肌腱的上角、下角及外缘中点处

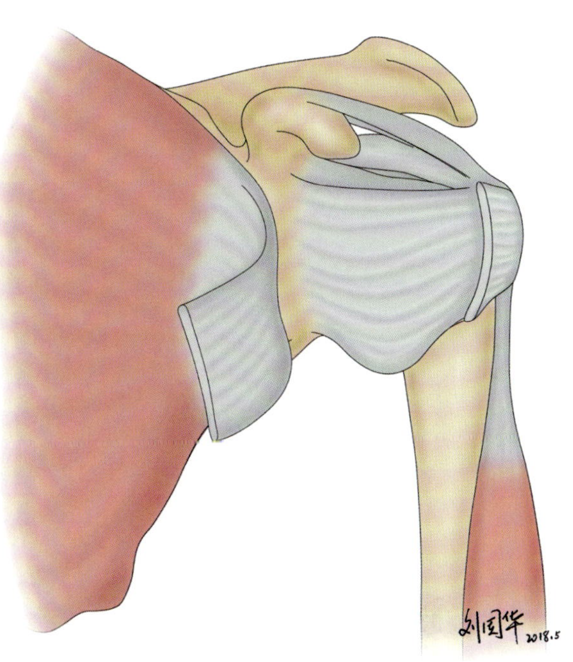

图 6-20　将肩胛下肌腱和前关节囊分离开

缝三针牵引线。在剥离过程中注意保持肩胛下肌腱的张力，以助于我们分离肌腱与关节囊。在分离过程中，注意保护在肩胛下肌下方走行的腋神经的完整。一旦将两者完全分离开，就在肩胛下肌腱止点偏内约 0.5 cm 处自上向下切断前关节囊。切断时，注意在关节囊的断端上缝上牵引线。下关节囊切开的程度取决于患者自身下关节囊的松弛程度。另外，须要注意，往往下关节囊在肱骨侧的止点分为两层。为了彻底地松解并紧缩，这两层的止点都须要切断。

切开前关节囊后，就可以看到盂肱关节了。使用 Fukuda 撬将肱骨头向后外侧推开，从而显露肩盂前缘。如果看到前下盂唇撕裂（Bankart 损伤），则在此时用缝合锚钉对其进行修复。

在盂肱中韧带和盂肱下韧带之间将前关节囊水平切开（图 6-21）。

（3）关节囊紧缩缝合：进行关节囊紧缩缝合时须将肩关节置于外展 20°～30° 及外旋 20°～30° 位。如果肱骨头有巨大的 Hill-Sachs 损伤，或者肩盂前缘有明显的骨缺损，则可以相应地减小关节囊缝合

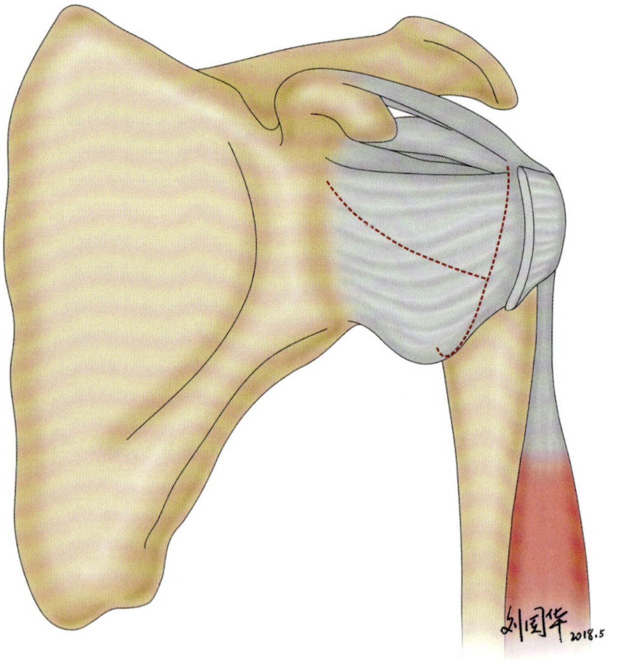

图 6-21 T 形切开前关节囊

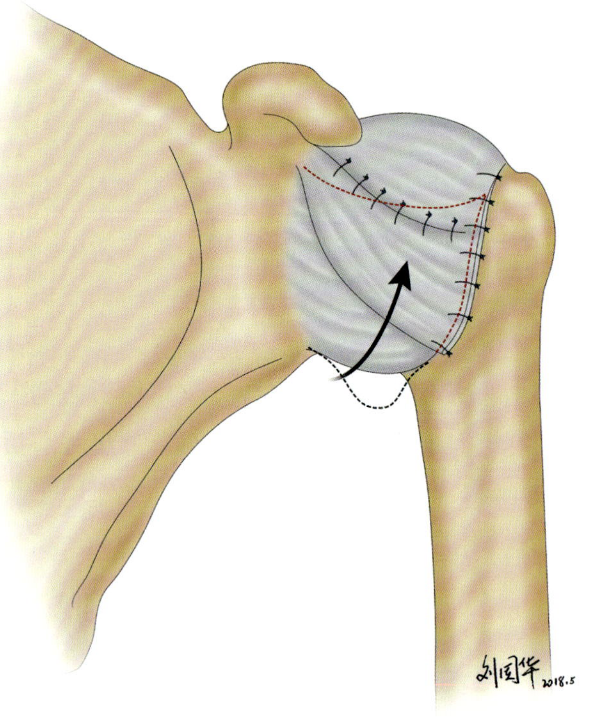

图 6-22 将前关节囊重叠缝合

时肩关节的外展和外旋角度。通过牵引牵引线，将 T 形打开的前关节囊的下半部拉向外上方，与肱骨侧残留的关节囊残端以单纯缝合修复。修复好下半部关节囊后，将上半部拉向下方，重叠缝合（图 6-22）。

之后，牢固修复肩胛下肌腱的止点。放置引流管后，逐层缝合切口。术后对患肢以吊带固定。

4. 康复计划 术后肩关节应使用颈腕吊带制动 6 周。术后 6 周时可摘掉吊带，以患肢做日常活动，并开始肩关节活动范围练习。术后 3 个月开始进行终末牵拉练习。术后半年可恢复进行接触性的或过头的体育项目。

5. 手术疗效 Marquardt 等报道了 38 例非创伤性的肩关节前方及下方不稳定的患者采用切开的前下关节囊紧缩术后平均 7.4 年的随访结果。其中 3 例出现复发脱位，1 例随访时恐惧实验仍为阳性。因此，该病例系列的整体失效率为 10.5%。72% 的手术患者恢复了既往的体育活动[22]。

Bak 等报道了 26 例肩关节采用切开的前下关节囊紧缩术的疗效。这些患者的术前诊断均为多方向不稳定。平均随访时间为 54 个月。依据随访时的 Rowe 评分，88% 的患者疗效优良，2 例出现复发脱位（8%），76% 的患者可恢复术前体育活动[23]。

另一方面，近年来，由于关节镜技术的不断进展，越来越多的医生采用关节镜下关节囊打褶成形术来治疗肩关节多方向不稳定的患者。Jacobson 等通过 meta 分析对比了切开的前下关节囊紧缩术和关节镜下关节囊打褶成形术的疗效[24]。作者认为，对于肩关节多方向不稳定的治疗，关节镜下关节囊打褶成形术和切开的前下关节囊紧缩术在术后复发脱位率、恢复运动情况、肩关节外旋受限情况以及并发症发生率方面没有显著性差异。

第四节　肩关节后脱位

一、概述

由于后脱位在普通X线片上较难察觉，因而初诊时漏诊率很高。许多患者在最终确诊前已被误诊、误治了很长时间。临床上慢性锁定型肩关节后脱位并不少见。发生肩关节后脱位时，由于肱骨头前方与肩盂后缘之间的碰撞，往往会导致肱骨头前方的压缩骨折，也就是所谓的反Hill-Sachs损伤。如果将后脱位后及时复位，则这种骨性损伤较小，不一定须要手术处理。但如果由于反复脱位或漏诊而造成长时间的后脱位，则这种骨性损伤会十分巨大，这时往往须要手术处理。

二、诊断与体检

1. 临床表现　肩关节后脱位患者的典型症状是肩关节活动受限，尤其是肩关节外旋活动的明显受限。患者在出现症状之前往往有外伤史。特别须要注意的是，一部分肩关节后脱位是由于癫痫发作导致的。因此，在问病史时须要明确患者是否合并癫痫病史。另外，在病史采集中，对症状持续时间的追问也很重要。如症状发生在1周之内，则在影像学检查明确后脱位的诊断，且排除合并骨折的情况下，仍可能尝试闭合复位。但由于后脱位在普通X线片上较难察觉，因而初诊时漏诊率很高。许多患者在最终确诊前已被误诊、误治了很长时间。在这种情况下，闭合复位往往难以奏效，须要采取手术切开复位。

2. 体检　由于后脱位时肱骨头脱位至肩盂后方，因此，患者往往表现为肩关节后方饱满而前方平坦，喙突显得非常突出（图6-23）。其标志性的体征是肩关节固定性的外旋受限（图6-24）。

3. 影像学检查　肩关节后脱位难以在正位或侧位X线片上发现（图6-25）。腋位X线片或肩关节CT检查对明确诊断具有重要意义。在术前须要通过腋位X线片或CT来估计肱骨头反Hill-Sachs损伤的

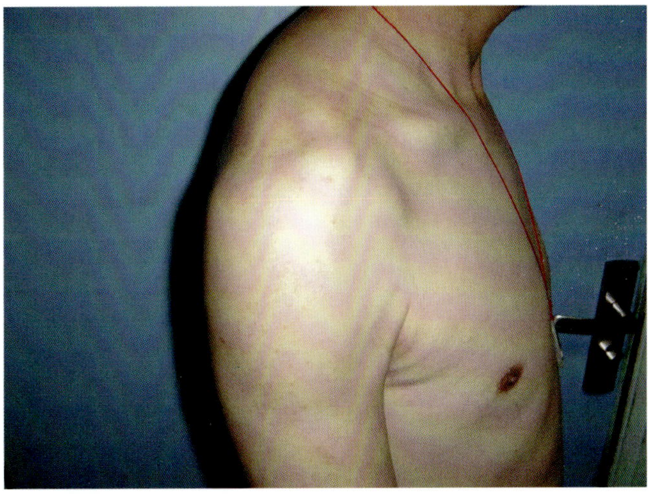

图6-23　肩关节锁定型后脱位患者的体位像。可见肩关节前方比较平坦，箭头所指为喙突，显得非常突出

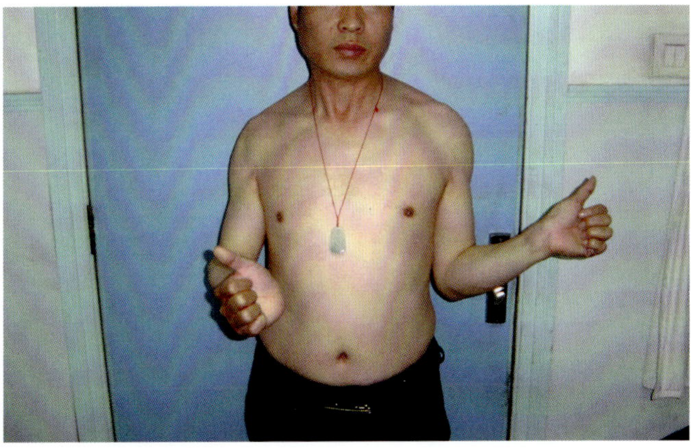

图6-24　肩关节锁定型后脱位患者的体位像。可见患者患侧肩关节外旋明显受限

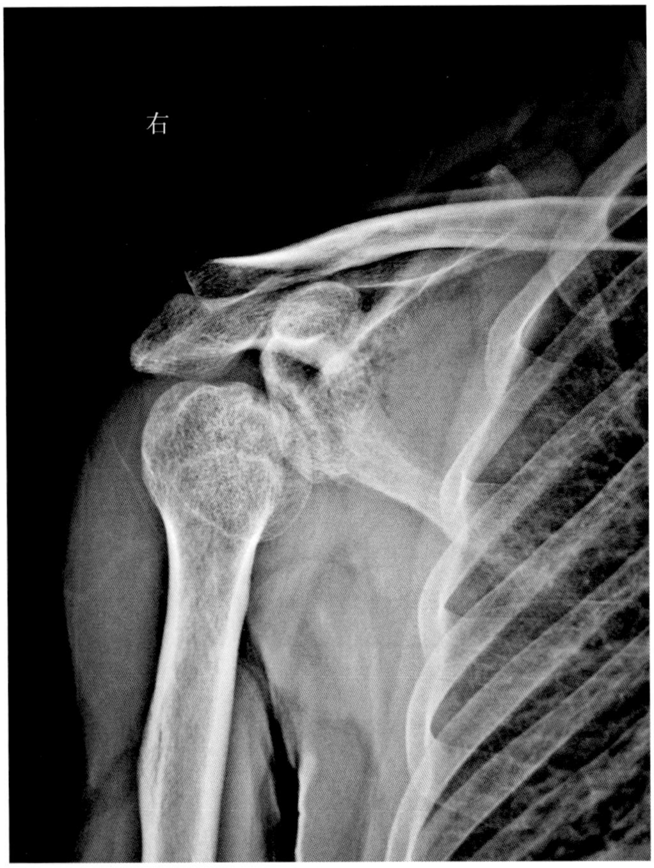

图 6-25 锁定型肩关节后脱位患者的肩关节正位 X 线片。其后脱位较难以察觉

大小，来帮助我们决定选择何种术式来处理骨缺损（图 6-26）。另外，还须要特别注意的是，有时陈旧的肩关节脱位还合并肱骨外科颈骨折。而后脱位时肱骨头与肩盂后缘之间的相互碰撞可能导致外科颈在较正常情况更加内旋的位置畸形愈合。因此，如果在 CT 及 X 线片上怀疑有肱骨外科颈畸形愈合，则须要做双侧肱骨头和肘关节的双平面 CT 平扫，以测量双侧肱骨头的后倾角。如患侧后倾明显大于健侧，则须考虑术中行肱骨近端的旋转截骨，以纠正肱骨头的后倾。

三、手术适应证与禁忌证

1. 适应证 若是急性肩关节后脱位，可尝试闭合复位。如不成功，则可考虑切开或关节镜下复位。如果肱骨头反 Hill-Sachs 损伤小于肱骨头的 20%，则并不一定会增加肩关节后脱位复发的概率。如肱骨头的反 Hill-Sachs 损伤介于肱骨头的 20% ~ 40%，则会增加术后复发脱位的概率，因此须在术中同时处理。这时可选择 McLaughlin 术，即肩胛下肌腱的移

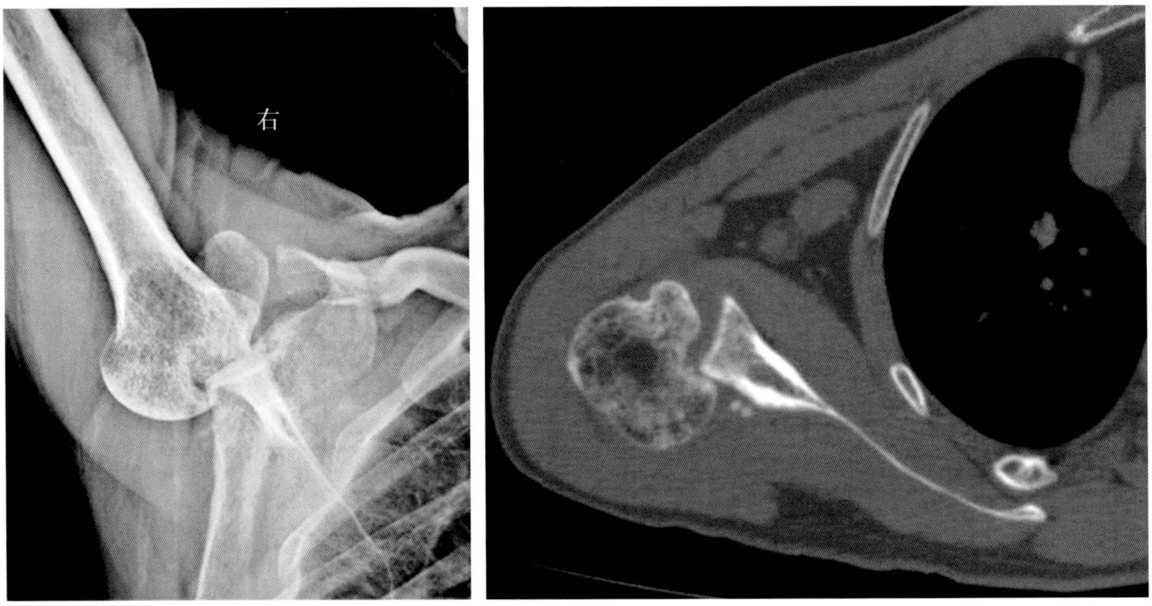

图 6-26 通过腋位 X 线片或 CT 可明确肩关节后脱位的诊断

位以填充肱骨头骨缺损；或是改良 McLaughlin 术，也就是小结节的截骨移位以填充骨缺损。如骨缺损超过 40%，则往往须要异体骨软骨移植或肩关节置换来处理骨缺损。

须要注意的是，在选择 McLaughlin 或改良 McLaughlin 术式进行治疗时，如果患者的肩关节后脱位已持续半年以上，则有可能其肱骨头骨缺损十分巨大，而且残留的肱骨头软骨损伤严重甚至有软骨剥脱，这种情况下也不适合使用肩胛下肌腱或小结节填充骨缺损，往往须要考虑关节置换类手术。

2. 禁忌证　由于肩关节后脱位会明显影响患者的肩关节功能并导致严重的疼痛症状，所以在闭合复位不成功的情况下，往往须要采取手术治疗。但如果患者有严重的系统性疾病，而难以承受麻醉及手术，或是患者的精神和意识情况不能配合手术及术后康复，以及目前患者仍有难以控制的频繁癫痫发作，则这些均是手术的禁忌证。

四、手术技术和术后处理

1. 麻醉要求　全身麻醉。

2. 患者体位　将患者置于沙滩椅位，患侧肩关节置于手术台边缘之外，且消毒铺单后患侧上肢仍能向各个方向自由运动。

3. 手术入路　手术一般采用三角肌 - 胸大肌入路。切口起自喙突表面向外下方走行，至三角肌的肱骨侧止点。分离皮下组织后，找到头静脉，从而找到三角肌 - 胸大肌间隙。注意保护头静脉的完整，可将其拉向内侧或外侧。但一般情况下头静脉引流三角肌的分支较引流胸大肌的分支更多，所以多数情况下可结扎剪断头静脉引流胸大肌的分支后将其拉向外侧。将三角肌 - 胸大肌间隙做全程的分离。这意味着上方分离到三角肌和胸大肌在锁骨上的起点，下方分离到三角肌在肱骨侧的止点。这时将胸大肌止点上缘做部分松解会有助于增加显露。将三角肌及胸大肌向两侧拉开就可以看到深方组织。这时须要注意辨识深方的喙突、联合腱以及喙肩韧带。在联合腱外侧，在喙肩韧带下方切除锁胸筋膜以显露深方组织。对于陈旧的肩关节后脱位来说，往往肩关节处于极度内旋位，小结节和结节间沟转向内侧，紧贴联合腱，并且联合腱与深方组织间多有粘连。这时往往须要对联合腱深方做松解。松解时应特别注意保护联合腱内侧的重要血管和神经结构，尽可能做钝性分离。将联合腱与深方结构分开后，可从联合腱深部向上经喙突深方、喙肩韧带深方、肩峰下间隙直至三角肌下间隙做彻底松解，将肱骨头和肩袖肌腱与周围的肌肉、韧带及骨骼分离开。在胸大肌止点的内侧可找到肱二头肌长头肌腱。将其挑起后，沿肱二头肌长头肌腱走行剪开结节间沟表面的横韧带。一直向上解剖长头肌腱可使我们顺着长头肌腱找到结节间沟和肩袖间隙并最终进入盂肱关节。松解肩袖间隙组织，清楚地显露冈上肌前缘及肩胛下肌上缘。将肩袖间隙拉开后，可以看到肩盂。在肩关节后脱位时，由于肱骨头的主要部分脱位在肩盂后方，因此，患者的肩盂内往往比较空虚。从肩袖间隙中可看清肩盂前部以及肱骨头前方的反 Hill-Sachs 骨缺损。看到骨缺损的大致位置对我们准确地进行之后的小结节截骨非常有帮助。

如果计划做 McLaughlin 术，也就是肩胛下肌腱的移位填充，则此时应将肩胛下肌腱的上 2/3 从其在小结节上的止点处剥离下来。之所以保留肩胛下肌腱的下 1/3 止点，原因有两个。第一，保留部分肩胛下肌腱止点可以对在肩胛下肌腱下方走行的腋神经起到保护作用；第二，保留下 1/3 止点不受影响有助于改善术后肩关节内旋肌力。用不可吸收缝线标记切下的肩胛下肌腱断端。

如果是计划做改良 McLaughlin 术，也就是小结节截骨填充，则须将肩胛下肌腱上 2/3 肌腱纤维止点处的小结节标记出来（图 6-27）。这时，从肩袖间隙伸进一个手指触摸并感知肱骨头及骨缺损的位置对我们准确地确定截骨的方向很有帮助。截骨线应从邻近结节间沟处进入，从骨缺损最深处截出，这样

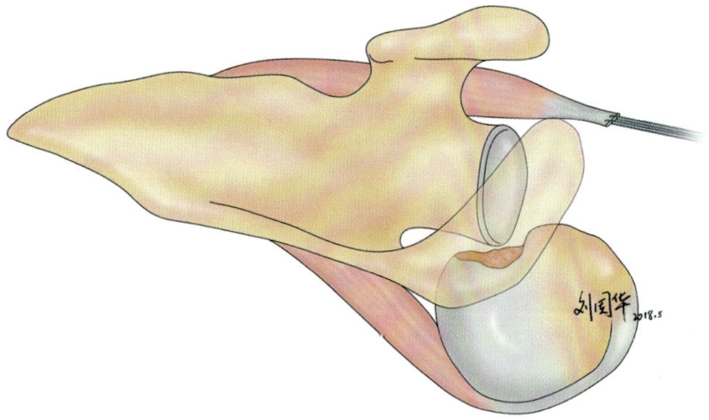

图 6-27 行 McLaughlin 术，将肩胛下肌腱切断，以显露肩盂及后脱位的肱骨头

能够截下尽可能大的一块骨块用于填充缺损。截下骨块后，用不吸收缝线标记肩胛下肌腱断端及小结节骨块（图 6-28）。

切断肩胛下肌腱或行小结节截骨后，将肩胛下肌腱拉向内侧就可以看到盂肱关节了。对于慢性锁定型肩关节后脱位的患者，盂肱关节内往往有大量瘢痕组织填充，影响我们显露关节。须要将这些瘢痕组织彻底清除，清楚地显露肩盂后缘及肱骨头反 Hill-Sachs 损伤相互咬合的地方。将肩关节进一步内旋，从这个地方插入一把骨膜起子，彻底松解两者之间的粘连，以利于复位肱骨头（图 6-29）。在骨膜起子的撬动下，逐渐外旋肩关节以使肱骨头复位。这一过程中动作应尽可能轻柔，以防损伤肱骨头软骨甚至导致骨折。如果这样难以复位，可能须要进一步对后方及下方的关节囊进行松解。

当肱骨头复位后，须仔细评估肱骨头上残留的软骨质量。下一步，将肱骨头反 Hill-Sachs 损伤表面瘢痕组织清理掉后，评估骨缺损的大小（图 6-30）。

此后，可以轻柔地内旋肩关节，以评估在何种内旋角度下肩关节会出现肩关节后脱位。这一评估对我们在骨缺损填充术结束后再次评价关节的稳定性十分有帮助。

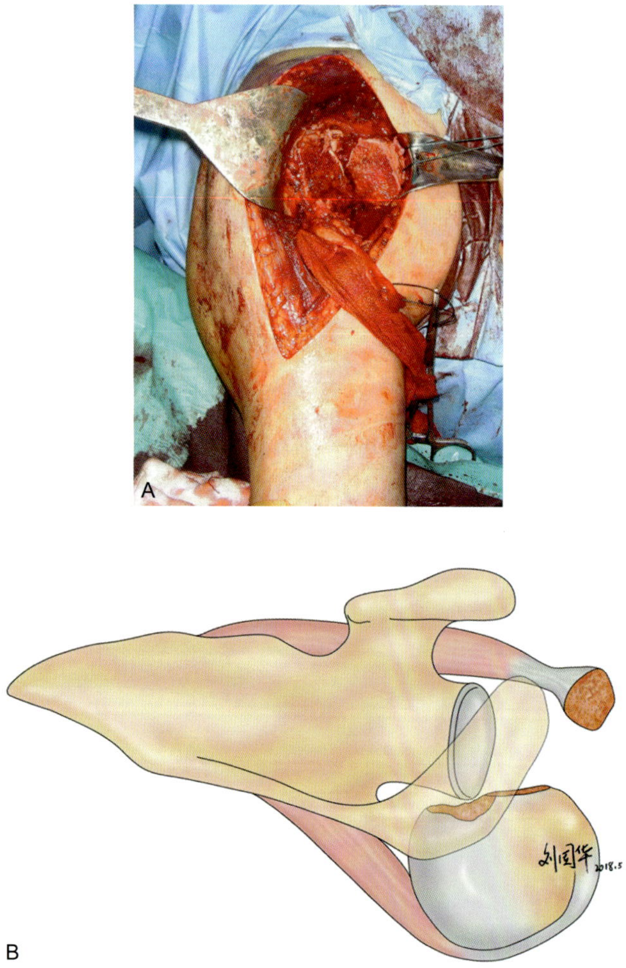

图 6-28 行改良 McLaughlin 术，做小结节截骨。A. 截下骨块后，用不吸收缝线标记肩胛下肌腱断端及小结节骨块；B. 截骨示意图

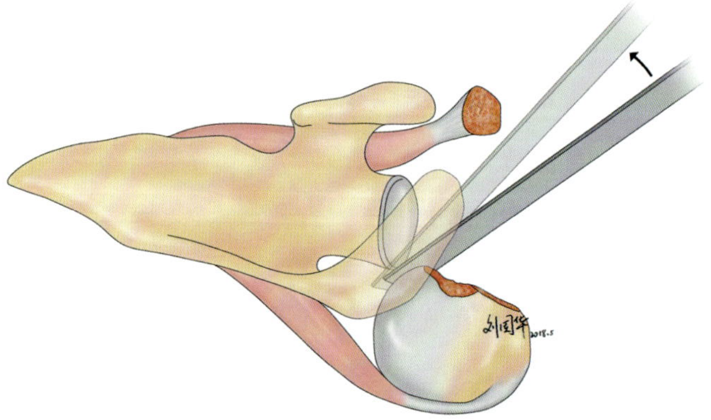

图 6-29 在肩盂和后脱位的肱骨头之间插入一把骨膜起子，彻底松解两者之间的粘连，以利于复位肱骨头

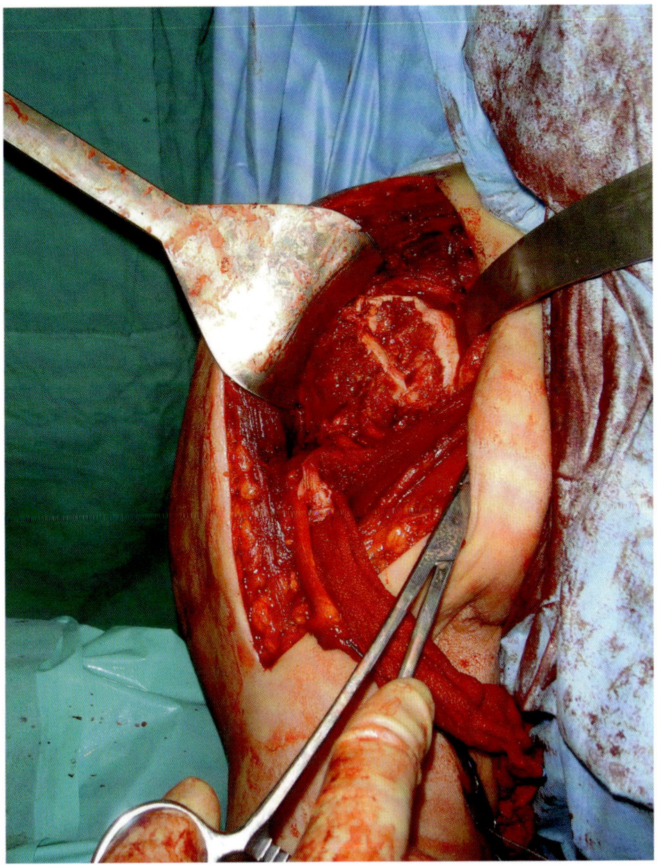

图 6-30 将肱骨头反 Hill-Sachs 损伤表面的瘢痕组织清理掉后，评估骨缺损的大小

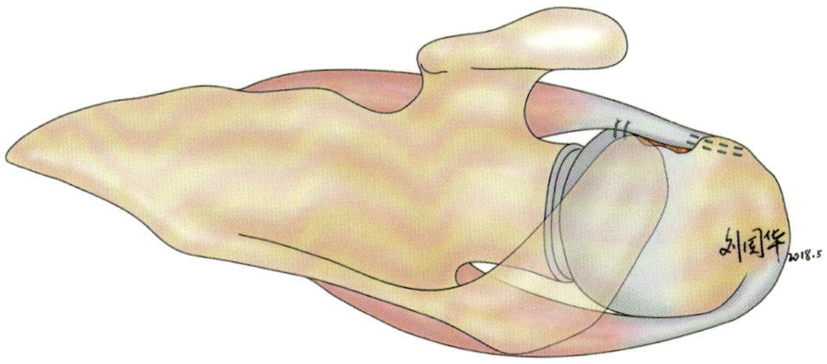

图 6-31 将移位的肩胛下肌腱固定在反 Hill-Sachs 损伤内以填充骨缺损

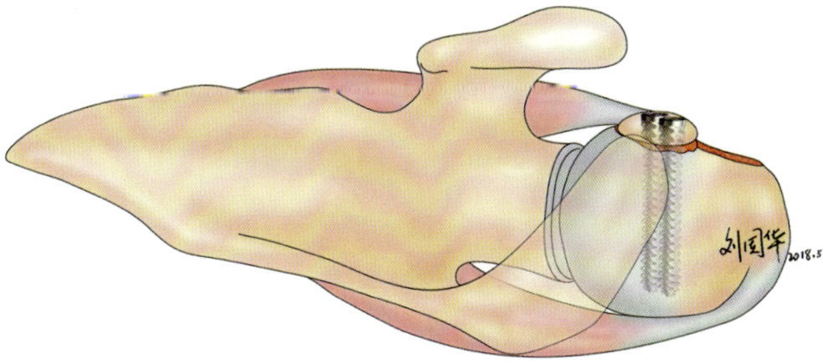

图 6-32 将截下的小结节骨块移位并固定至反 Hill-Sachs 损伤内以填充骨缺损

如行肌腱固定，则须要在骨缺损上做骨髓道以固定肩胛下肌腱。可在骨缺损内缘处开孔。隧道的外口位于肱骨近端的外侧皮质。做四个这样的骨髓道，这样就可以导入三组褥式缝合的缝线以固定移位的肩胛下肌腱。一般可用 2# 高强度不吸收缝线做经骨髓道缝合以固定肩胛下肌腱。当然，也可也使用目前肩袖缝合常用的双排缝线桥固定的方式来固定移位的肩胛下肌腱（图 6-31）。

如果做小结节截骨移位的话，可将已截下的小结节骨块放入骨缺损部位（图 6-32）。骨块的内缘应恰好对齐骨缺损内缘的关节面。确定好骨块放置的位置后，可以采用经骨缝线的方法对骨块加以固定。如骨块较大，还可以增加 1～2 枚 4.0 空心钉固定骨块（图 6-33）。

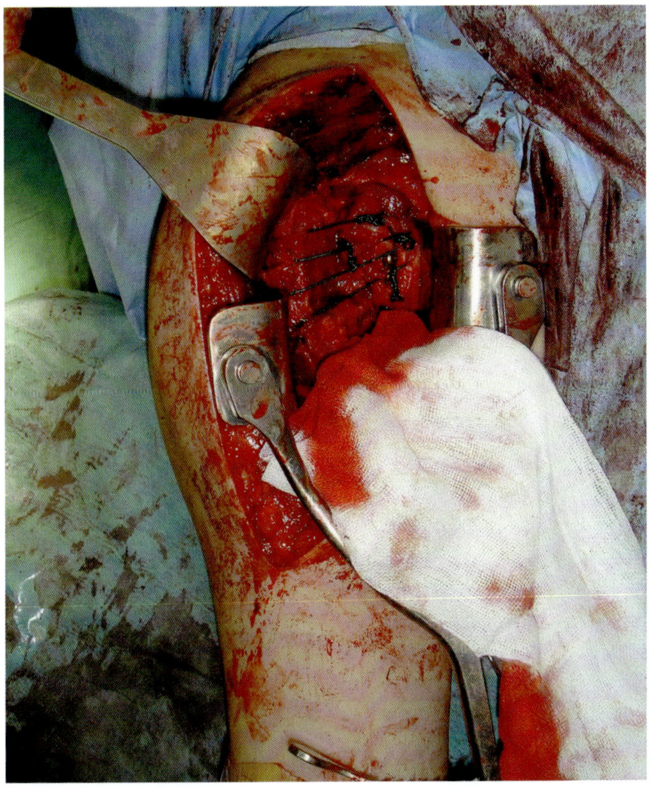

图 6-33 使用经骨缝线以及空心钉固定移位的小结节骨块，以填充反 Hill-Sachs 损伤

固定结束后，非常重要的一点是要再次评估关节的稳定性。在将上肢置于体侧的情况下逐渐内旋肩关节。超过之前的测试角度后继续内旋，还可以给予向后的推力，以测试关节是否脱位。如果真的发生向后脱位，则要仔细检查移位骨块或肌腱与肱骨头前缘关节面的对位关系，以避免填充不全的情况。如果没有填充不全的情况，则这种后方脱位往往是由于后关节囊过于松弛导致的。在这种情况下，可选择延长术后外旋位制动时间，以增加关节稳定性。

关闭切口时，一般须要首先放置引流管。须将肩关节置于最大外旋位的情况下，以 1～2 针关闭肩袖间隙。此后逐层缝合。缝合时还要注意应将肱二头肌长头肌腱缝合固定在胸大肌止点或联合腱上。

手术结束后，须拍片检查关节及确认内固定物位置无误，然后术后对患侧肩关节须以支具固定于外旋位（图 6-34）。

4．术后处理　须将患者的肩关节置于外旋位，用支具制动 4～6 周。对于那些术前脱位时间长、有多发关节松弛表现以及术中测试时仍有后方不稳定表现的患者，须制动 6 周，否则制动 4 周即可。制动期结束时，须拍片甚至做 CT 以确认关节位置正确。之后，就可以让患者摘掉支具，以患肢做日常生活动作。这时就开始锻炼肩关节及邻近关节的辅助主动活动范围练习。术后 3 个月后可以开始关节的终末牵拉练习及肌力练习。

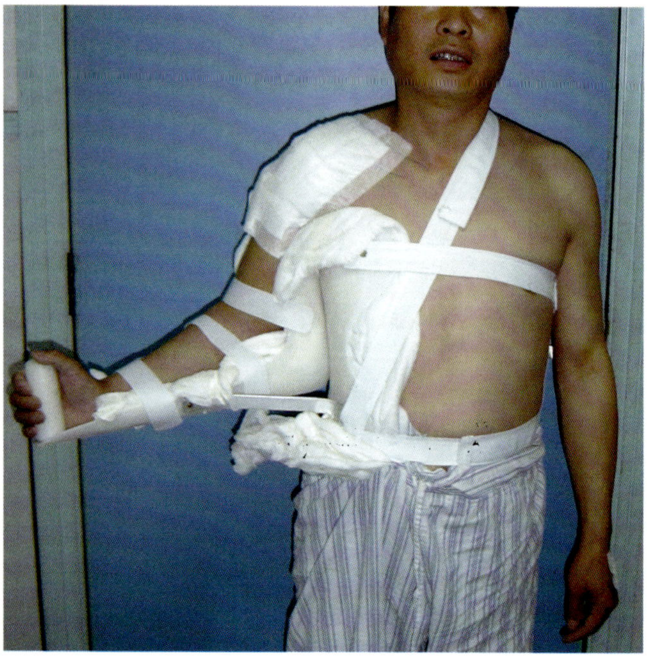

图 6-34　术后对患侧肩关节须以支具固定于外旋位

5．手术疗效　McLaughlin 首先报道了采用肩胛下肌腱移位的方法治疗锁定性肩关节后脱位。在他最初的报道中列举了 4 例病例，其中 2 例有较长时间的随访，结果显示效果令人满意 [25]。之后 Rowe 和 Zarins 也报道了 2 例锁定性后脱位的病例，认为他们使用肩胛下肌腱移位的方法治疗后的结果令人满意 [26]。1982 年 Hawkins 等报道了 9 例病例采用肩胛下肌腱移位治疗的疗效。其中 4 例结果令人满意，术后随访时肩关节前屈可达 165°，外旋至 40°，内旋达到 T12 水平。但另外 5 例病例采用该术式后失效，接受了翻修手术 [27]。

此后 Hawkins[27] 和 Neer [28] 建议对肱骨头骨缺损达到 20%～45% 的患者采用改良 McLaughlin 手术行小结节截骨移位。Neer 同时报道了 4 例手术后的病例，结果令人满意。患者术后肩关节平均的前屈上举可达 160°，外旋至 45°，内旋至 T12 水平。

Shams 等报道了 11 例锁定性肩关节后脱位的病例，采用改良 McLaughlin 术即小结节截骨移位填充反 Hill-Sachs 损伤的术后疗效 [29]。这组患者的平均年龄为 39 岁，平均受伤至手术的时间为 9 周。术后平均 29 个月时，没有患者出现肩关节不稳定表现。4 例病例结果为优，5 例为良，1 例结果一般，另有 1 例结果差。作者认为这一术式可有效地治疗反 Hill-Sachs 损伤占肱骨头 25%～50% 的锁定型肩关节后脱位。

Banerjee 等报道了 7 例急性肩关节后脱位采用改良 McLaughlin 术治疗的疗效 [30]。这些患者均在伤后 14 天内接受了手术。患者的平均年龄为 39 岁，其肱骨头反 Hill-Sachs 损伤占肱骨头大小的 25%～45%。

术后平均随访时间为 41 个月。在随访过程中，所有患者的肩关节均保持稳定。7 例中有 6 例结果为优，1 例结果为良。作者总结认为，对于存在急性肩关节后脱位，且肱骨头骨缺损占肱骨头 25%～45% 的患者，采用改良 McLaughlin 术治疗可获得满意疗效。

（朱以明）

参考文献

[1] O'Brien SJ, Neves MC, Arnoczky SP, *et al.* The anatomy and histology of the inferior glenohumeral ligament complex of the shoulder. Am J Sports Med, 1990, 18(5): 449-456.

[2] Perthes G. Über Operationen bei habitueller Schulterluxation. Deutsche Zeitschrift für Chirurgie, 1906, 85(1): 199-227.

[3] Bankart AS. Recurrent or habitual dislocation of the shoulder-joint. Br Med J, 1923, 2(3285): 1132-1133.

[4] Speer KP, Deng X, Borrero S, *et al.* Biomechanical evaluation of a simulated Bankart lesion. J Bone Joint Surg Am, 1994, 76(12): 1819-1826.

[5] Bigliani LU, Pollock RG, Soslowsky LJ, *et al.* Tensile properties of the inferior glenohumeral ligament. J Orthop Res, 1992, 10(2): 187-197.

[6] Levine WN, Richmond JC, Donaldson WR. Use of the suture anchor in open Bankart reconstruction. A follow-up report. Am J Sports Med, 1994, 22(5): 723-726.

[7] Thomas SC, Matsen FA, 3rd. An approach to the repair of avulsion of the glenohumeral ligaments in the management of traumatic anterior glenohumeral instability. J Bone Joint Surg Am, 1989, 71(4): 506-513.

[8] Petrera M, Patella V, Patella S, *et al.* A meta-analysis of open versus arthroscopic Bankart repair using suture anchors. Knee Surg Sports Traumatol Arthrosc, 2010, 18(12): 1742-1747.

[9] Patte D, Bernageau J, Rodineau J, *et al.* Unstable painful shoulders (author's transl). Rev Chir Orthop Reparatrice Appar Mot, 1980, 66(3): 157-165.

[10] Dines JS, Dodson CC, McGarry MH, *et al.* Contribution of osseous and muscular stabilizing effects with the Latarjet procedure for anterior instability without glenoid bone loss. J Shoulder Elbow Surg, 2013, 22(12): 1689-1694.

[11] Yamamoto N, Muraki T, An KN, *et al.* The stabilizing mechanism of the Latarjet procedure: a cadaveric study. J Bone Joint Surg Am, 2013, 95(15): 1390-1397.

[12] Allain J, Goutallier D, Glorion C. Long-term results of the Latarjet procedure for the treatment of anterior instability of the shoulder. J Bone Joint Surg Am, 1998, 80(6): 841-852.

[13] Bhatia S, Frank RM, Ghodadra NS, *et al.* The outcomes and surgical techniques of the latarjet procedure. Arthroscopy, 2014, 30(2): 227-235.

[14] Mizuno N, Denard PJ, Raiss P, *et al.* Long-term results of the Latarjet procedure for anterior instability of the shoulder. J Shoulder Elbow Surg, 2014.

[15] Schmid SL, Farshad M, Catanzaro S, *et al.* The Latarjet procedure for the treatment of recurrence of anterior instability of the shoulder after operative repair: a retrospective case series of forty-nine consecutive patients. J Bone Joint Surg Am, 2012, 94(11): e75.

[16] Shah AA, Butler RB, Romanowski J, *et al.* Short-term complications of the Latarjet procedure. J Bone Joint Surg Am, 2012, 94(6): 495-501.

[17] Mizuno N, Denard PJ, Raiss P, *et al.* Long-term results of the Latarjet procedure for anterior instability of the shoulder. J Shoulder Elbow Surg, 2014, 23(11): 1691-1699.

[18] Gasbarro G, Giugale JM, Walch G, *et al.* Predictive Surgical Reasons for Failure After Coracoid Process Transfers. Orthop J Sports Med, 2016, 4(12): 2325967116676795.

[19] Scheibel M, Nikulka C, Dick A, *et al.* Autogenous bone grafting for chronic anteroinferior glenoid defects via a complete subscapularis tenotomy approach. Arch Orthop Trauma Surg, 2008, 128(11): 1317-1325.

[20] Warner JJ, Gill TJ, O'Hollerhan JD, *et al.* Anatomical glenoid reconstruction for recurrent anterior glenohumeral instability with glenoid deficiency using an autogenous tricortical iliac crest bone graft. Am J Sports Med, 2006, 34(2): 205-212.

[21] Steffen V, Hertel R. Rim reconstruction with autogenous iliac crest for anterior glenoid deficiency: forty-three instability cases followed for 5-19 years. J Shoulder Elbow Surg, 2013, 22(4): 550-559.

[22] Marquardt B, Potzl W, Witt KA, *et al.* A modified capsular shift for atraumatic anterior-inferior shoulder instability. Am J Sports Med, 2005, 33(7): 1011-1015.

[23] Bak K, Spring BJ, Henderson JP. Inferior capsular shift procedure in athletes with multidirectional instability based on isolated capsular and ligamentous redundancy. Am J Sports Med, 2000, 28(4): 466-471.

[24] Jacobson ME, Riggenbach M, Wooldridge AN, *et al.* Open capsular shift and arthroscopic capsular plication for treatment of multidirectional instability. Arthroscopy, 2012, 28(7): 1010-1017.

[25] McLaughlin HL. Posterior dislocation of the shoulder. J Bone Joint Surg Am, 1952, 24 A(3): 584-590.

[26] Rowe CR, Zarins B. Chronic unreduced dislocations of the shoulder. J Bone Joint Surg Am, 1982, 64(4): 494-505.

[27] Hawkins RJ, Neer CS, Pianta RM, *et al.* Locked posterior dislocation of the shoulder. J Bone Joint Surg Am, 1987, 69(1): 9-18.

[28] Neer CS. Shoulder reconstruction. Philadelphia: Saunders; 1990.

[29] Shams A, El-Sayed M, Gamal O, *et al.* Modified technique for reconstructing reverse Hill-Sachs lesion in locked chronic posterior shoulder dislocation. Eur J Orthop Surg Traumatol, 2016, 26(8): 843-849.

[30] Banerjee M, Balke M, Bouillon B, *et al.* Excellent results of lesser tuberosity transfer in acute locked posterior shoulder dislocation. Knee Surg Sports Traumatol Arthrosc, 2013, 21(12): 2884-2888.

第七章

人工肩关节

由于本书的侧重点在于手术技术以及相关领域的探讨，因此，作者并不打算在本章中对包括肩关节力学、运动学特点以及人工关节的工程学原理等各方面进行学究式的大段阐述。相反，我们仅对一些基本概念进行简单的描述，以便于读者更好地理解人工关节的手术技术。但是，我们更希望读者在临床进行人工肩关节置换术之前，特别是在起步阶段，一定要对以上内容进行深入的了解。考虑到目前人工肩关节在国内市场的价格，因此，做出适当的临床决策对我们来说是十分重要的，这对于信任我们的患者，对于我们自己，都是非常重要的！

第一节 概 况

一、人工肩关节的发展

与人工膝关节和人工髋关节相比，人工肩关节的发展经历了一个更为漫长曲折的过程。1893 年，法国的 Jules Emil Péan 医生与牙医 J Porter Michaels 合作，利用 Themistockles Gluck 医生设计的人工肩关节治疗了一位 37 岁的结核患者。由于患者拒绝截肢，Jules 在一期切除了包括骨性结构在内的感染灶之后，将关节假体放置在体内。这个假体的一端为铂金制成，并在末端有两个翼及数个孔与肱骨干连接，另一端为橡胶制成。事先在石蜡中将假体煮沸 24 h，使之变得坚硬。其头部有两个金属环，一个与体部连接，另一个与肩盂连接。该手术恢复了患者一定的活动度，减轻了疼痛，并在体内维持时间达到 2 年之久[1]（图 7-1）！

由于技术发展的问题，尽管之后仍不断有学者对肩关节假体进行改进，但总体的效果都不甚理想。真正对现代肩关节假体的发展做出巨大贡献的人应首推美国的 Charles S. Neer Ⅱ。他在借鉴了髋关节假体成功经验的基础上，在 1953 年报道应用自己设计的带柄假体治疗复杂的肱骨近端骨折，取得了令人满意的临床效果[2]。Neer 认识到了肩关节周围软组织的重要性，他通过假体作为一个支架，对骨性结构和软组织结构进行有效的重建，恢复稳定与功能。Neer 之后又将使用指征推广到治疗创伤性关节炎，最后发展到治疗退行性关节炎。在这个过程中，Neer 也逐步完善了自己的假体设计，并在 1973 年推出了第二代假体。这种假体有不同长度的假体柄，以及两种型号的肱骨头假体，后来又生产出聚乙烯的肩盂假体与之相匹配。得益于 Neer 的成绩，使金属型带柄假体成为治疗肩关节疾病的一种主要方法[3-5]（图 7-2）。

早期的关节系统注重消除疼痛及功能恢复。由于肩关节本身与其他关节相比具有较大的活动度和

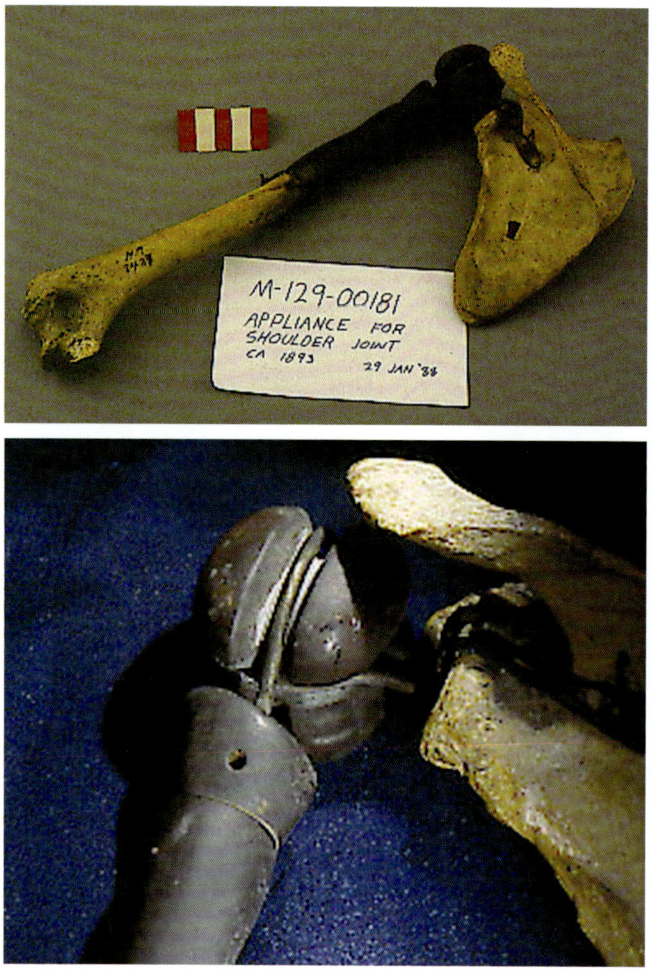

图 7-1　第一例肩关节假体（1893 年）

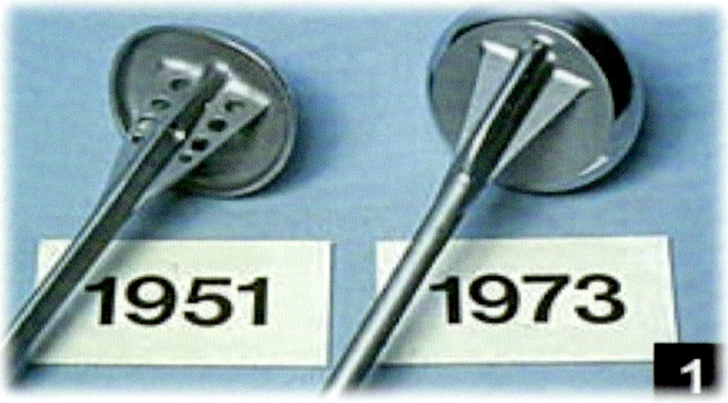

图 7-2　Neer 制作的肩关节假体

较小的限制性，人们也认识到维持假体的稳定性是一个有待解决的问题。很多假体的改进从增加假体的限制性入手来提高稳定性，并生产出所谓的“限制性假体”与“半限制性假体”。但遗憾的是，由于增加了假体的限制性，大多产品并未能经受得住时间的考验。对此有兴趣的同道可以参阅人工关节发展历史的相关书籍资料进一步了解。

另外，随着肩关节假体的发展，人们认识到如果能在最大程度上模仿原始肩关节的形态，可以使假体在最大程度上恢复关节的活动及功能。因此，针对不同肱骨头大小、曲率半径、髓腔宽窄和肩盂的大小等，目前不同的生产厂商在自己的产品中均提供了一系列不同型号的假体组件，供医生针对不同患者进行一定程度的组配安装使用，从而大大提高了肩关节假体的个体化应用。这就是所谓的可以组配的第二代人工肩关节假体。

尽管人工肩关节在治疗众多的肩关节疾病中取得了令人惊喜的成绩，但针对一些特殊人群，如肩袖损伤合并盂肱关节退行性改变、肱骨头上移，甚至与肩峰形成假关节的患者中，无论是半肩关节还是全肩关节，其治疗效果都不理想。医生们针对这种情况纷纷提出新的设计，以期解决特定的问题。在众多的现代型假体中，Kölbel 假体是第一个将头臼关系颠倒过来的假体。该产品于 1972 年问世，之后有了 Neer 的 Mark Ⅲ 型假体等。但由于这些假体在设计上仍在尽可能地模仿原始肩关节的形态，因此都未能获得成功。法国的 Paul Grammont 医生独辟蹊径。他在 1985 年推出了自己设计的反肩关节假体，将半球形的肩盂假体直接放置在肩盂关节面上。这样将假体的旋转中心内移到肩盂水平，从根本上改变了肩关节运动的力学环境，从而获得了巨大的成功。该型假体直到今天仍在临床上广泛应用（图 7-3）。

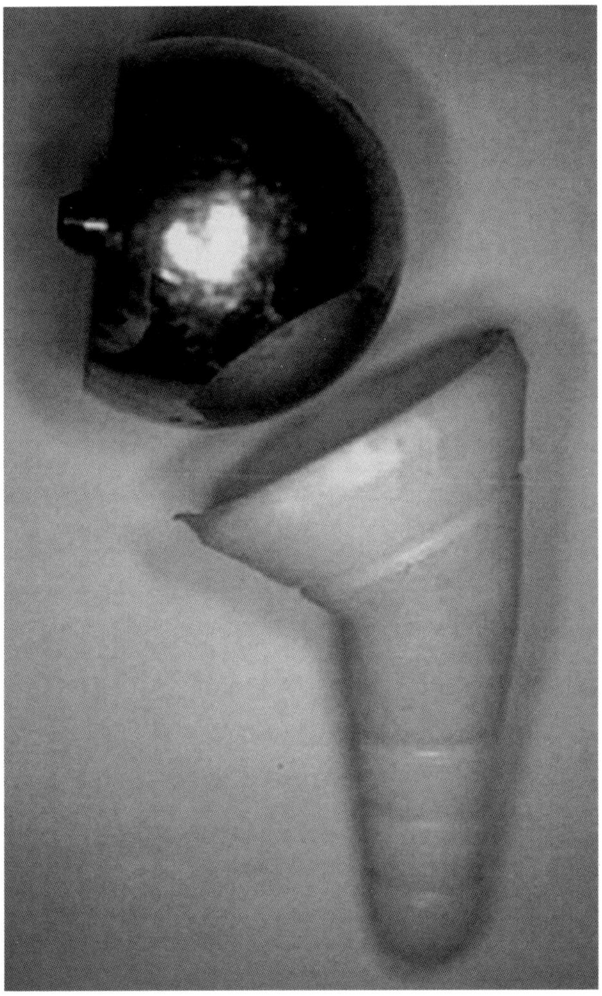

图 7-3 Grammont 的反肩假体

当然，随着认识的不断深入以及科学技术的不断发展，相信肩关节假体也会不断地发展，让医生面对不同的情况时能够进行个体化治疗，最终让更多的患者获益。

二、相关解剖学

在我们施行人工关节之前，应该了解正常的肩关节各项解剖指标以及正常的生物力学特点。只有深入地了解这些基础知识，才能在手术过程中面对不同的病情、不同的状况，通过相应的操作，使得放置在体内的人工关节能够最大限度地帮助患者恢复日常活动，并避免并发症的发生。

(一)肱骨

肱骨的重要解剖数据见图 7-4。

1．颈干角　该角度指肱骨头关节面与肱骨干纵轴所成的角度。依据不同的研究方法，在 30° ~ 55° 不等(或 120° ~ 145°)。

2．后倾角　正常情况下，肱骨头在横断面上是略向后倾的。由于测量的依据不同，有人将前臂当做远端的轴线，有人将通髁线当做远端的轴线。在近端既可以将大结节与关节中心的连线当做轴线，也可将旋转中心与关节面的中心当做轴线，两轴线之间的夹角为 0° ~ 55°。

3．偏心距　肱骨头关节面的中心与肱骨干的中心不在一个平面。在冠状面上，肱骨头的中心点位于肱骨干中心内侧 4 ~ 14 mm 的位置，平均 6.9 mm。在横断面上，肱骨头的中心位于肱骨干中心后方 –2 ~ 10 mm 的位置，平均 2.6 mm。

4．大结节高度　大结节的顶点与肱骨头顶点的

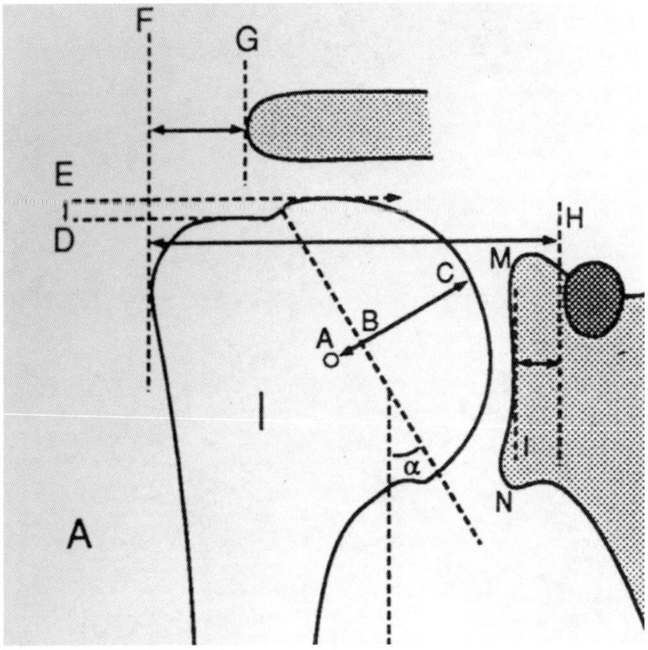

图 7-4 肱骨的重要解剖数据

距离为 5～10 mm。这是判断肩袖张力的一个重要标志，即肱骨头假体高度是否适中的一个指标。

5. 曲率半径与高度 肱骨头的大小也因人而异，半径从 20 mm 至 30mm 不等，女性较男性小。关节面的厚度又称为肱骨头的高度，与肱骨头半径的比率相对恒定，即 3∶4。肱骨头关节面的弧度约为 150°[6]。

（二）肩胛骨

1. 肩盂解剖形态 与肱骨头的后倾相对应，肩盂存在相应的后倾，平均为 7.5° ± 5°，且向上倾斜 3°～5°。肩盂呈一梨形，上窄下宽。其纵向直径为 24～40 mm，横向直径为 24～29 mm[7]。相对来说，肩盂的解剖形态并不如肱骨的解剖形态那么重要，尤其是肩盂存在病变或退变时，往往可以借助肩盂挫的打磨达到所需要的角度。

2. 肩盂的 Walch 分型 针对肩盂病变，尤其是退行性关节炎导致的不同程度的肩盂骨缺损，1999 年 Walch 基于两维 CT 提出了肩盂的分型方法。他将肩盂分为五种形态：① A1 型，盂肱关节对合关系正常，肩盂无磨损。② A2 型，盂肱关节对合关系正常，肩盂中心存在明显磨损。③ B1 型，肱骨头向后半脱位，肩盂无明显磨损。④ B2 型，肱骨头向后半脱位，肩盂明显磨损形成双凹陷。⑤ C 型，肩盂缺损，后倾超过 25°[8]。2016 年，在此基础上，Walch 等借助三维重建对肩盂的分型进一步细化，增加了两种类型，从而将肩盂的分型扩大为七种。① A1 型，与前同，将肩盂的前后缘连线，不会经过肱骨头。② A2 型，与前同，将肩盂的前后缘连线，会经过肱骨头，借此可明确肩盂中心存在磨损。③ B1 型，与前同。④ B2 型，与前同。⑤ B3 型，肩盂后方磨损，为一个单独凹陷，肱骨头向后半脱位超过 70%，或肩盂后倾角度大于 15°。B3 型与 B1 型的区别在于前者存在明显缺损。⑥ C 型，与前同。⑦ D 型，肩盂前倾，肱骨头向前半脱位，不足 40%。无论对于手术中如何处理缺损的肩盂，还是术后肩盂假体的生存率，Walch 分型都具有重要的指导意义[9]（图 7-5）。

（三）盂肱关节

1. 关节匹配 由于曲率半径不同，肩盂与肱骨头本身存在一定的不匹配。肩盂的曲率半径较肱骨头大 2.3 mm。在盂肱关节的运动过程中，无论肩关节在哪一个角度，肱骨头的关节面仅有 1/3 会与肩盂的关节面接触。这种不匹配允许肩关节可以灵活地运动。但是，如果因为各种原因导致这种“不匹配”增大，如肱骨头假体选择过小，就会导致关节之间的接触面积降低，从而压力增加，并最终导致肩盂假体的聚乙烯衬垫的磨损。另外，由于正常的盂肱关节存在软骨与盂唇组织，可以大大增加盂肱关节的接触，因此，任何金属的假体自身无法产生相应的形变，很难完全模拟自然状态下的盂肱关节。如果肩盂假体与肱骨头假体相互之间的适配过高，即肩盂与肱骨头假体完全接触，虽然可以降低局部压力，但大大增加了关节的限制性，反而会导致假体边缘承受异常的应力，造成假体失效。这就是一些全肩关节假体、反肩关节假体早期即产生肩盂假体松动与失效的主要原因之一。但如果肩盂与肱骨头假体之间的适配性过低，又会使假体之间的接触面积过小，局部产生过大的应力。因此，曾有学者提

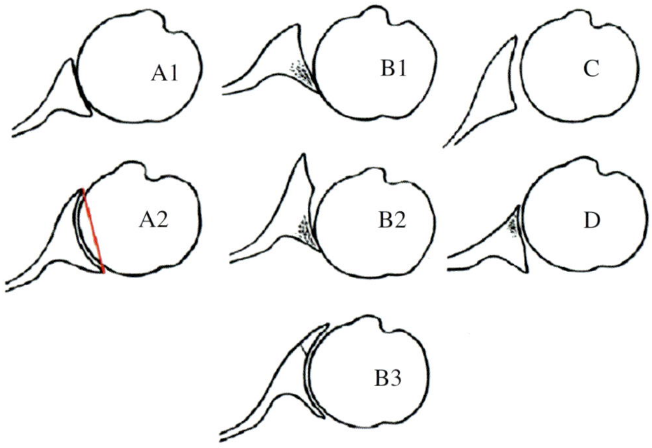

图 7-5 肩盂形态的 Walch 分型

出在设计假体时，让肩盂假体中心的曲率半径与肱骨头假体相同，而在边缘曲率半径大于肱骨头。这样设计的可变性适配可以在最大程度上模拟正常肩关节[10]。

2. 静态稳定 盂肱关节是全身最为灵活的关节，但灵活不代表不稳定。维持盂肱关节稳定性的静态稳定结构包括骨关节、关节负压及黏弹性、关节囊、盂唇、喙肱韧带及盂肱韧带（上、中、下）。关于稳定结构的叙述，可参考第六章以及《肩关节镜手术技巧》的相关章节。出于篇幅考虑，本章不再赘述。

3. 动态稳定 盂肱关节的动力稳定结构包括肩袖、肱二头肌长头肌腱（long head of biceps tendon，LHBT）、三角肌以及本体感觉的反馈与调整。由于在关节置换过程中，LHBT 通常会被切除，因此，其对关节的稳定性可以忽略不计。肩袖与三角肌的完整则会直接影响到人工关节的使用寿命。因此，术前对其功能与质量做出准确的评估会直接影响到假体的选择，并决定手术的效果。

第二节 半肩关节置换术

一、一般情况

现代肩关节置换手术的发展始于半肩关节置换，Neer 于 1951 年使用钴铬钼合金假体进行人工肩关节置换治疗肱骨近端骨折，为现代肩关节置换的发展奠定了基础。在随后的几年中，Neer 肩关节假体被改良为组配型假体（假体柄与假体肱骨头），即第二代肩关节假体。术中可根据患者的个体化解剖差异进行适度调整。在现代人工肩关节假体系统中，肱骨头的直径和高度以及肱骨头与肱骨干之间的相对位置关系均可调节。术中完成肱骨头截骨操作后，可通过调整后倾角、颈干角及偏心距等，选取最合适的肩关节假体，维持患者肩关节周围的生物力学环境的稳定性，最大程度地改善患者的肢体功能。目前，组配型人工半肩关节假体已成为临床上治疗肩关节疾病的一种有效手段。

由于国内施行半肩置换的病例大多数为骨折患者，因此在这一节里，我们主要讨论针对骨折，尤其是新鲜骨折的半肩关节置换。为了描述方便，我们在后面的全肩关节置换与反肩关节置换中会进一步叙述须要进行截骨以安放肱骨侧假体时的手术细节。

二、适应证

1. 特殊类型的新鲜骨折 包括四部分骨折（合并或不合并肱骨头脱位）和三部分骨折（合并或不合并肱骨头脱位）同时存在严重骨质疏松、解剖颈骨折及头劈裂型骨折等。年龄应是选择人工关节的一个较为重要的考虑。如果患者年龄低于 60 ~ 65 岁，针对明显移位的新鲜骨折，仍应该首选切开复位内固定。但另一方面，年龄并不是一个绝对指标。对于较为年轻的患者，如果术中无法有效地解剖重建骨性结构，亦可考虑行人工肱骨头置换术。

2. 陈旧骨折 肱骨头锁定脱位、骨折不愈合与畸形愈合，并严重影响日常生活活动功能。

3. 骨折后遗症 如肱骨头缺血坏死。患者临床上有较为严重的疼痛，并且通过药物等治疗难以有效地控制，肩袖等软组织动力完整。

4. 各种骨病 如退行性骨关节炎导致肱骨头的破坏，肩盂的完好性未受到破坏，患者存在包括疼痛等明显的临床症状，通过保守治疗难以有效地控制。

三、禁忌证

1. 对于年龄较轻的骨折患者，在切开复位内固定尚有取得良好效果的可能时，应优先考虑内固定手术。

2. 由于人工关节的正常使用有赖于肩袖和三角肌的共同作用，因此，对于存在难以修复及不可修复的巨大肩袖损伤或腋神经不可逆性损伤导致的三角肌失用患者，不能使用半肩关节置换。

3. 对感染患者，在感染未得到有效控制前，人工关节置换术会为患者带来一场灾难。

4. 一般情况较差，有难以控制的癫痫、帕金森病和脊髓空洞症等。

5. 患者配合度较差，无法有效地参加术后长期的功能锻炼。

四、手术技术

（一）麻醉与体位

在肩关节置换术中，为了有利于术野的显露以及最大程度地保护软组织，须要让患者的肌肉充分松弛，因此，通常建议采用气管插管，进行全身麻醉，并在术中适当地给予肌松剂。对于高龄患者和术前血红蛋白较低的患者，应在术前配血备用。

患者的体位对手术操作的影响较大，因此须要术者亲自指挥摆放。患者通常采用沙滩椅位，对头颈部予以妥善固定保护。要确保患侧肩关节的后方没有手术床的阻挡，可以充分地后伸和内外旋肩关节（图 7-6）。

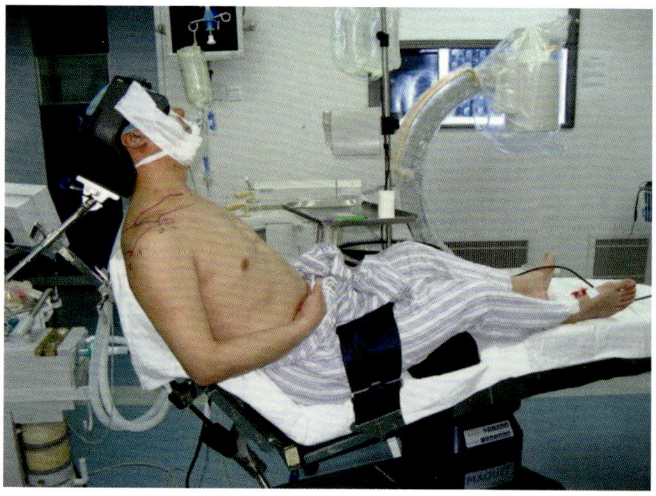

图 7-6 人工关节置换术时通常采用沙滩椅位

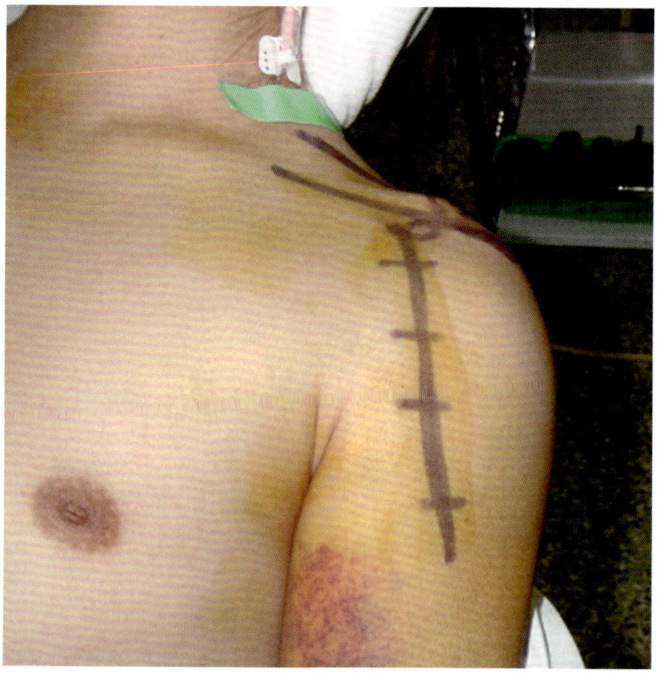

图 7-7 三角肌 – 胸大肌入路的体表标志

（二）入路与显露

1. 体表标记　术前须要在体表将锁骨、喙突和三角肌 - 胸大肌间隙标出，作为术中的参考（图 7-7）。

2. 三角肌 - 胸大肌入路　大多数肩关节置换术采用三角肌 - 胸大肌间入路。做皮肤切口时应起自锁骨下方，经过喙突向下沿三角肌 - 胸大肌间隙切开皮肤。皮肤切口切忌仅仅从喙突以远开始，如显露不充分，会导致之后对肱骨头和肩盂进行操作十分困难。切开皮肤和皮下组织后寻找到三角肌与胸大肌之间的自然间隙，自其间进入，分离显露头静脉并加以保护。此时可以将头静脉连同三角肌一起向外侧拉开，仅结扎其内侧的 2～3 根主要分支，也可将头静脉向内侧牵开。这样做的优势在于在显露肩盂过程中可以最大程度地避免损伤头静脉，缺点则是由于头静脉有较多分支供应三角肌，因此须要花费时间仔细地逐一结扎止血（图 7-8）。

在远端，可以适当切开胸大肌在肱骨近端的附丽点 1 cm 左右，以便于之后的操作，但要注意在手术结束前予以缝合。显露出深方的锁胸筋膜之后，应用组织剪沿着三角肌深方直至肩峰下间隙做广泛的松解，然后使用专用的三角肌拉钩自其深方放入后拉开三角肌。这样可以最大程度地保护三角肌不被破坏。

3. 肱二头肌长头肌腱的处理　打开锁胸筋膜后即可显露出肱二头肌长头肌腱。这是一个重要的解剖标志。在陈旧骨折或合并脱位时须要仔细寻找，充分旋转肩关节并触及结节间沟有利于确定肱二头肌长头肌腱的正确位置（图 7-9）。

沿结节间沟游离肱二头肌长头肌腱直至近端在盂上结节的起点，此时先不急于切断长头腱。该结构有助于判断各个骨折块各自分属于大结节还是小结节。肌腱内侧的骨折块为小结节部分，外侧则一定为大结节部分。对于合并肱骨头脱位的病例，有时须要首先切断长头肌腱，才能完成盂肱关节的复位。对于复杂粉碎的骨折，如果存在大、小结节一起的骨折块（带部分结节间沟），则须要尽可能保留用于重建肱骨近端的骨性结构。在判断好大、小结节骨折块的位置以及假体的正确高度后，自盂上结节处切断肱二头肌长头肌腱，切除其近端的关节内部分，将其远端与联合肌腱缝在一起，以避免术后出现“大力水手”畸形（图 7-10）。

4. 取肱骨头　小心地将碎裂的肱骨头完整取出，避免将部分骨折块遗留在关节内。对于合并肱骨头前脱位者，因其紧邻腋动、静脉和臂丛神经，术中取出肱骨头操作时须仔细分离周围的粘连组织，以免损伤重要的血管和神经。此时可以一手使用巾钳夹持住肱骨头骨质良好的部分，另一手使用小的骨膜剥离器沿肱骨头骨面划入深方。一面轻柔地牵拉，一面沿骨面进行松解，直至肱骨头完全取出（图 7-11）。

5. 大、小结节的牵引　使用高强度不吸收缝线分别穿过冈上肌在大结节的附丽点以及肩胛下肌在小结节上的附丽点，以备牵引复位及最后的大、小结节固定之用（图 7-12）。

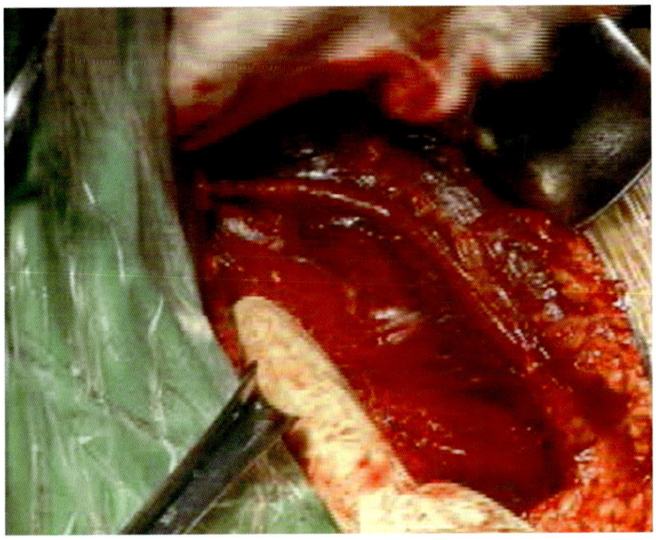

图 7-8　三角肌 - 胸大肌入路

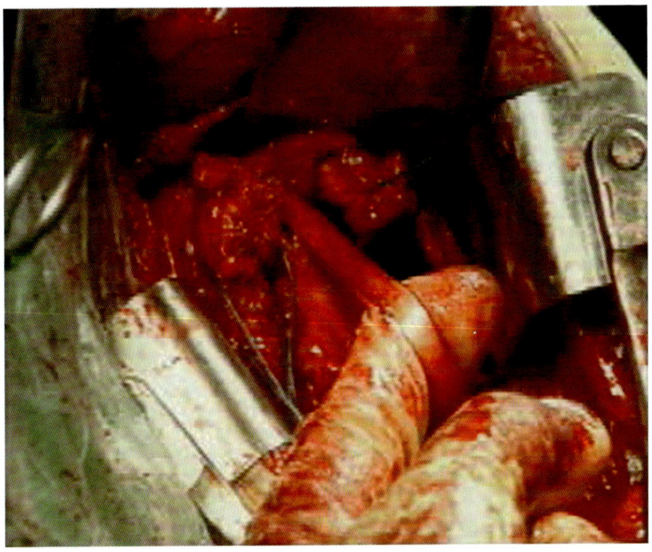

图 7-9　游离肱二头肌长头肌腱

（三）假体的选择与置入

1. 肱骨头的选择　使取下的肱骨头尽量保持完整，以用于更好地与肱骨头假体试模进行比对，从而选择最为匹配的型号。目前各个公司提供不同型号（直径、厚度和曲率半径）的假体以供选择，有的还有中心型与偏心型的肱骨头假体，以期在最大程度上可以与原始的肱骨头形态相匹配。当然，由于个体差异，很难保证每一个患者的肱骨头都有相应型号的假体相匹配。如果实际的肱骨头大小在已有的两个假体型号之间，则应选择偏小号的假体，以避免由于肱骨头假体型号过大而产生“压塞作用”，造成术后疼痛与盂肱关节活动受限（图 7-13）。

确定好肱骨头假体的型号后，不要丢弃原始的

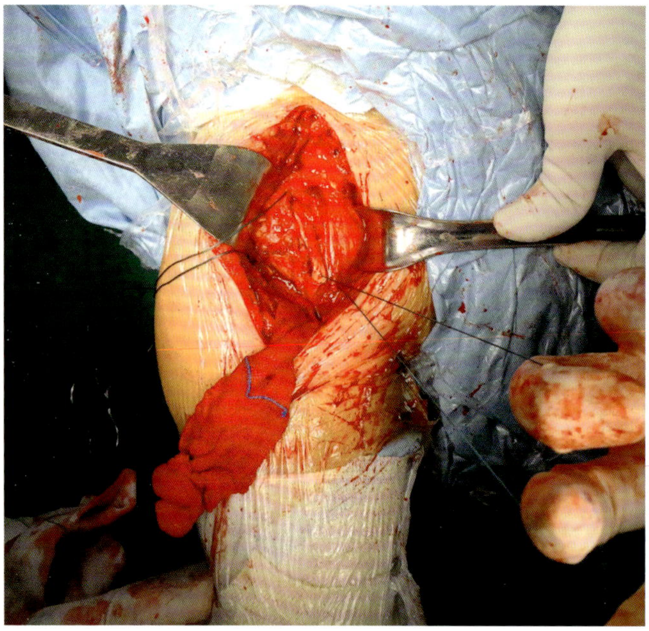

图 7-10　将肱二头肌长头肌腱与联合腱缝合

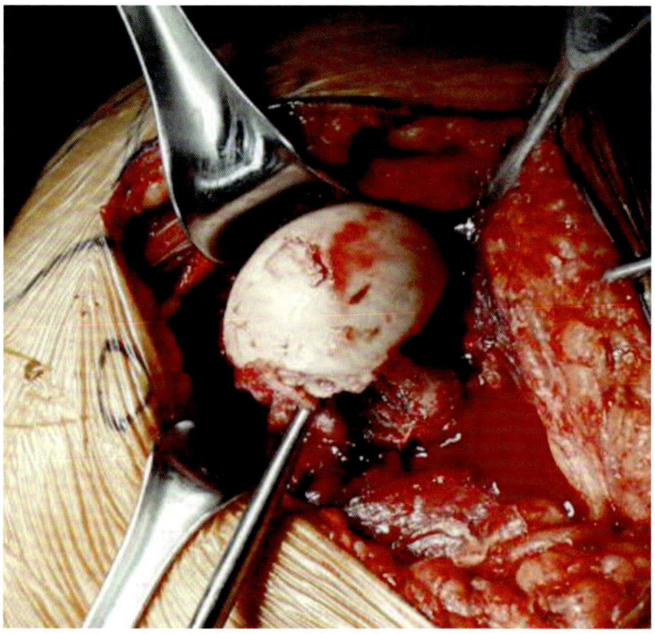

图 7-11　将肱骨头完整取出

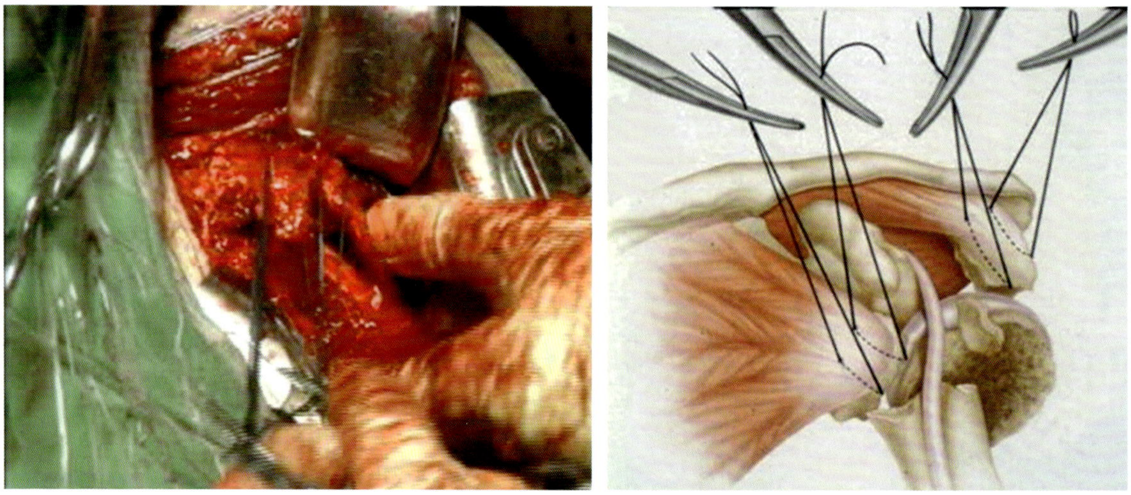

图 7-12　大、小结节布线及示意图

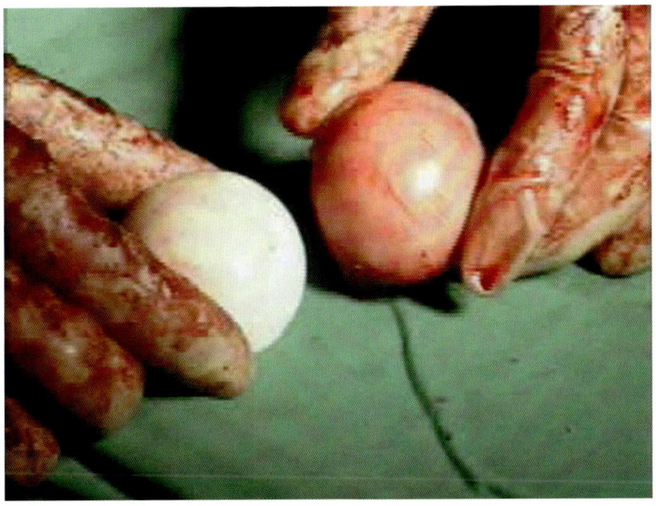

图 7-13 选择合适型号的肱骨头假体

肱骨头，无论其骨折的粉碎程度如何。大多数情况下，肱骨头内仍会存在大量松质骨，可将其用于后面的植骨。

2. 扩髓与钻孔 取出肱骨头后，探查肩盂与肩袖组织的完整性，确保无须做全肩关节置换或者反肩关节置换。将患侧肩关节充分后伸至与地面垂直水平，拉开三角肌，清理肱骨近端的血肿与粉碎骨折块后，将肱骨近端通过骨撬与拉钩完全显露。

考虑到大多数病例为高龄患者，骨质较为疏松，在髓腔的准备过程中建议手动扩髓。由于骨折，肱骨近端无须截骨开髓，使用直径 6/7 mm 的扩髓锉手动扩髓，并逐一增加扩髓锉直径，并确保其顺利通过肱骨近端狭窄的部分而无阻力，直到扩髓锉的深度标志达到要求（图 7-14）。

当扩髓锉增加到一定直径后难以通过肱骨干峡部细窄的髓腔时，往往意味着扩髓结束。为了确保扩髓的效果，可借助术中透视保证安全。如果使用压配型假体，可选择比扩髓锉小一号的假体。如果计划使用骨水泥型假体，则不必一定使用相应直径的扩髓锉完全充填肱骨髓腔为止，这样对于骨质疏松的老年患者更为安全。当使用扩髓锉之后，一定选择相应型号的假体试模置入髓腔中，必要时甚至

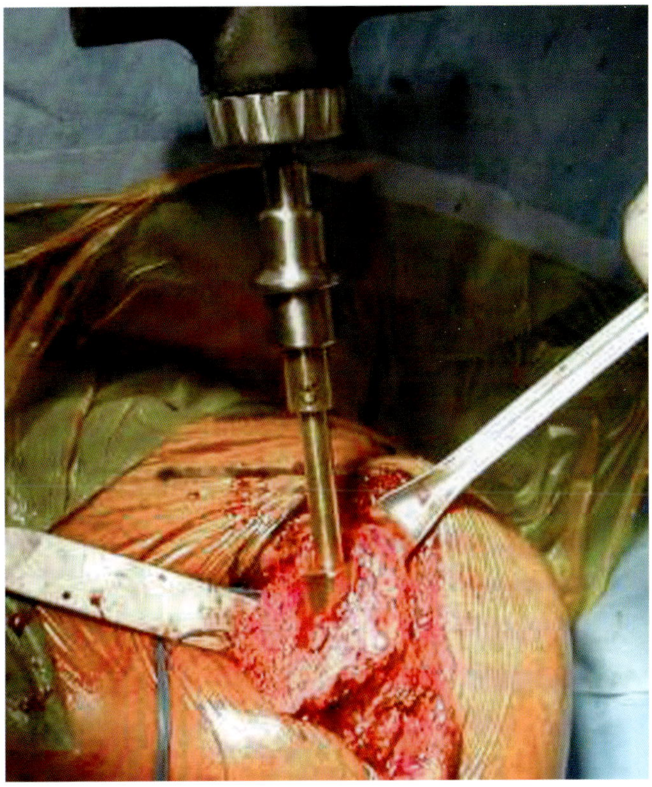

图 7-14 扩髓锉上带有深度标志，确保扩髓过程中达到要求的深度

通过透视检查试模置入的情况。切忌在扩髓过程中过度用力扩髓，或使用直径较大的假体置入骨质极度疏松的髓腔中，从而造成肱骨干骨折。

做好髓腔处理后，剥离少量肱骨近端结节间沟位置部位的软组织，在结节间沟的内外侧使用直径 2.5 mm 的钻头在近侧皮质上分别钻两个骨孔，通过过线方式穿过 3 根高强度缝线，用于置入假体后对大、小结节的加强缝合固定（图 7-15）。

3. 高度的判断 置入假体的高度需要术者丰富的经验判断，过高会对肩峰形成撞击，造成疼痛，外展受限，甚至肩峰骨折；过低则会导致大结节过度下移，产生过度的张力而导致大结节不愈合。幸运的是，对于大多数骨折，如果肱骨近端的内侧皮质完整，对于高度的判断就变得非常简单，使假体领部贴合在近端皮质上，就是基本正常的高度（图 7-16）。

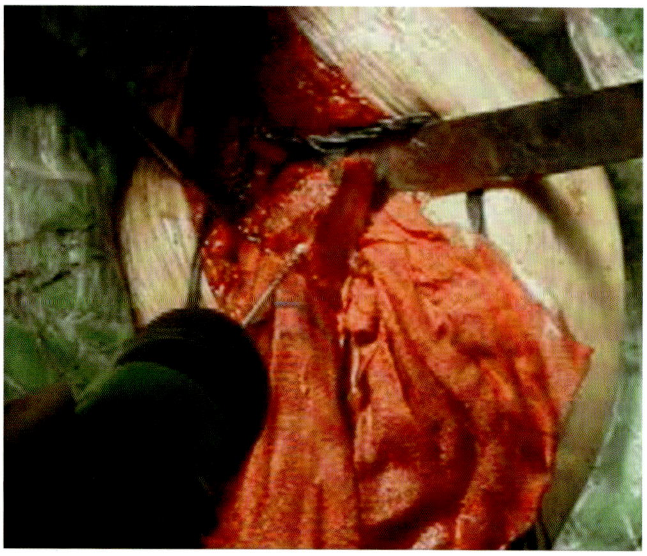

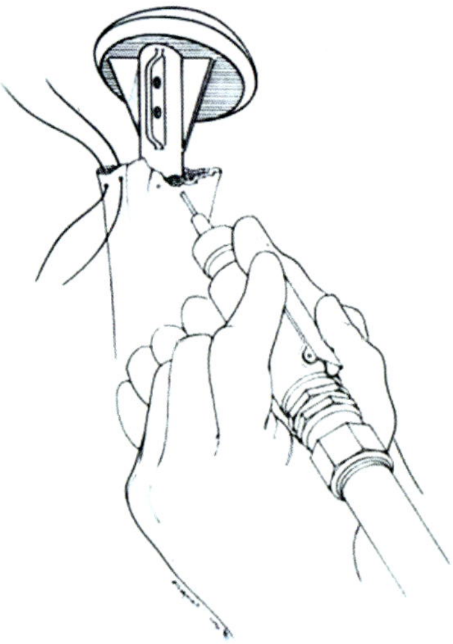

图 7-15 肱骨近端钻孔，用于重建大、小结节

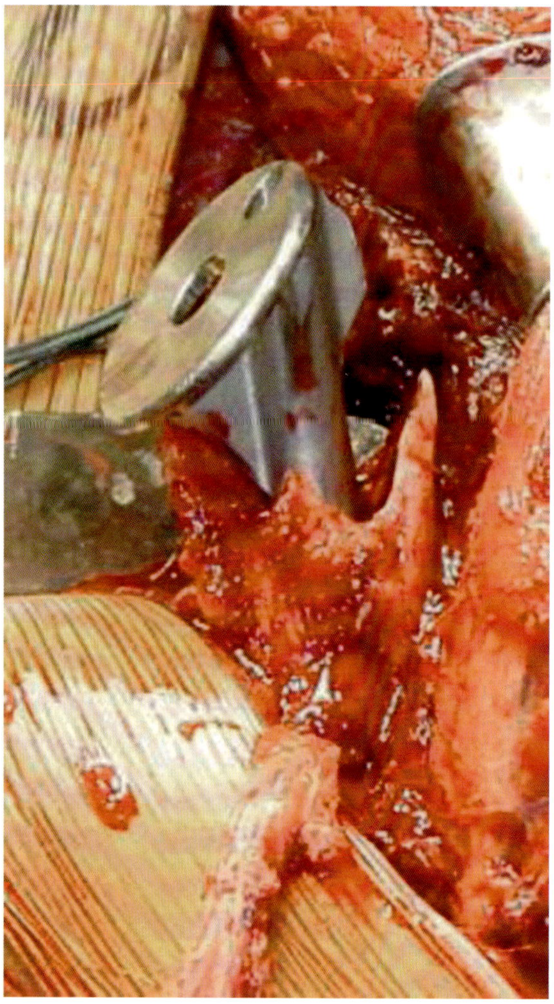

图 7-16 肱骨近端内侧皮质完整时假体高度的判断

如果骨折较为粉碎，内侧皮质不再完整而是碎裂为多块，此时判断假体高度就较为困难。通常的方法有以下几种：

（1）放入假体（试模）后，内侧皮质完整性恢复，与肱骨头假体（试模）形成一自然连接；肱骨头与肩盂形成良好的对位关系；大结节远端解剖复位后，其顶点至肱骨头假体顶点为 5～8 mm，不超过 10 mm（图 7-17）。

（2）放入假体（试模）后，内侧皮质、肱骨头假体及肩盂下缘应形成一条连续的“哥特穹顶样”曲线（图 7-18）。

（3）置入假体后周围肌肉张力正常，尤其是肱二头肌长头肌腱。应保持正常的张力，过紧说明假体放置的位置过低，肌腱松弛则说明假体位置过高。

（4）国外有学者报道，胸大肌上缘 5 cm 是肱骨头假体的位置，并且个体差异较小，有助于在假体放入过程中的高度判断。通过个人经验，笔者认为由于不同种族及不同身高的差异，单纯地将某个具体数值作为普遍的标准并不是一个明智的做法。当然，如果将来我们拥有了关于国人这一解剖标志的大数据结果，会有助于假体的放置。

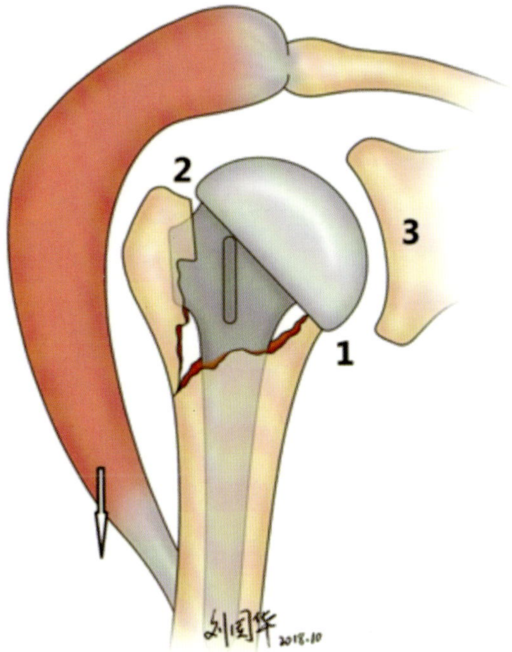

图 7-17　假体高度的判断方法

（5）在放置假体后，复位关节，在全麻下检查盂肱关节的活动度。无论假体向前还是向下的活动，均以不超过肩盂宽度的 50% 为宜。

（6）有产品提供特殊的测量连杆。手术前一日将之与健侧上肢相连，测量肱骨内外髁连线与肱骨头（或大结节）之间的距离。消毒后在手术中根据同样的距离，将连杆与患侧上肢同一解剖标志连接，由此确定实际的高度。也有产品提供更为小巧的夹具，将主要的骨折块复位后判断假体高度，就可以将夹具与肱骨干固定，之后将夹具留在骨干上，在置入假体时就可以保证该假体的高度与判断一致。但这些方法或者不能确保假体的高度每次均适中，或者在操作中过于繁琐（图 7-19）。

（7）在所有判断高度的方法中，最为准确的是将主要骨折块（肱骨头及大、小结节的主要部分）依次拼回到肱骨近端，然后比对肱骨假体并标记好高

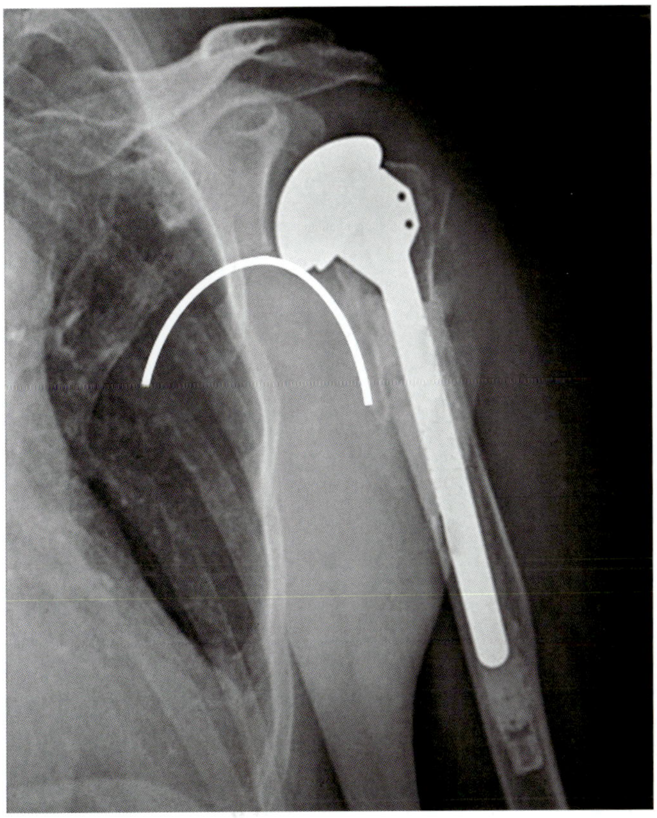

图 7-18　“哥特穹顶样”曲线

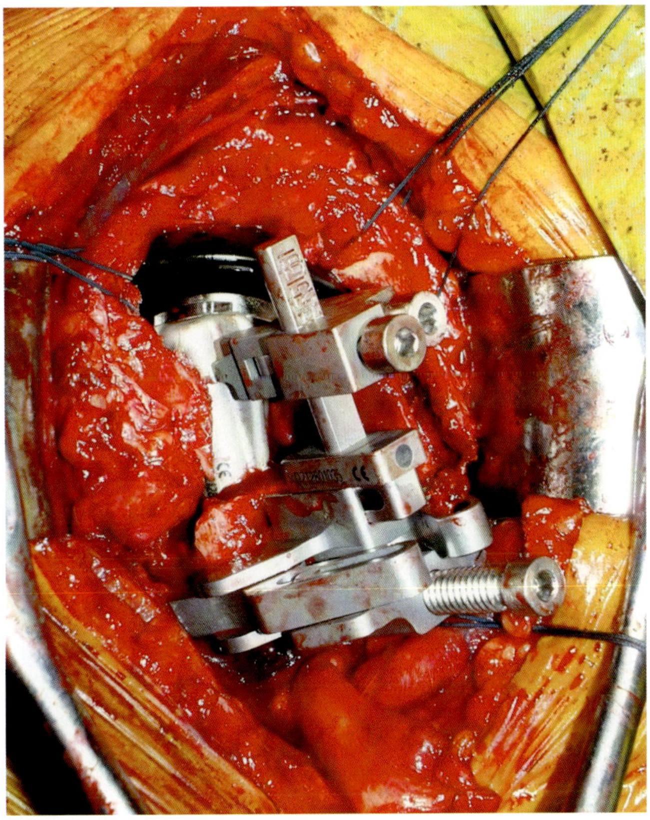

图 7-19　确定夹具的高度

度。这样即可将假体放置在最为合适的高度，以重建骨性结构的完整性，唯一不足的是须要耗费更多的手术时间。该方法对于初学者来说是一个非常适合的尝试（图 7-20）。

4．后倾角度的判断　对于后倾角度，每个医生的习惯不同，放置角度从 0°～40° 不等，但大多建议对于骨折患者应适当减少假体后倾的角度，以避免由于大结节承受过度的应力，造成术后早期的大结节固定失效及术后晚期的大结节愈合不良。当然，后倾角度也不能过小，否则虽然降低了大结节的张力，但会增加小结节的张力，影响小结节的顺利愈合。我们建议，对于骨折患者，将后倾角度放置到 10°～20° 较为适宜（图 7-21）。

在判断后倾角度时，也有几种方法可供选择。

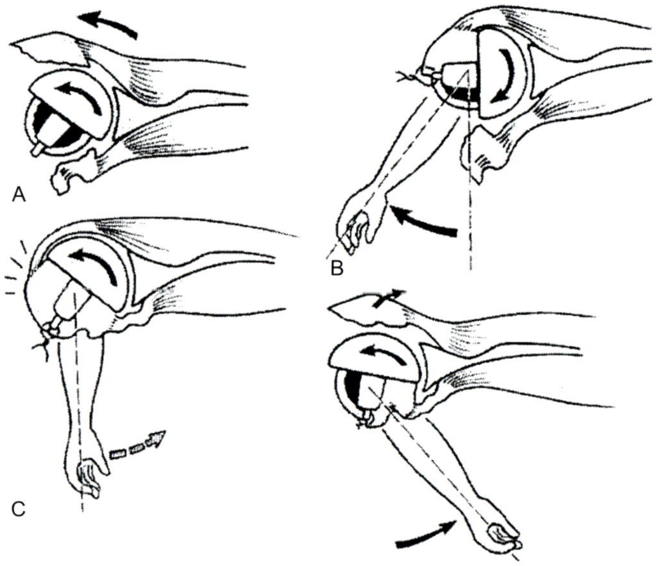

图 7-21　过度后倾会导致大结节固定失效

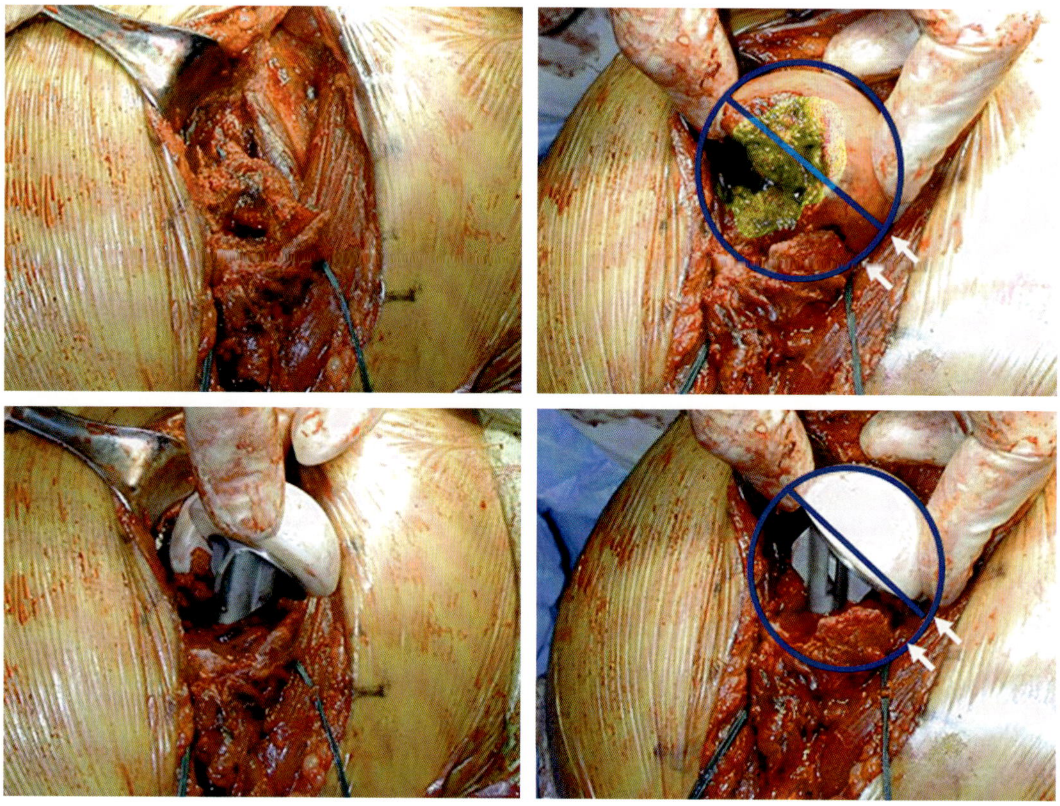

图 7-20　术中最为准确的判断假体高的方法——“拼积木”法。A. 拼接肱骨近端骨折块；B. 放置本体肱骨头，记录原始高度；C. 放置假体试模至合适高度；D. 假体高度与原始高度相同

但要注意的是，由于设计上的不同，不同公司的假体产品有相应的判断方法，有的方法适用于大多数产品，而有些则仅仅适用于特定的产品。因此，在手术之前，针对所选择的假体应仔细了解其产品特性。

（1）将上臂放置在与地面相垂直的肩关节后伸位置，使肩与前臂处于旋转中立位，将相应侧的假体夹持器连接好假体试模后放入肱骨髓腔内适合的深度，然后将两根角度定位杆拧入夹持器上相应角度的开孔（20° 与 40°），屈曲肘关节 90°，使角度定位杆与前臂相平行，此时假体的后倾角度即为这根定位杆标定的角度。例如，如果将 20° 的定位杆与前臂保持平行，假体即处于 20° 的后倾；如果将前臂的长轴处于两定位杆之间的等分角度，则后倾角度为 30°；如果前臂的长轴在 20° 定位杆的内侧，则后倾角度小于 20°；如果前臂的长轴在 40° 定位杆的外侧，则后倾角度大于 40°（这种情况应极力避免！）（图 7-22）。

（2）将结节间沟作为判断假体后倾角度的解剖标志。假体的前方侧翼应位于结节间沟的后方。有学者曾计算，将假体侧翼放置在距离结节间沟 11.8 ± 3.5 mm 的位置，后倾角度实际为 26.8° ± 12.2°，由此认定将假体侧翼放置在结节间沟后方 12 mm 的位置，较常规放置在 30° ~ 40° 的后倾更近于个体的解剖形态[11]（图 7-23）。

（3）使肩关节处于旋转中立位，将肱骨头和柄连接好后放入髓腔，使肱骨头假体完全面对肩盂，然后外旋前臂，此时外旋的角度即是后倾的角度。

5. 压配或骨水泥型假体　现代肩关节的一个发展就是拥有了可以组配使用的假体。不同型号的假体头与柄相互组合，在最大程度上模拟原始肱骨近端的解剖形态，从而在最大程度上达到骨性结构的良好重建（图 7-24）。

当通过假体试模分别确定好假体的高度与后倾角度之后，就可以选择相应型号的假体柄与肱骨头假体。置入前须要预先规划使用压配型假体柄还是骨水泥型假体柄，并反复冲洗髓腔，去除骨碎屑后置入干纱布擦拭，以保证髓腔干燥。前者通常须要使用直径与最终的扩髓锉直径一致的型号，并将假

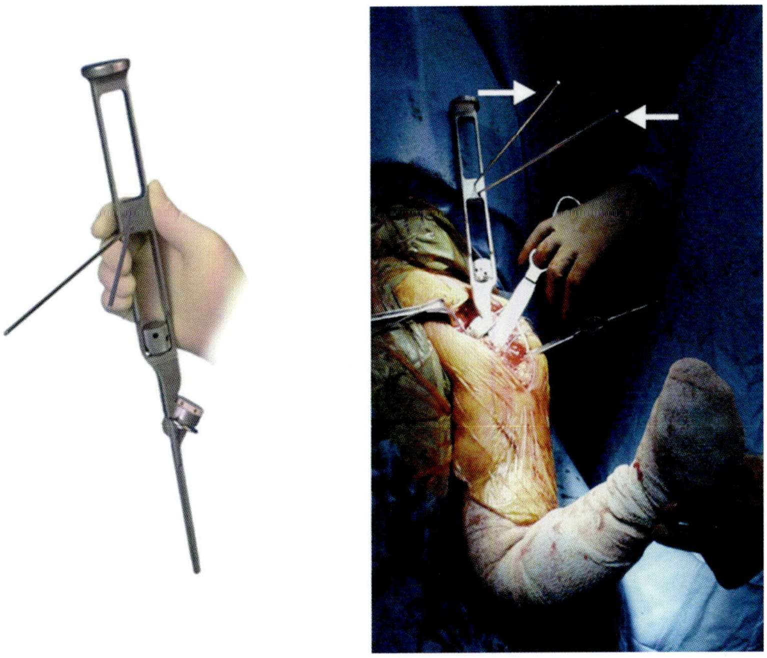

图 7-22　利用后倾角度定位杆判断后倾角度

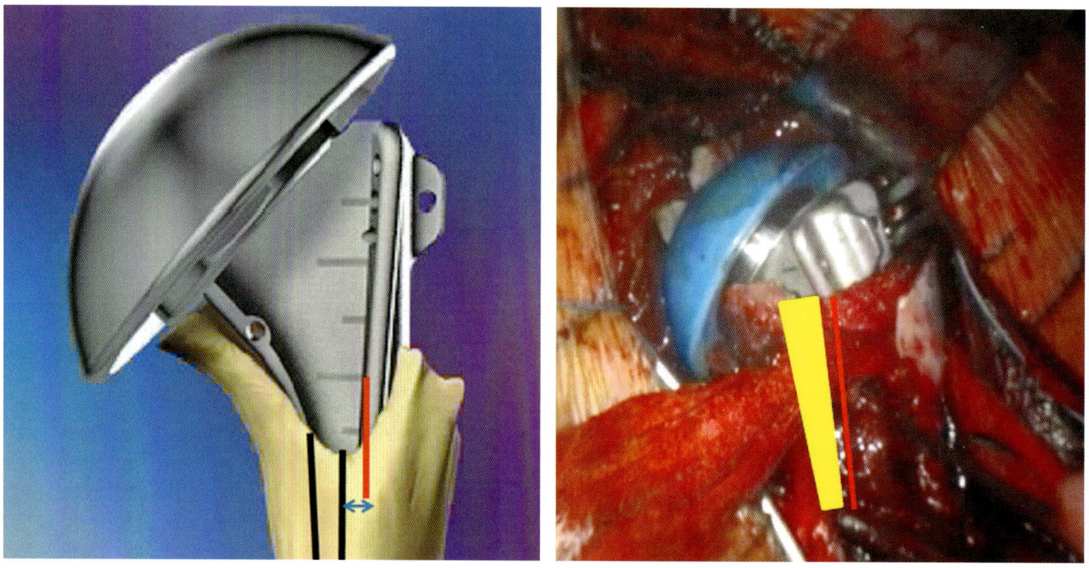

图 7-23 以结节间沟作为参照标志，假体侧翼应位于其后方

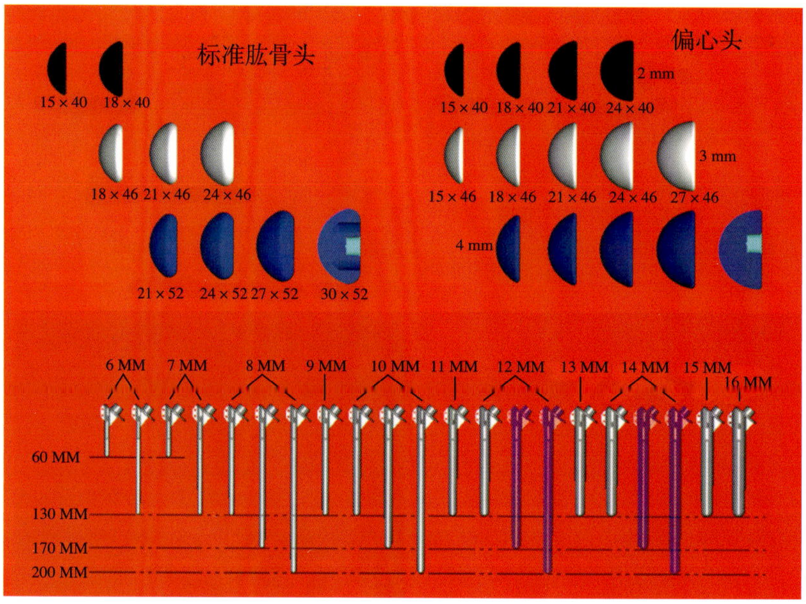

图 7-24 组配型假体大大增加了最大程度模拟原始肱骨近端形态的可能性

体柄与夹持器连接好，以锤击的方式打入。注意在打入过程中既要保证假体达到合适的高度，又要确保假体在打入过程中后倾角度自始至终保持不变，同时还要小心地保护肱骨近端的骨皮质完整而不会破裂，然后将肱骨头假体通过敲击的方式与之相连。如果决定使用骨水泥假体，通常可选择较最终的扩髓锉小一号的假体，在肱骨髓腔内放入远端髓腔塞后打入骨水泥，待其开始硬化时置入假体柄。注意在置入过程中维持后倾角度不变，直至将假体放置到预先判断的高度位置，并清理近端，以确保外渗的骨水泥被及时清理干净。待骨水泥完全干燥硬化后，通过锤击将肱骨头假体与之相连。在锤击过程

中，会有一个明显的声音变化。当锤击声音变成实音时，提示肱骨头假体完全与假体柄结合。对于骨折患者，为了获得较大的初始旋转稳定性，建议术者采用骨水泥型假体柄。当使用钽金属涂层的假体柄时，注意涂层表面不能有骨水泥覆盖，以免影响大、小结节在金属表面的长入（图 7-25）。

（四）假体复位与大、小结节的固定

1. 大、小结节的布线　布线应先于假体复位，牵引大结节，以 3 ~ 4 根高强度缝线（爱惜邦 5 号不吸收缝线或者 Orthocore 全长缝线）自大结节近端至远端从腱骨交界部位穿线。入针点尽可能平均分布，缝线穿过大结节后应进一步绕过肱骨头假体，即从假体的后方穿过。目前大多数假体的侧翼上均提供穿线用的开孔。但从笔者的经验来看，这一设计在具体操作中较为麻烦，也很难避免缝线的切割作用，因此并不推荐常规使用。由于大结节的整体体积较大，多根缝线应分别经过冈上肌和冈下肌在大结节上的止点。此时由于缝线尾端较多，应由术者本人做好标记，以免混淆。

2. 假体的复位　布线完成后复位假体，前屈内

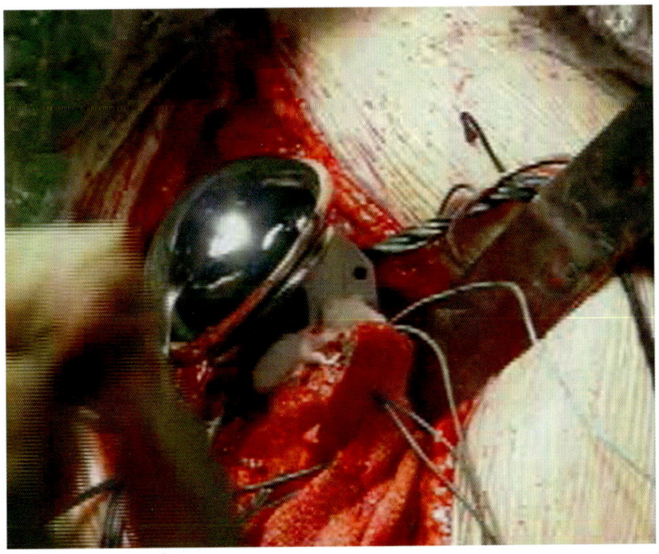

图 7-25　置入假体时应及时清理骨水泥

旋肩关节，以恢复正常的盂肱关节关系。此时一定要仔细检查假体的位置与高度，分别向前、后和下方做牵引试验，以肱骨头假体的活动度不超过肩盂直径的 50% 为宜，必要时在手术中通过透视检查假体的位置。

3. 大、小结节的最终固定　确定假体的位置满意后，才可以对大、小结节进行最终的缝合固定。此时应按照顺序将缝线依次从近端到远端穿经肩胛下肌在小结节的止点。注意最远端的缝线在穿经肩胛下肌时不要损伤紧贴在其下方走行的血管和神经。

之后让助手牵拉牵引线，协助复位大、小结节。注意此时应确保大、小结节解剖复位，不要过度牵引，导致大结节被过度复位，造成重叠贴附在肱骨近端皮质上。术者应保持手指触摸到大结节与肱骨近端皮质，以确保没有过度复位或者复位不足，然后分别打结缝合，将大、小结节固定在一起。当完成横向固定后，将在肱骨近端钻孔后穿过的缝线依次以顺时针及逆时针方向环绕大、小结节进行“荷包”式的加强缝合固定（图 7-26）。

只有仔细对大、小结节进行解剖重建，并通过高强度不吸收缝线对之进行稳定的固定，才能提高结节最终的愈合率，进一步提高患者的功能恢复程度（图 7-27）。

（五）其他注意事项

1. 植骨　由于人工肱骨头置换术的成功有赖于大、小结节的顺利愈合，因此，术中植骨可在一定程度上提高结节的愈合可能。植骨的来源通常无须另外寻找，从取下的肱骨头里取出部分松质骨，充填在大、小结节与假体表面即可。通常的顺序是先植骨，再对大、小结节进行固定，这样可以确保植骨充分。除非肱骨近端骨缺损较多，否则很少需要单独的整块皮质骨块。即使需要整个骨块充填，将残留的肱骨头关节面去掉，手工修剪出合适的骨块，在大多情况下也可满足需要。在极个别情况下，肱骨近端存在整段缺损，如感染后广泛的清创去除了

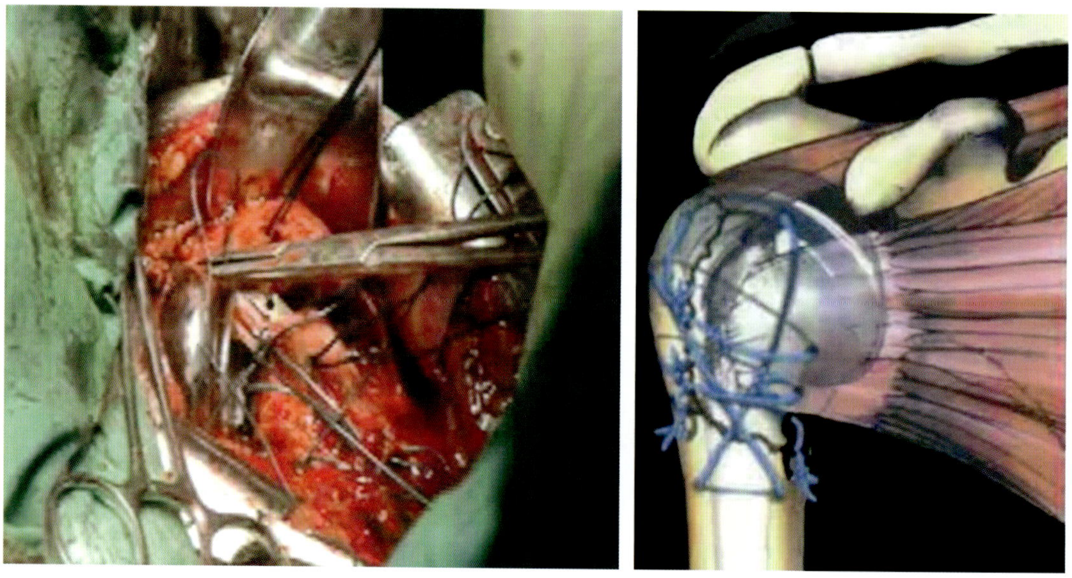

图 7-26 大、小结节的缝线固定

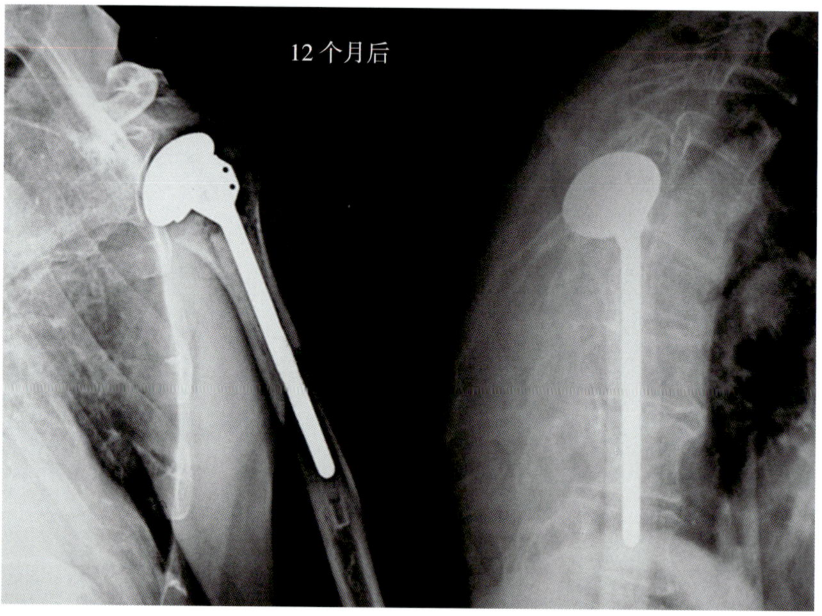

图 7-27 大、小结节愈合良好的半肩关节置换

大量死骨、原始损伤时骨块的丢失及假体翻修时肱骨干开窗等，此时需要大段皮质骨进行充填缺损部位，可以选择自体（带血管蒂或不带血管蒂）腓骨和同种异体骨板（图 7-28）。

2. 钽金属骨小梁 TM 假体 通过在脊柱外科、髋及膝关节置换领域的成功经验，让人们将在假体上进行钽金属骨小梁涂层处理这一技术应用到肩关节假体上。钽金属骨小梁是一种高孔隙率（80%）的三维立体结构。这种材料可通过增加骨长入的概率，大大提高生物力学强度[12-14]。在我们既往的临床研

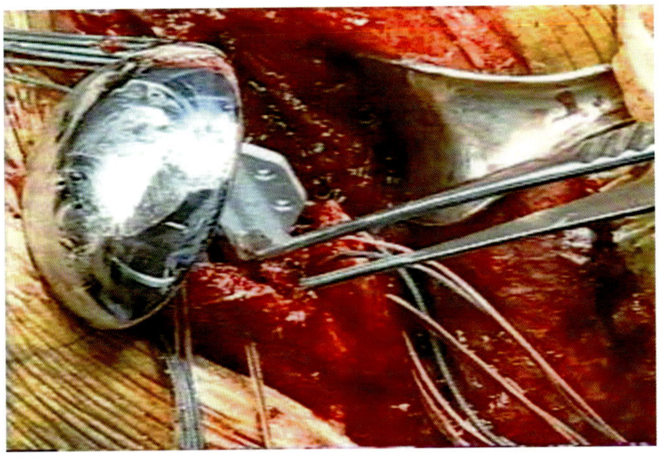

图 7-28 肱骨近端植骨促进结节的愈合

究中，曾对 42 例半肩关节置换的患者进行了至少 2 年的随访，结果发现应用 TM 肩关节假体后大结节的愈合率高达 93%（39/42）[15]。在之后平均 3 年随访的对比研究中，我们比较了既往使用 33 例 TM 假体与 35 例 BF 假体的临床效果。两组患者包括在年龄和性别上等没有组间差异。结果发现与既往传统的 BF 假体相比，在前屈上举、外旋、ASES 评分和 UCLA 评分等方面 TM 假体明显优于 BF 假体，而 TM 假体在大结节愈合不良导致的并发症中发生率明显低于 BF 假体[16]。因此，在可能的条件下，我们推荐使用 TM 假体，以利于大结节的愈合（图 7-29）。

3．假体的转换　由于结节的愈合直接影响到半肩关节置换的效果，而任何一位医生都无法确保骨折后的大、小结节可以顺利地愈合，因此，一旦结节愈合不良，或者随着患者年龄的增长出现肩袖撕裂，就会直接导致半肩关节须要翻修。目前国内市场上包括 Zimmer、Exactech 和 Biomed 等产品均提供了可以同时用于半肩、全肩与反肩关节的肱骨假体柄。这样即使使用了骨水泥固定，除非假体柄本身出现问题，否则仅仅在翻修时更换肱骨头部分的假体组件，以及肩盂侧假体，保留肱骨假体柄不用

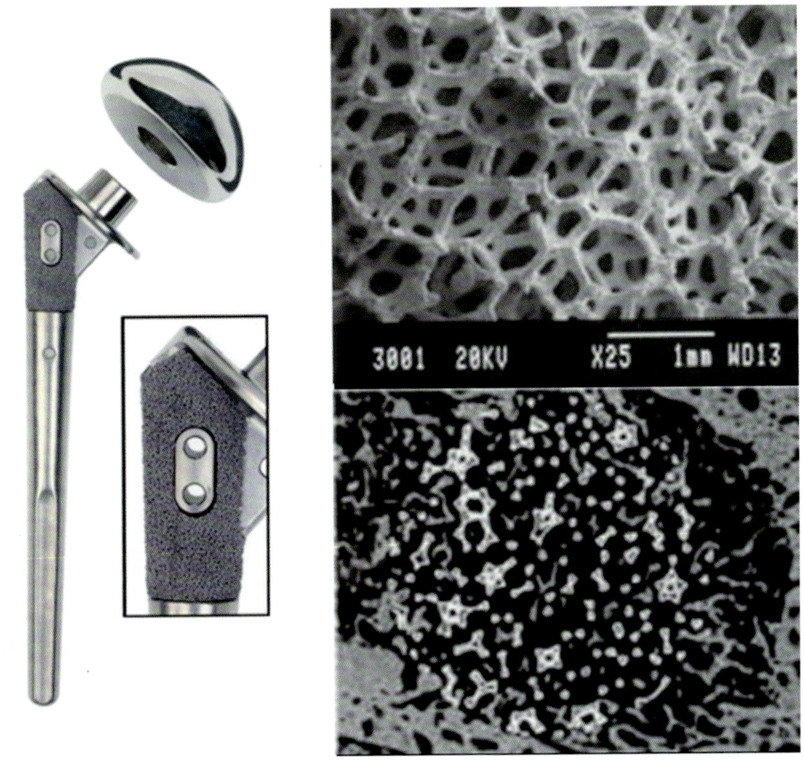

图 7-29 TM 涂层

做任何处理，即可完成从半肩关节到反肩关节的转换。作者建议，对一些老年患者进行半肩关节置换时，应考虑其二期可能存在翻修的风险因素（如晚期发生不可修复的肩袖损伤或肩关节不稳定），此时最好使用可转换的“平台型”假体，以为二期翻修手术创造便利（图 7-30）。

4．肩袖间隙的处理　绝大多数情况下，肩袖间隙可以不用关闭，以避免术后旋转功能受限。

5．肩峰外侧入路　该入路适用于须要截骨的病例。如果是骨折患者，因为要同时处理大、小结节，所以并不方便，并且选择该入路时须要小心地显露腋神经，因此并不推荐作为常规选择。

五、结果

术后采用肩关节外旋中立位支具制动 6 周。使用外旋支具的目的是将肩关节置于外旋 30° 的中立位加以保护，这样可以放松冈上肌对大结节的牵拉作用，减轻大结节在愈合前承受的负荷（图 7-31）。

手、腕及肘的被动功能锻炼术后第 1 天在患者疼痛允许的情况下尽快进行，术后 3 周后进行肩关节被动功能锻炼。术后 6 周后若存在大、小结节愈合的证据，则可摘除吊带，开始主动活动度练习。根据患者的具体康复情况逐步恢复日常生活活动。术后 12 周开始肌肉力量练习。具体的康复内容可参见前面骨折部分的相关内容。

在既往的研究中，我们随访了 2007 – 2010 年连续在我院接受人工肩关节 TM 假体置换手术的 68 例患者，平均随访时间 4.6 年（3、6 年）。其中开始的 35 例接受 BF 型传统假体治疗，随后的 33 例接受 TM 假体治疗。男性 15 例，女性 30 例，平均年龄 64.9 ± 10.6 岁（45 ~ 85 岁）。根据 Neer 分型，三部分骨折 13 例，四部分骨折 42 例，头劈裂骨折 13 例。在 BF 组，末次随访时患者的肩关节活动度前屈上举平均为 116° ± 32°，外旋平均为 30° ± 14°，内旋平均可达到 L3 水平；VAS 评分为 0.9 分（0 ~ 4 分），ASES 评分平均为 72.1 ± 15.7 分，UCLA 评分平均为 24.9 ± 5.0 分。而在 TM 组，末次随访时患者的肩关节活动度前屈上举平均为 131° ± 25°，外旋平均为 38° ± 9°，内旋平均可达到 L3 水平；VAS 评分平均为 0.4（0 ~ 4）分，ASES 评分平均为 80.8 ± 12.0 分，UCLA 评分平均为 28.1 ± 4.2 分。如果除去因大结节愈合不良的病例，则 BF 组与 TM 组在活动度、疼痛和功能评分各方面没有统计学差异 [16]。

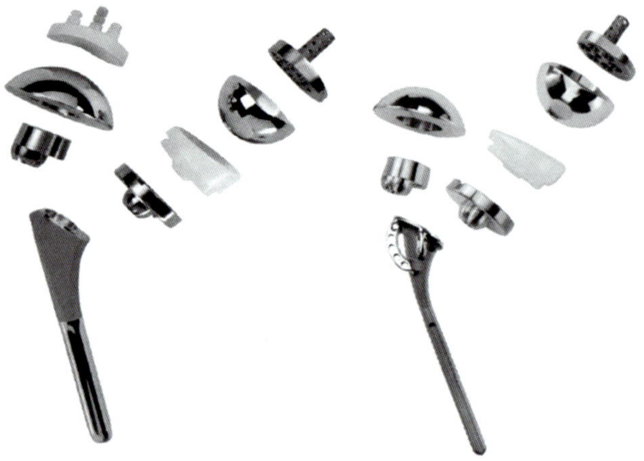

图 7-30　一种可从半肩关节转换为反肩关节的“平台型”假体（保留肱骨柄）

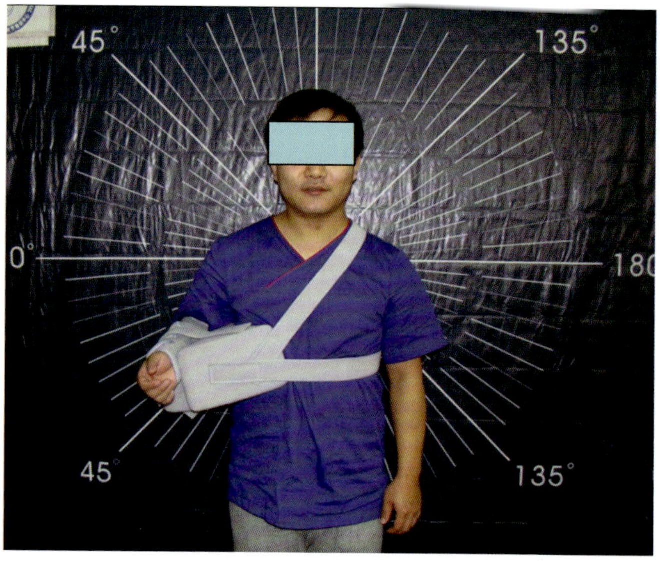

图 7-31　外旋支具保护

尽管半肩关节假体治疗肱骨近端骨折的总体效果较为满意，但不可忽视的是，近年来，随着反肩关节在美国获得 FDA 批准使用（2004 年），在整个欧美地区，半肩关节置换总体的趋势在逐年下降，而反肩关节由于在高龄患者群中具有更好的可预期性，其趋势在不断上升。关于反肩关节，我们会在之后详述。

六、并发症及处理

（一）大结节愈合不良

采用人工肩关节置换治疗肱骨近端骨折可以较好地缓解患者疼痛，但对于术后肩关节功能恢复文献报道结果不一[17-18]。Neer 采用人工肩关节置换治疗肱骨近端四部分骨折及部分三部分骨折，术后随访优良率高达 80% 以上[19]。而 Compito 等术后的随访结果优秀率仅为 48.5%[20]。目前大部分研究报道采用人工肩关节置换治疗肱骨近端骨折的术后患者满意度在 80% 左右，但患者术后肩关节活动度及功能恢复并不理想[21-24]。Kralinger 等通过一项包括 167 名患者在内的临床多中心回顾性研究发现，仅有 41.9% 的患者术后肩关节前屈上举可达 90° 以上[25]。术后肩关节的功能是多因素作用的结果，其中最常见的导致术后肩关节功能欠佳的原因是术后大结节位置不良或愈合不佳，从而对肩关节功能有着十分重要的影响。Boileau 等通过研究发现，术后大结节未愈合而发生移位或畸形愈合所致的位置不良可引起肩峰下撞击、假体上移、肩关节僵硬、力弱及持续性疼痛，严重影响手术疗效，降低患者满意度。同时，大结节位置不良可导致盂肱关节外展力臂发生变化，影响人工肩关节假体与肩盂的相对位置关系，改变了局部生物力学特性，加速假体及肩盂骨质磨损而引起失效[26-27]。术后大结节不愈合这一现象最早由 Tanner 和 Cofield 系统地进行报道，其研究认为大结节骨块不愈合是人工肩关节假体置换术后最常见的并发症[28]。其后的文献报道人工肩关节置换术后大结节不愈合发生率为 12.5%～50%[22-23, 26]。大量文献报道认为人工肩关节假体置换术后大结节的解剖愈合状况是影响手术疗效的明确因素[21, 24, 29-34]。我们曾于 2007 年随访了 59 例应用传统组件型肩关节假体治疗肱骨近端骨折的病例系列，平均随访 22.2 个月，发现 13.6%（8/59）的病例存在大结节愈合方面的并发症[35]。在之后的临床随访中，我们发现与大结节愈合出现问题的 11 例患者相比，57 例未出现大结节愈合问题的患者，无论是肩关节活动度、疼痛，还是功能评分，均存在明显差异[16]。因此，在手术中尽量通过所有可能的方法，提高大结节的愈合可能，是半肩关节手术成功的关键因素之一！笔者建议在术中做到以下几点：

1. 术中解剖重建大结节时，不要在复位过程中将大结节过度牵拉，这一点是初学者经常会犯的错误。大结节承受的应力越大，骨块愈合的概率就越低。术中通过我们前述的方法，利用多根高强度不吸收缝线，以及钛缆等工具，对大、小结节进行环扎缝合固定，并在其后检查固定的效果。

2. 局部植骨以增加大结节与骨干的愈合概率。

3. 在经济情况允许的前提下，使用 TM 型假体，原因参见前述。

4. 术中透视，按照 Boilleau 提供的较为简单、直接的方法，对大结节的重建位置进行评估。在肩关节正位透视下（肩盂前后缘重叠不超过 10%），沿肱骨干纵轴做一直线（c），然后在肱骨头假体顶端做 c 线的垂线（a），以及在大结节定点做 c 线的垂线（b）。a、b 两线的距离应在 5～10 mm。如两线距离小于 5 mm，说明大结节位置过高；反之，则说明大结节位置过低。凡不符合标准的，须要在台上重新调整（图 7-32）。

5. 另一个须要注意的是术后功能锻炼。尽管国外的大多文献建议关节置换术后即刻开始活动，但从我们的临床经验来看，仍建议相对保守一点，将肢体制动保护的时间延长至术后 6 周。这样可在一定程度上确保大结节的初步愈合。过早的功能锻炼，

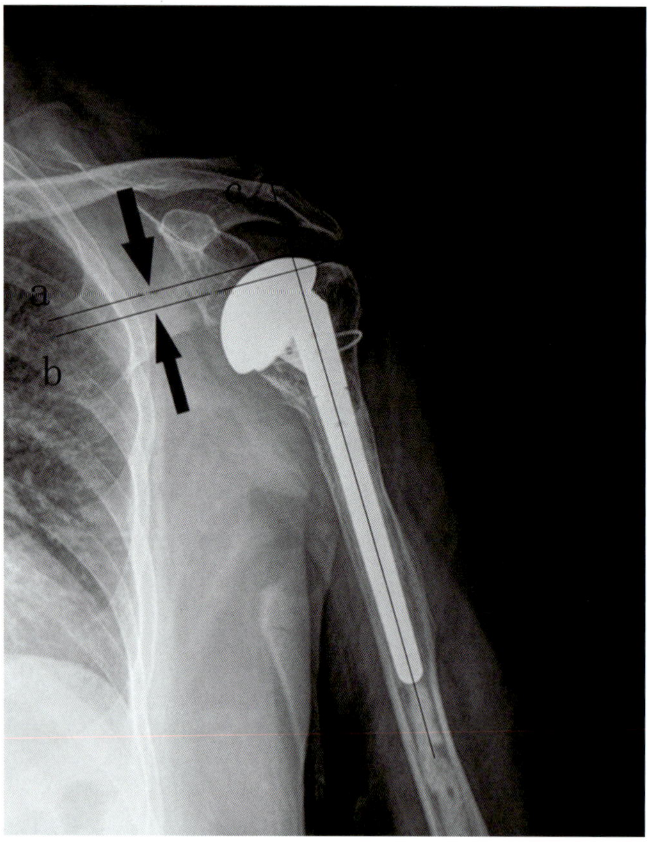

图 7-32 术中透视检查大结节位置的简易方法

尤其是过度的牵拉，不利于结节的愈合。

(二)感染

1. 一般情况 尽管我们知道所有手术无法完全避免感染的发生，但感染仍是医生与患者最为头痛的情况，并很容易引起医疗诉讼。临床报道肩关节置换术后的感染率为 0～3.9%[36]。感染常见于合并如类风湿性关节炎、系统红斑狼等免疫性疾病以及糖尿病、服用糖皮质激素类药物患者以及既往接受过肩关节手术的患者。按照发生的时间，可大致分为急性(置换术后 3 个月内)、亚急性(置换术后 3 个月到 1 年)以及慢性(距离手术时间 1 年以上)。按照感染的部位，又可分为表浅感染(皮肤、皮下)与深部感染(假体周围与关节内)[37]。无论何种情况的感染，都须要积极应对，并与患者进行良好的沟通。因为抗感染过程往往须要投入大量时间、精力与金钱，而且须要医患双方在相互理解的基础上通力合作，才有可能获得较为满意的结果。

2. 临床表现与诊断 如出现伤口红肿、皮温高和疼痛，尤其是术后一段时间以后突然发作的夜间疼痛，均须要注意除外感染的可能。如伤口局部出现破溃、深层缝合线头外露、脓性分泌物及窦道，都高度提示感染的存在。对分泌物进行细菌培养与药敏试验有利于明确诊断以及制订相应的抗感染措施，也是诊断感染的金标准。进行实验室检查时可有白细胞计数升高，红细胞沉降率和 C 反应蛋白升高，IL-6 和 IL-10 表达异常，但这些化验指标并没有特异性。其指标的高低也不能准确地反映感染是否得到有效的控制。因此，对于实验室检查，通常要综合分析，并与临床表现和局部情况等密切结合。此外，感染的假体在 X 线片上也会有相应的表现，如骨皮质的改变、假体松动与透亮带的出现等。

3. 治疗 肩关节置换术后，最常见的细菌感染为金黄色葡萄球菌与表皮葡萄球菌[37-38]。在细菌培养与药敏尚未有结果时，可首先选用广谱抗菌药物，待有药敏试验结果后可进一步调整药物。对于肩关节置换术后出现的感染往往须要积极地早期进行扩创处理，否则很难有效地控制感染。在扩创术中，应在不同层次和不同部位进行取材培养。扩创应尽可能彻底，在肉眼直视下可疑的组织均应予以去除。大多数情况下，假体本身的保留是造成抗感染失败的主要原因，因此，术中应准备相应的器械，将假体取出，以便清理肱骨髓腔。如果假体为骨水泥型，必要时可在肱骨近端开窗，以避免对骨干部分造成过大破坏。取出假体后，要对肱骨髓腔内侧壁进行充分的清理。为了保证二期翻修手术的便利，还须要在扩创完毕后以间置物充填于髓腔内，使周围正常的肌肉软组织具有相对正常的张力。在间置物的选择上，可使用由含抗生素骨水泥手工制成的间置物(图 7-33)。

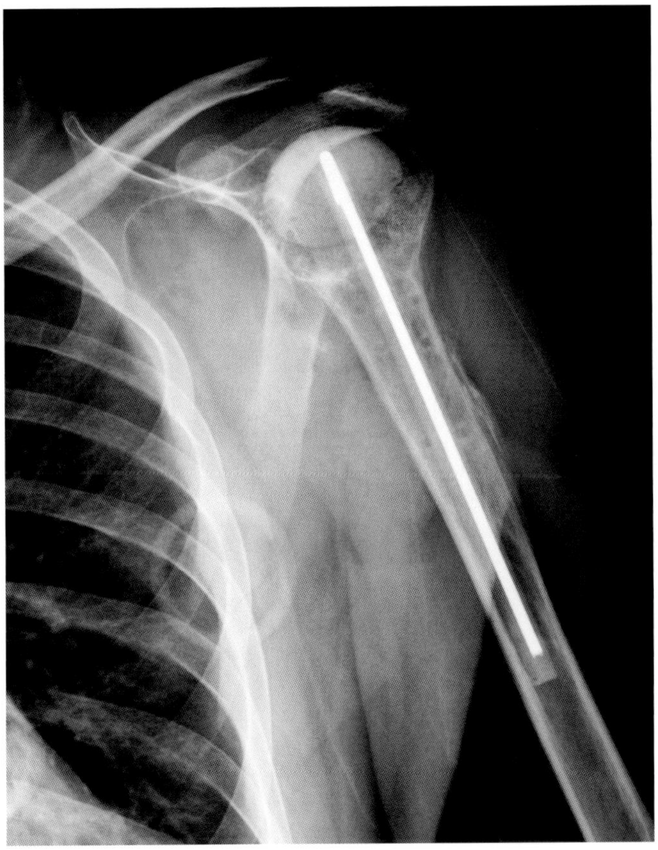

图 7-33 含抗生素骨水泥的间置物

从我们自己的经验来看，扩创术后的抗炎治疗药物至少须要静脉使用 2 周，然后改为口服继续 4 周。密切观察伤口情况，以及定期监测白细胞、红细胞沉降率和 C 反应蛋白等指标。在以上各项指标达到正常后（通常要在扩创术后 3 个月以上的时间），才能进行翻修手术。尽管目前国际上有报道一期翻修术只要清创彻底，就可以有效地控制感染，最终可以取得与分阶段翻修术一样的功能与活动度[38-39]，但考虑到我国的具体情况，我们对此较为谨慎，也建议读者尽可能采取相对更为保险的治疗方式。

最后须要提醒读者的是，肩关节置换术后如果进行翻修，通常由于软组织的破坏以及清创，造成无法用新的半肩关节代替初次的人工关节。为了让患者达到一定的功能，常须要进行反肩关节置换。

（三）不稳定

关于半肩置换术后的不稳定，文献报道发生率为 0～38%[40]。造成假体不稳定的原因包括假体放置的后倾角度过大或者过小、假体高度不当、主要的软组织挛缩或者松弛（如肩胛下肌和后关节囊）以及肩袖损伤。大多数情况下，关节不稳定是多种因素共同作用的结果。

遗憾的是，大多数半肩关节置换术后出现的不稳定会严重妨碍患者的日常功能，而简单的局部调整只是停留在理论上的一种可能。一旦发现半肩关节置换的患者在术后出现不稳定甚至反复脱位，考虑我国的现实情况，唯一可行的治疗方法是将半肩关节翻修为反肩关节，而不是去思考如何修复损伤的肩胛下肌，或者计算取出假体后应该将后倾角度调整到多少度！

（四）关节活动受限

关节置换术后的肩关节活动受限往往不会是单一方向上的受限，而是表现为多个方向的广泛受限。究其原因，无非是由两种情况造成的：手术操作的问题以及术后康复的问题。而这两个问题实际上就是我们手术医生的问题！

在手术操作过程中，除了将假体的高度和后倾角度放置合适外，对肱骨头假体的选择尤应注意：术中应仔细比对患者自己的肱骨头与选择的肱骨头假体，尽量确保两者最大程度地匹配。如果不能做到这一点，宁可选择小一号的肱骨头假体，而不要选择大一号的假体。

应在术前告知患者，手术结束之时才是患者治疗的开始。康复过程与手术本身一样重要，只有在康复时严格按照计划完成各阶段的目标，才可能最终达到满意的功能结果。早期的支具制动，保护假体，以及确保大结节获得初步的愈合，并不会影响患者最终的活动度，并且有利于术后早期疼痛的控制。但我们并不主张在术后纹丝不动，相反，邻近关节的主动活动、在不痛的前提下初步的钟摆运动等，都是应该鼓励的。从术后 6 周开始，应该正确教导患者开始进行被动活动，鼓励患者克服恐惧心理，辅助疼痛控制治疗，严密随访患者。一旦发现问题，应及时纠正。

（五）肩袖损伤引发的功能下降

肩袖损伤后导致患者整体的肩关节功能下降，其原理与大结节愈合不良是一样的。尽管我们建议在关节置换过程中常规要探查肩袖，如果存在肩袖损伤，应同时予以缝合修复。但如果肌腱愈合不良，或者随着患者年龄进一步增加出现晚期肩关节功能突然下降，均应考虑与肩关节的这一动力结构遭到破坏而不能修复有关。Cofield 曾统计过在 Mayo 中心的肩关节置换手术后须要进行翻修的患者，肩袖损伤是第二位原因 [41]。Wirth 也发现，在其 1600 例关节置换手术中，肩袖损伤是占第三位的并发症 [42]。在肩袖损伤中，最为常见的是冈上肌 [43]。由此会导致原本功能良好的患者出现肩关节疼痛、活动受限及功能下降。X 线检查显示肩关节假体上移（图 7-34）。

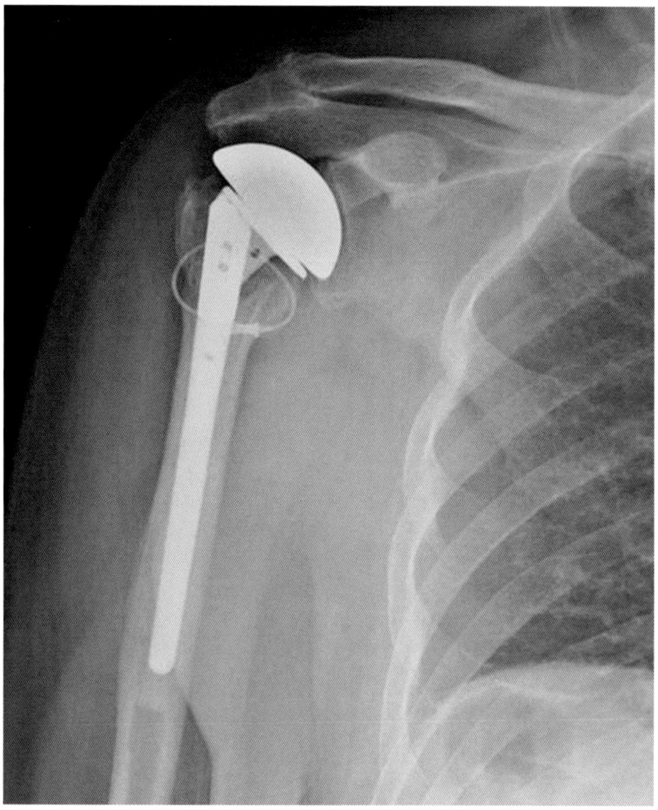

图 7-34　半肩关节置换治疗肱骨近端骨折术后 2 年大结节愈合良好，半肩关节假体上移，提示肩袖损伤

Hattrup 曾对 19 例肩关节置换术后平均 23 个月的患者进行了肩袖修补。结果显示，尽管疼痛有所控制，但功能恢复并不满意 [44]。有鉴于此，我们建议一旦出现这种并发症，应将半肩关节翻修为反肩关节，已获得较为满意并可预期的结果。

（六）假体松动

Sanchez-Sotelo 按照假体的部位将松动分为 8 个区域：1 区与 7 区为假体柄近 1/3 的外侧与内侧，2 区与 6 区为假体柄中 1/3 的外侧与内侧，3 区与 5 区为假体柄远端 1/3 的外侧与内侧，4 区为假体柄尖端区域，8 区为肱骨头假体下方区域 [45]。Sperling 将假体松动的等级分为 6 级：0 级没有透亮区，1 级为 1 mm 宽不连续的透亮带存在，2 级为 1 mm 宽连续的透亮带存在，3 级为 1.5 mm 宽不连续的透亮带，4 级为 1.5 mm 宽连续的透亮带，5 级为 2 mm 及以上宽的透亮带存在 [46]。按照区域与级别，可以对假体的松动程度进行量化评估。Mileti 报道如果假体周围存在连续的透亮带，或透亮带宽度超过 1.5 mm，则假体的松动会引发临床症状 [47]。

如果能除外感染，半肩关节置换后发现假体周围存在透亮带，并不一定意味着假体松动会产生严重的症状，相反，大多数患者会对此较为容受。但如果假体存在明显的松动并引发不适，则须要进行翻修。

（七）假体周围骨折

临床报道肩关节置换术后假体周围骨折的发生率为 0.5 ~ 3% [48]，部分假体周围骨折发生在术中。过度用力的扩髓、假体柄直径过粗以及对骨质极度疏松的患者使用压配型假体都是导致假体周围骨折的风险因素。术后暴力锻炼和再次外伤也会造成假体周围骨折。尽管这一并发症的发生率较低，但处理起来十分棘手[49]。Wright 将假体周围骨折分为三种类型，第一种为骨折发生在假体近端，第二种发生在假体柄尖端附近并向远端延伸不同程度，第三种发生在假体以远的位置[50]。如果骨折发生在术中，则须要更换加长柄假体，必要时附加锁定接骨板与自体或异体骨板进行固定 + 植骨。如果发生在术后，短期内可行保守治疗。第一种情况除非发生假体松动，大多可以获得愈合。第二种情况保守治疗的失效率较高。如果出现迟延愈合及不愈合，则须要手术治疗。对第三种情况的处理等同于肱骨干骨折的处理原则，保守治疗大多可以获得愈合。

第三节　全肩关节置换术

如前所述，最早的全肩关节置换要追溯到 1893 年，但直到 1974 年，才出现对于全肩关节置换的系列病例报告。Neer 在他的 48 例骨关节炎患者中，应用全肩关节置换治疗了其中的 47 例患者（仅 1 例为半肩关节置换），42 例患者获得了满意的结果[51]。而在之后的数十年间，又有不同的作者报道采用聚乙烯肩盂假体与肱骨头假体相结合使用的临床效果，从而开创了全肩关节置换的现代历程[52-53]。一般来说，当我们针对特定的患者考虑对其进肩关节置换时，如果肩盂出现病损或破坏，肩袖及三角肌的动力结构完整，全肩关节应为首选方案。在本节中，我们以骨关节炎为例进行手术技术方面的详细介绍，因为这一疾病往往涉及全肩关节置换手术最为关键的两点：盂肱关节的松解与肩盂的显露。其他疾病，如新鲜的肱骨近端骨折合并肩盂磨损和肱骨头缺血坏死等，在操作上相对较为容易，可在我们下面的手术介绍基础上进行个体化调整。

此外，截止到本书初稿完成时，国内市场上可供选择的全肩关节假体仍寥寥无几，因此，在施行全肩关节置换之前，花时间仔细了解产品的特性，详细阅读相关的操作手册，准备好所有的手术器械，是我们顺利完成全肩关节置换手术的前提条件。

一、适应证

1. 原发性骨关节炎，存在严重疼痛及活动受限，影响患者的日常功能，保守治疗无效。如果患者的年龄在 40 ~ 50 岁，可以考虑半肩关节置换附加间置成形术。但从长期结果来看，其效果并不理想。如果患者的年龄超过 50 岁，肩盂受到明显波及，则应考虑全肩关节置换。

2. 新鲜或陈旧肱骨近端骨折，包括四部分骨折（合并或不合并肱骨头脱位）患者、三部分骨折（合并或不合并肱骨头脱位）同时存在严重骨质疏松、解剖颈骨折者及头劈裂骨折等，肩盂同时存在严重磨损。与半肩关节置换一样，年龄应是选择全肩关节置换的一个重要因素。如果患者的年龄低于 60 ~ 65 岁，仍应该首选切开复位内固定。只有在无法有效地解剖重建骨性结构时，才可考虑行关节置换术。

3. 继发性关节炎，如风湿或类风湿性关节炎等肱骨侧和肩盂侧均受累及的炎症性关节病变。此时须要术前仔细判断肩关节周围重要软组织及神经的条件。进行全肩关节置换术的前提是肩袖肌腱完好，或肩袖损伤可完全修复并愈合，并且不伴有严重肩盂骨缺损。

4. 各种骨病如肱骨头缺血性坏死、盂肱关节不稳定、创伤性关节炎、骨折不愈合与畸形愈合，肩盂受到破坏，肩袖等软组织动力完整。患者在临床上有较为严重的疼痛，并且通过保守治疗难以有效控制。

二、禁忌证

1. 由于人工关节的正常使用有赖于肩袖和三角肌的共同作用，因此，如存在难以修复及不可修复的巨大肩袖损伤或腋神经不可逆性损伤导致三角肌失用，不能使用半肩关节置换。

2. 感染患者，尤其是患者仍处于活动期，是关节置换的绝对禁忌证。对于结核，在确定得到完全控制之前（各种指标正常持续 1 年），进行人工关节置换都意味着存在很大风险。

3. 特殊类型的关节炎，如夏科关节和脊髓空洞症导致的关节破坏。此时不仅仅是骨性结构的问题，而是涉及包括重要动力结构在内的整个肩关节难以通过关节置换进行有效地重建问题。

4. 对于年龄较轻的骨折和骨病患者，切开复位内固定、关节清理及间置成形术等方法尚能取得一定的效果时，可先行尝试，以拖延关节置换的时间。

5. 患者的一般情况较差，有难以控制的癫痫或帕金森病。或配合度较差，无法有效地参加术后长期功能锻炼等。

三、手术技术

为了叙述方便，在此以原发性关节炎为例进行手术技术的详细解说。

（一）体位与入路

全肩关节置换的体位与半肩关节置换相同，这里不做赘述。手术通常采用三角肌 - 胸大肌入路，分离显露头静脉并加以保护。术中注意保护三角肌的起止点，以利于术后功能恢复。显露并辨认肱二头肌长头肌腱，以不吸收缝线将其远端固定于胸大肌近肱骨侧肌腱上缘，切断近端及其在盂上结节上的止点。

进一步的显露有两种方式，分述如下：

1. 小结节截骨 自结节间沟内侧缘向内做小结节薄片截骨。在截骨过程中注意不要过多地保留小结节，甚至带着肱骨头关节面截骨。这样会造成在重建过程中的困难，甚至影响小结节愈合。当然，在初期阶段，可以先进行保留较大骨块的截骨，然后用咬骨钳一点点地去除多余的小结节骨块。毕竟将截骨块从大变小是可行的。然后以不吸收缝线经腱骨交界部穿过。并牵引小结节骨块及其上附着的肩胛下肌，向内侧牵开小结节骨块与肩胛下肌，暴露深层关节囊。由肱骨侧向肩盂侧逐渐分离前关节囊与肩胛下肌至肩盂水平，沿前方关节囊肱骨侧止点切开关节囊，显露盂肱关节（图 7-35）。

完成关节置换后，通过高强度缝线或钛缆对小结节与主骨进行牢固的缝合固定。这种截骨可最大程度地保护肩胛下肌。在之后的修复中，由于是骨 - 骨愈合，其失效率也低于下面提到的腱 - 骨愈合或

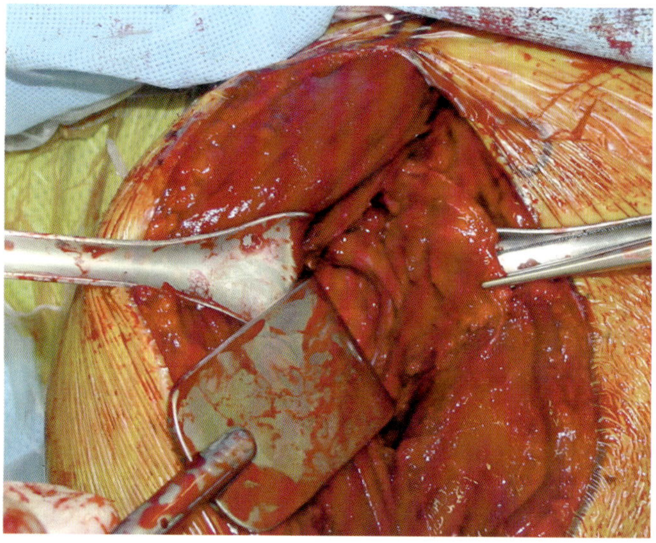

图 7-35 全肩关节置换的小结节截骨

腱-腱愈合。

2. 肩胛下肌切断 保留小结节，不破坏骨性结构，而是将肩胛下肌做L形切断，自其上缘的腱性部分垂直切断肩胛下肌的上2/3，然后沿着其肌性部分拐向内侧，沿肌纤维走行方向切开。同样使用不吸收缝线贯穿腱性部分后向内侧牵开，仔细寻找深层关节囊。在两层之间进行充分游离，将其浅面与深面的粘连松开，并切断喙肱韧带，以彻底松解肩胛下肌，然后切开关节囊，显露盂肱关节。

采用该方法时一定要在最后对肩胛下肌进行很好的修复，可对腱性部分在肱骨侧做骨髓道，以高强度不吸收缝线进行缝合固定，也可在肱骨侧打锚钉进行修复。

尽管不同的方式都可以充分显露盂肱关节，但将肩胛下肌切断或剥离所对应的修复后的腱-腱愈合或腱-骨愈合，与小结节截骨对应的骨性愈合界面相比，后者的愈合能力更为确实。反对小结节截骨的学者认为，截骨会明显削弱肱骨近端骨矩，影响肱骨侧假体压配的近端稳定性与把持强度，严重者甚至出现术中假体周围骨折[54]。针对这一问题，我们建议采用小结节薄片截骨，旨在充分保留肱骨近端骨矩，提高假体压配的固定强度，同时截骨面的骨性愈合为术后肩胛下肌的功能恢复提供了保障。从我们对22例全肩关节置换的临床随访结果来看，证实小结节的愈合良好，无1例出现不愈合[55]。

（二）肱骨头截骨

通过内收、外旋及后伸肩关节，可将肱骨头完全显露。用咬骨钳仔细咬去增生骨赘，以清晰地显露正常的骨性结构，便于进一步进行准确的截骨。截骨可以采用徒手截骨的方法，按照解剖颈的走行方向用摆锯将肱骨头完整地切下。注意保护冈上肌和冈下肌在大结节的附丽点不受破坏。这种方法往往对手术者的技术要求较高，因此建议术者在积累了一定经验后再进行尝试。此外，部分骨病患者的肱骨近端畸形严重，使用徒手截骨相对更为容易。但在徒手截骨的过程中，注意避免过度地内翻或外翻截骨，尤其是前者。内翻截骨会导致肱骨头假体内移，在盂肱关节产生压塞效应，既影响活动度，又会导致术后无法解决的疼痛。内翻截骨后肩胛下肌还会产生过度的张力，甚至发生撕裂。内翻截骨还可造成大结节相对上移，随着肩关节外展和上举而出现“撞击”。所以在肱骨头有骨赘存在的情况下，一定要先行去除骨赘，并仔细地寻找正确的骨性标志（解剖颈），而不要被增生和退化的骨性结构所干扰。

另一种方法是使用产品公司提供的截骨模具进行截骨，先以定位尖锥开髓。该位置位于结节间沟的外后方，肱骨髓腔中心正对的位置。确保将开髓尖锥置入肱骨髓腔后处于中置，并放置到合适的深度（通常开髓器及扩髓系统均有激光标标明深度）。然后安装截骨的定位杆以及截骨模具，沿模具提供的位置进行截骨。在此过程中，要时刻考虑个体差异，确保截骨模具的方向，紧贴肩袖在大结节的止点而不会伤及肩袖组织（图7-36）。

与徒手截骨不同，利用截骨模具截骨时，肱骨近端颈干角为截骨模具所确定而难以调整（通常的截骨模具设计为颈干角135°～155°）。截骨后不要将截下的肱骨头丢弃，暂时保留以备后用。

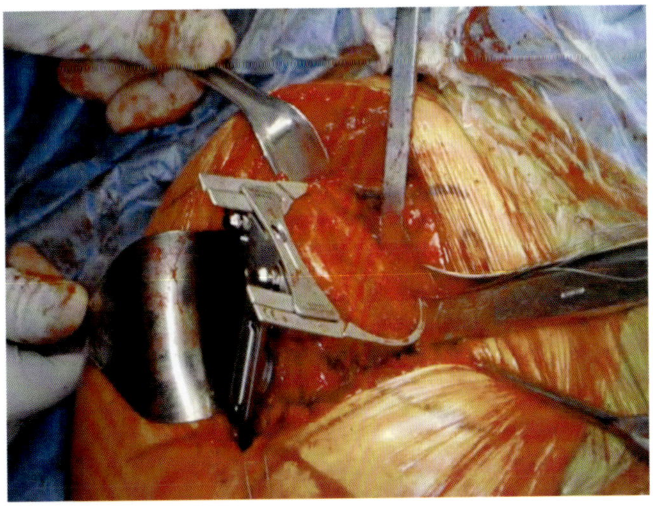

图7-36 利用截骨模具进行肱骨近端截骨

在肱骨近端开髓后使用不同直径的扩髓器从小到大逐步扩大髓腔，并根据髓腔大小选择合适型号的肱骨假体备用。注意在此过程中务必手动扩髓，而不要使用电动器械，尤其是对于高龄女性。对于骨质疏松较为严重的患者，任何强力的扩髓都会大大增加肱骨干骨折的风险。当扩髓至合适的直径后，可将肱骨假体试模或者专门的肱骨柄保护器放入髓腔，以避免在肩盂操作时损伤肱骨近端骨皮质，然后再进行肩盂侧的操作。

(三)肩盂的显露

肩盂的显露是整个手术的关键步骤之一，往往也是整个手术中最具有挑战性的步骤，因此在进行这一步时须要确保：

1. 肌肉软组织松弛　此时需要麻醉师的配合给予肌肉松弛剂。

2. 肱骨头正确截骨　如前所述，肱骨头截骨时不要过度内外翻，而且应当注意在截骨时紧贴肩袖在大结节的止点，否则会导致肱骨头后方残留过多的骨质，从而影响肩盂的显露。此外，位于肱骨头下方的骨赘也应全部清除。

3. 患肩关节在肩盂显露过程中处于外展、后伸与外旋位置，并随时根据松解的效果进一步调整。

4. 进行彻底的软组织松解　肩盂前方与后方的松解是随着肱骨头的显露进行的。对于粘连严重的病例，须要充分游离肩胛下肌上2/3腱部深面与关节囊。打开肩袖间隙，切除喙肱韧带。持续外旋肩关节，经由肩胛下肌下1/3肌部与前下方关节囊之间的潜在间隙置入神经剥离器或窄尖撬，向内侧牵开以保护腋神经。在邻近喙突的位置自近端向远端，紧贴肱骨侧止点，平行肩盂前缘切开前方关节囊并进一步松解。要将关节囊松解到6点钟的位置（甚至更后）才可以对肩盂有充分的暴露。此时注意避免伤及走行于附近的腋神经（图7-37）。

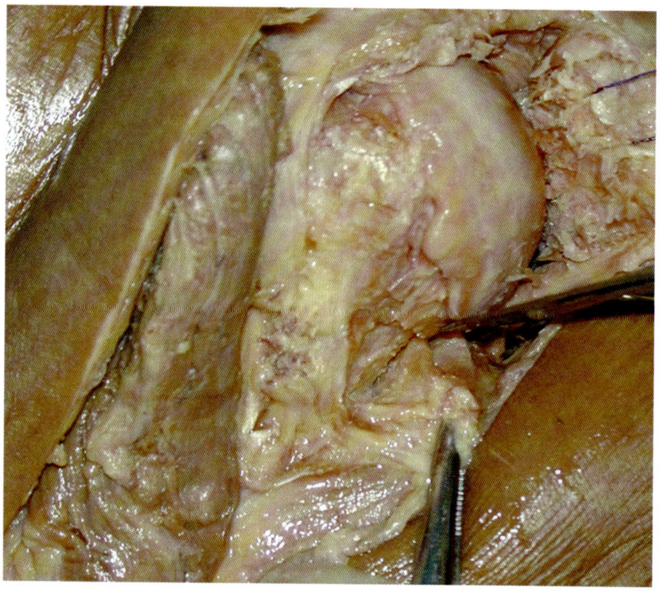

图7-37　关节囊的切开与腋神经的保护

充分外旋肱骨头，显露下方及后方肩盂，切除下方及后方的盂唇组织，用骨膜剥离器钝性分离肩盂下极及后方的关节囊附着点，并紧贴肩胛颈骨面向内侧推进5 mm左右，进而充分暴露肩盂下半部。在此过程中，可以将Fukuda撬放在肩盂后缘。这样可以将肱骨头挡在后方，将肩盂撬置入肩盂前缘内侧与下方。将另一把骨撬置入肩盂上方，这样即可显露肩盂（图7-38）。

完整显露肩盂后，最后须要将附着于其上的盂唇组织完整切除。切除要彻底，包括前、后、上及下方，同时将肱二头肌长头肌腱在盂上结节的附丽点予以切除。

5. 准备专门的肩盂显露器械，以便在保护重要软组织的前提下充分显露肩盂，利于下一步的操作（图7-39）。

全肩关节置换术主要的操作难点在于关节囊松解和肩盂显露。对于继发性骨关节炎病例，由于创伤性关节粘连、缺血性坏死、畸形愈合及关节囊增生挛缩等因素，对其松解及显露的难度进一步增大。具体操作时应按照由前向下再至后方的顺序对关节囊进行对称性的双极松解。对于骨关节炎的患者，由于肩盂内向磨损、肱骨头变形塌陷及关节囊挛缩等原因，肩胛下肌的等长性受到明显影响。待关节

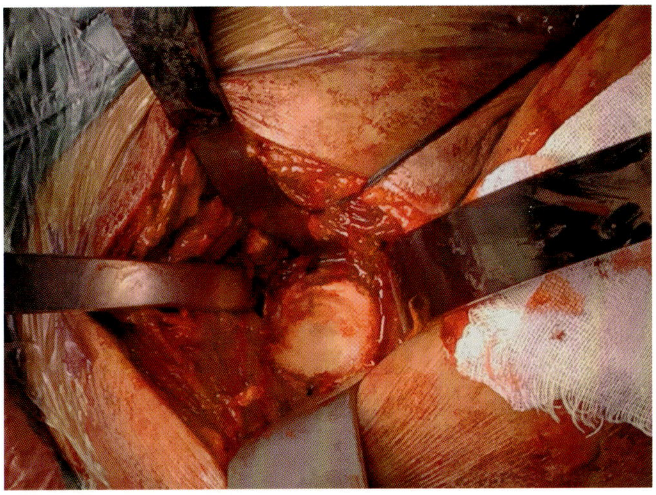

图 7-38 肩盂的显露

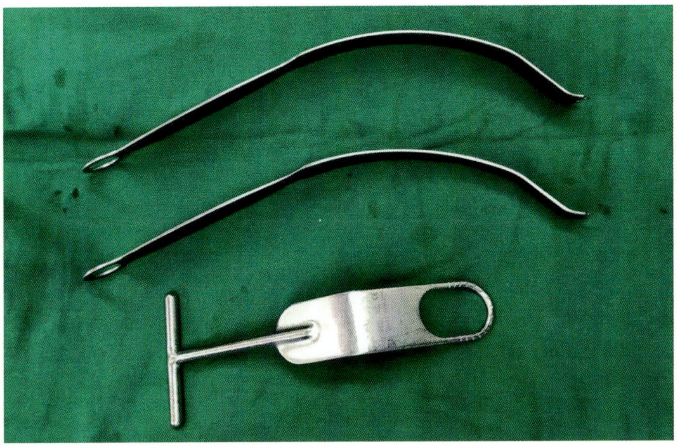

图 7-39 显露肩盂的专用器械

置换完成后，重建小结节截骨块时，肩胛下肌的张力往往较大，因此松解前方关节囊时，应将其与肩胛下肌充分剥离，恢复肩胛下肌的等长性，以利于小结节骨块的无张力重建。松解前下方及下方关节囊时，损伤腋神经及腋褶部血管的风险较大。具体操作时可采取以下方法：截取小结节骨块上附着的肩胛下肌上 2/3 腱性部分，下 1/3 的肌性止点仍保留在肱骨近端。由于腋神经自臂丛分出后绕行肩胛下肌下缘进入四边孔，在松解前下方关节囊时，自关节囊与肩胛下肌肌部之间置入神经剥离器或尖撬，并在向内下方牵开肩胛下肌肌部时可将走行于此的腋神经阻挡在操作术野外，从而可大大降低腋神经损伤的风险。松解下方及后方关节囊时，应配合持续外旋肱骨头，并紧贴骨性止点将关节囊切开。由于操作空间所限，对下方及后方关节囊的实质部难以实现彻底松解时，可采用双极松解的方法，即同时切开关节囊的肱骨侧及肩盂侧止点。必要时可沿竖直方向切开后关节囊实质部，以达到最大程度的松解，但应注意保护后方的肩袖组织。松解关节囊时，还应综合术前影像学检查结果、盂肱关节稳定性及软组织平衡条件等，进行对称性的松解。对于一些特殊病例，肱骨侧可仅行肱骨头截骨，而不急于进行扩髓等操作。目的在于充分保护肱骨近端骨矩，防止在显露肩盂步骤中牵拉撬拨等可能造成的肱骨近端压缩骨折。待肩盂侧假体连接完毕后，再行扩髓等操作。

（四）假体的选择与置入

1．肩盂的准备　刮除肩盂表面的关节软骨，显露软骨下骨（图 7-40）。必要时以细钻钻孔，直至肩盂有新鲜血液渗出。

以定位针或 2 mm 克氏针定位肩盂中心，然后在肩胛盂磨锉手柄上安装合适型号的肩胛盂磨锉，围绕克氏针逐号打磨肩胛盂至满意型号。依据术前影像学检查结果，针对可能存在的肩盂进行偏心性磨损，通过肩盂锉在对侧打磨肩盂骨床予以适度纠正，从而为肩盂假体提供一个正常倾斜角度与对称骨性结构的肩盂，延长假体使用寿命（图 7-41）。

须要注意的是，骨性关节炎患者大多为肩盂后方存在明显缺损。术前 CT 评估对于术中肩盂的处理至关重要。Walch 曾将肩盂形态依据术前 CT 进行分型（详见第一节）。针对不同形态的肩盂，须要采取不同的方法进行调整，以便安装肩盂假体。对于肩盂没有明显缺损的病例，通常我们仅须刮除关节软骨后进行中心性打磨肩盂即可，调整肱骨头的后倾角度即可以恢复正常的盂肱关节对和关系。而对于

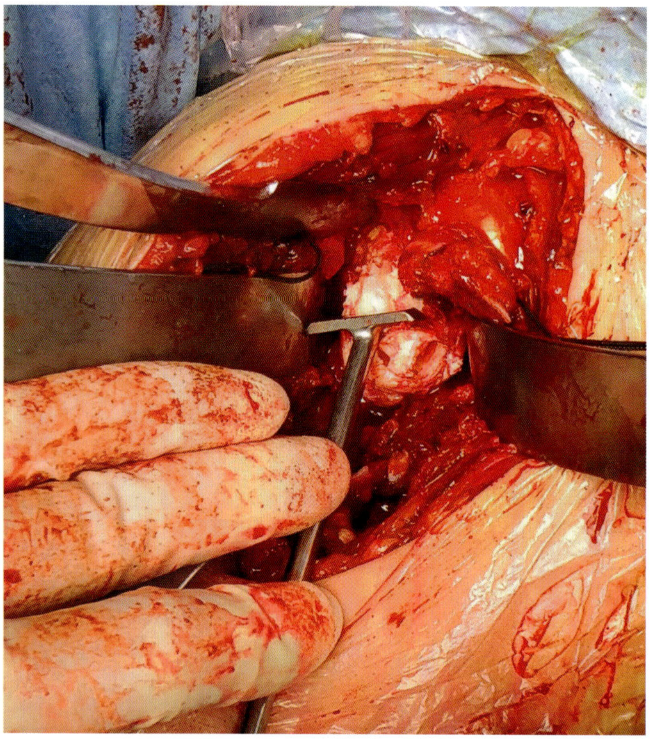

图 7-40 去除关节软骨，显露软骨下骨

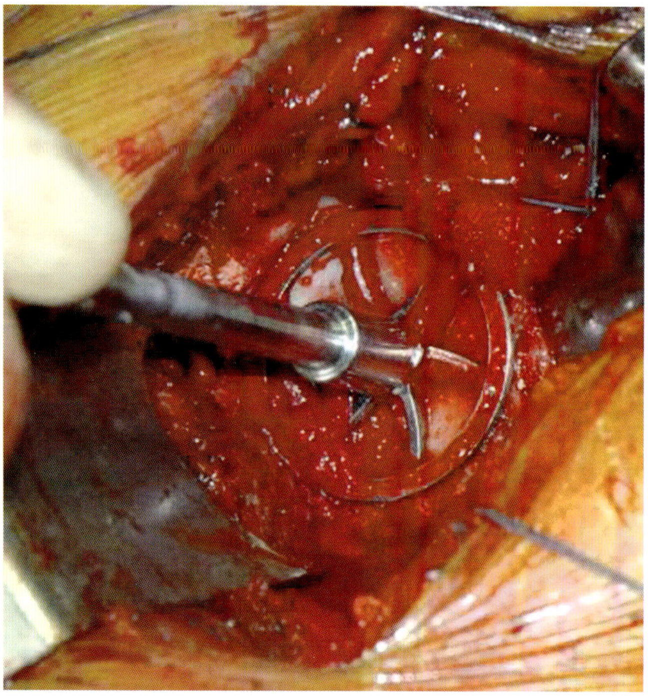

图 7-41 用肩盂锉打磨肩盂

＜10 mm 骨缺损或后倾角＜20° 的肩盂，由于缺损不大，可以通过偏心性打磨肩盂进行调整，将肩盂“改建”成近似正常的轻微后倾，并有足够骨质的肩盂以适应肱骨头的对合。对于超过这一标准的肩盂，往往须要进行相应部位的植骨，而不能再行偏心性打磨，因为这会严重破坏肩盂的骨质，影响肩盂假体的固定效果。

2. 肩盂假体的选择与置入　全肩关节置换的肩盂假体有两种，均为高分子聚乙烯制成，即龙骨型假体（图 7-42A）和底柱型假体（图 7-42B）。

尽管仍有争论，目前的临床对比研究大多显示这两种假体无论是术后的功能、活动，还是松动失效率及翻修率等方面均没有明显差异。或许底柱型假体略微优于龙骨型假体，但这种轻微的优势也未在临床国内功能结果上有明确的意义[56-60]。但从我们的临床实践来看，对于关节炎造成的肩胛盂中心性磨损患者，如果使用底柱型肩胛盂假体，可能会出现底柱穿孔问题。因此，对于这种患者，除了术前须要评估残留肩胛盂的骨质条件是否可以支撑固定肩胛盂假体外，最好使用龙骨型假体。

肩胛盂打磨完毕后，在肩胛盂锉手柄上安装肩胛盂中心孔及周边孔钻头，通过导向器制备中心孔与周边孔。如果使用龙骨型假体，与底柱型假体不

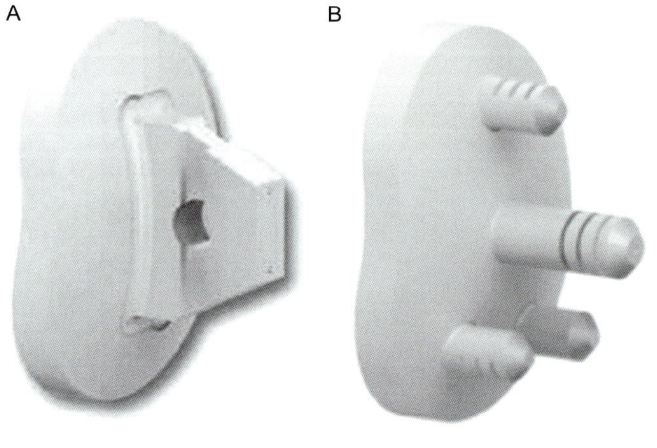

图 7-42 两种肩盂假体

同的是在完成钻孔后要用骨凿取出钻孔间的皮质骨，继而逐号使用龙骨成形器完成龙骨骨床的制备（不同的公司有相应器械）。安装肩胛盂假体试模，保证试模安装到位。彻底冲洗肩胛盂固定孔，清除所有的碎屑，然后涂抹骨水泥，用骨水泥加压装置进行加压。用肩胛盂假体打入器将假体敲击到位。敲击植入器手柄，确保肩胛盂假体完全植入到位。在骨水泥聚合期间要对肩胛盂假体进行持续加压，同时用一个薄的骨撬沿肩胛盂假体周边进行检查，以防止软组织嵌入，并清除所有溢出的骨水泥（图 7-43）。

3. 肱骨假体的选择与置入　待肩盂假体骨水泥完全干燥后，撤除肩盂显露器械，重新将肢体置于后伸、外旋体位，显露肱骨近端，置入合适型号的假体试模，并根据相应的后倾角度定位杆预先判断好肱骨假体放置的后倾角度并做好标记。对于后倾角度的调整，应根据肩盂骨磨损的状况、肩盂后倾角度、软组织平衡条件及术前盂肱关节稳定性综合判定。若无特殊，可将后倾角度置于 15° ~ 20°。在肱骨假体的选择中，可根据情况选择压配型或骨水泥性假体。对于高龄骨质疏松、肱骨近端畸形变及髓腔顺应性差的病例，可考虑选取较最终的扩髓钻小一号的假体用骨水泥粘接固定。另外，如果选择骨水泥型假体，我们建议最好使用平台型假体，即可以在将来对全肩关节翻修为反肩关节时不用更换肱骨假体柄，这会大大简化将来的手术。国外近年来日益对短柄性假体开始越来越多地关注。认为该假体可以有效地降低肱骨近端应力，降低假体松动，以及便于翻修，但国内目前尚无成熟的产品，肱骨侧假体仍然为传统的标准柄。

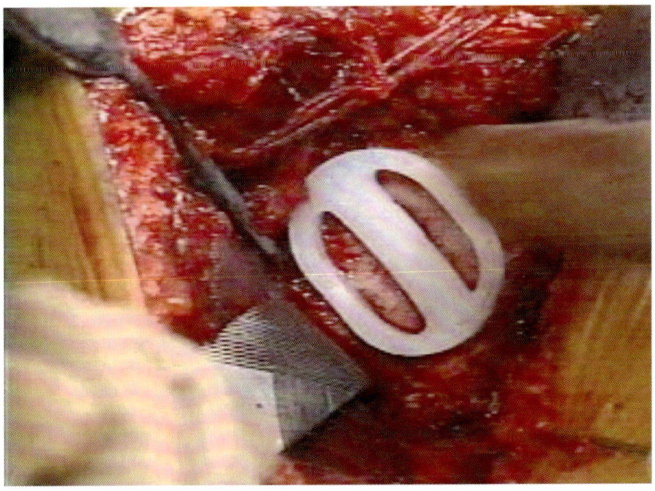

图 7-43　肩盂假体的安装

根据截骨的大小选择肱骨头假体，目前有可调节偏心距的假体产品，如 Equinoxe 肩关节系统的假体中有两个部件可以提供偏心率——肱骨头假体和偏距复制器。因此，医生可以通过独立旋转刻度盘和偏距复制器分别复制患者正常的内侧偏距和后方偏距。如果肱骨截骨存在偏差，在头干角方面系统可以提供 +/-7.5° 范围内的调整，在后倾角方面可提供总共 15° 的调整。如果肱骨截骨面的位置和方向较为满意，可将刻度盘平行于截骨面进行试模测试检查，将刻度盘覆盖在截骨面上，用手旋转刻度盘，同时用偏距复制器手柄控制偏距复制器旋转。在试模检查过程中要观察是否须要进行角度调整（颈干角和后倾角）（图 7-44）。

安装肱骨头试模进行复位检查，当偏心距和肱骨头的大小满意后，取下肱骨头试模，按照已确定的位置将肱骨头假体与假体柄通过击打组装连接（图 7-45）。

当然，对于特定公司的产品，也提供了在体外组装好再一同置入肱骨髓腔内的选择。

置入假体后在适度牵引下前屈、外展及内旋肩关节，复位后检查盂肱关节对合关系。检查除外旋的肩关节各向活动度，确保置入假体合适。检查假体稳定性时应确保以下几点：①肩关节在体侧处于旋转中立位时对肱骨假体做平移，向前后方肱骨假体活动度不应大于 50%，不超过肩盂假体边缘，并且在撤除应力后可自动复位。②向下方牵拉肱骨假体的活动度约为肱骨头宽度的 1/4 ~ 1/2。③在肩关节体侧外旋 45° 时，肩胛下肌（或小结节）可以做到无张力被拉回到原解剖止点（图 7-46）。

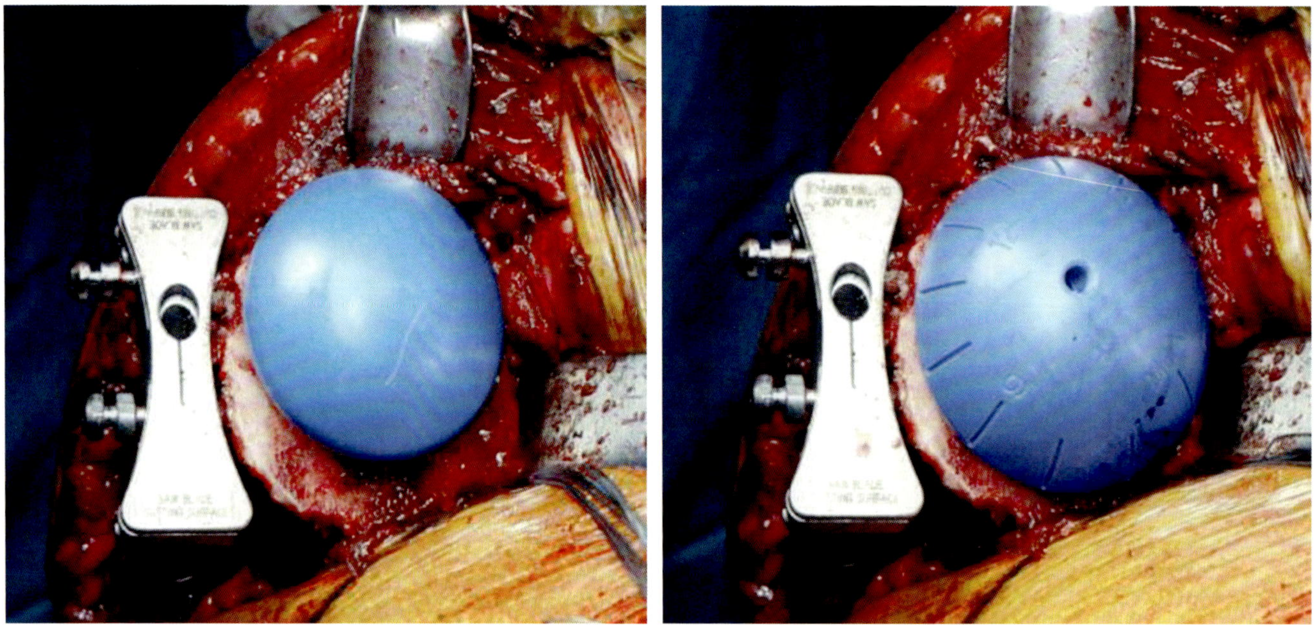

图 7-44 调整肱骨头假体偏心距

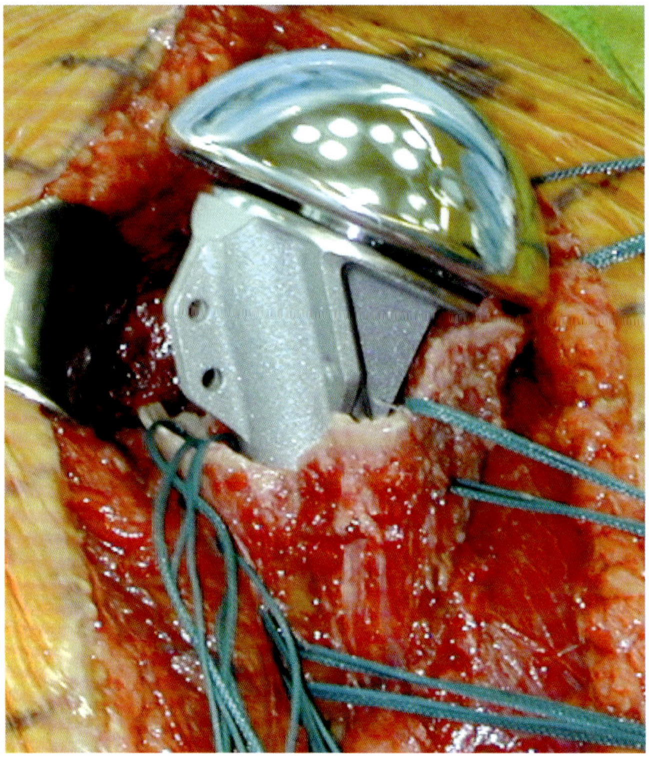

图 7-45 体内连接肱骨头假体与假体柄

（五）其他

1. 肩袖的处理 以压配方式固定肱骨侧假体。置入假体前，应在结节间沟内侧紧贴小结节截骨面钻 3～4 个孔，预置高强度缝线以备重建小结节骨

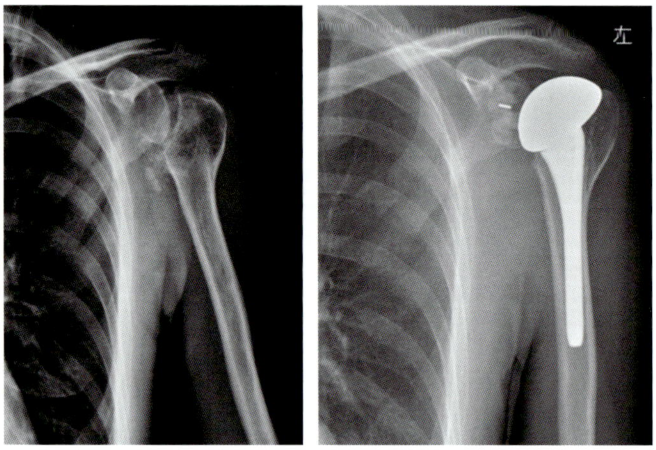

图 7-46 对骨关节炎患者行全肩关节置换

块。随后通过预置的高强度缝线牢固重建小结节截骨块，继以高强度缝线通过8字缝合方式完成大、小结节之间的横向固定，加强小结节固定。重建小结节骨块时应使肩关节处于旋转中立位，固定后再次检查各方向活动中盂肱关节的稳定性。如果显露过程中采用的是剥离肩胛下肌，此时则应在小结节上钻骨孔，或使用缝合锚钉，对肩胛下肌进行很好的修复重建。

由于全肩关节假体与半肩关节一样，需要肩袖软组织的动力作用，因此，对冈上肌和冈下肌也要进行评估，尤其是高龄患者。完成假体的连接后要花时间仔细地探查肩袖组织。如果发现存在肩袖损伤，务必一期进行修复。具体修复的过程可参见本书切开肩袖修复的内容。

2. 软组织平衡　软组织平衡与整个手术过程密切相关，任何一个步骤出现问题均可能导致软组织不平衡，过紧或者过松都会影响到手术效果。如果安放假体后发现周围组织整体过紧，通常有三种可能：①肱骨头截骨不当，或存留骨质过多，此时须要进一步去除肱骨近端骨质。②肱骨头假体型号过大，此时须要减小型号。③软组织松解不充分，此时则须要进一步对软组织，尤其是肩胛下肌与下方及后方的关节囊进行松解。如果假体置入后周围软组织过于松弛，则不利于假体的稳定性，甚至可能出现脱位，此时应该仔细检查以下几点：①肩袖是否存在破裂。如果存在一定程度的损伤，应一期修复。②肱骨头假体选择是否过小，如是应更换较大型号。③肩盂假体选择是否合适，但此时进行调整基本没有可能。另外，由于是全肩关节置换，须要注意控制肱骨头假体与肩盂假体曲率半径的“不匹配”，肩盂假体的曲率半径不应大于肱骨头假体曲率半径10 mm以上，否则会对聚乙烯肩盂假体造成过大的应力破坏，导致早期发生失效[61]。

3. 其他情况的全肩关节置换　上文以骨性关节炎为例进行手术技术的描述。如果患者为骨折合并肩盂磨损，可参照本书半肩关节置换相同的步骤，并附加肩盂假体放置的操作步骤进行相应调整，注意对大、小结节一定要通过半肩关节处理大、小结节的类似方法进行有效固定，以恢复肩袖的动力作用。

4. 术后　全肩关节术后的处理及康复与半肩关节类似，这里不做赘述。

四、结果

我们曾回顾性研究了2009年2月至2014年7月收治并获得随访的22例原发性和继发性盂肱关节骨关节炎的患者。男6例，女16例；年龄55.3 ± 10.6岁（41 ~ 73岁）。其中原发性盂肱关节骨关节炎患者10例，肱骨头缺血性坏死继发骨关节炎患者5例，创伤性骨关节炎患者7例。在平均45个月的随访后发现，患者的肩关节活动度与术前对比均有所改善：平均前屈上举从97.1° ± 26.3°提高到133.6 ± 25.6°（P=0.022）；体侧外旋从14.3° ± 12.7°提高到32.9° ± 15.0°（P=0.028）；内旋从L5水平提高到L1水平（P=0.003）；Constant评分从48.3 ± 10.4分提高到81.3 ± 15.0分（P=0.001），VAS评分从4.9 ± 2.0分下降到0.4 ± 1.1分（P=0.001）。无感染、假体松动和神经及血管损伤等并发症发生[55]。当然，不同的疾病决定了术后患者的功能情况，术前的基础情况与术后的功能密切相关。国外的临床报道，如果肩袖完整，通过全肩关节置换疼痛改善可以达到90%[62-63]，整体功能改善可以达到95%的满意率[64-66]。

五、并发症及处理

（一）肩盂假体失效松动

肩盂假体的松动是全肩关节置换手术最为常见、也是最难以诊治的并发症之一。据国外的临床报道，使用骨水泥型肩盂假体在术后出现透亮带的发生率为30% ~ 95%[63-64, 67]。尽管目前仍不清楚透亮带的形成和发展与假体松动以及出现临床症状的关系，但透亮带从无到有，从不完全到完全，乃至宽度增加，势必造成假体松动的概率增加[68]。我们对此无丰富的经验，尚不能为读者答疑解惑。但从国外的研究看，对于肩盂假体松动，目前仍然很难在早期做出准确的判断。当患者突然出现新的疼痛或活动度再次下降时，均应保持警惕。如果常规X线不能做出判断，应加照三维CT，甚至通过MRI判断肩袖及软组织情况。如肩盂假体周围出现透亮带，可以密切观察其演进而不必做特殊处理。但如果出现明显的松动，影响到患者的日常生活功能，则往往需要再次手术，取出磨损的肩盂假体，进行翻修。在再次手术之前，应做好充分的准备，因为目前的肩盂假体大多为骨水泥型，取出的过程往往充满风险，不仅可能进一步破坏已经存在骨质缺损的肩盂，而且有可能伤及肱骨侧假体，因此，经常须要通过植骨进行弥补。另外，在不能明确肩盂假体松动原因之前，我们始终应假设感染的存在并做好相应的抗感染治疗。

(二)肩袖损伤

全肩关节置换术后出现肩袖损伤的发生率为1%～2%，占所有并发症的30%[69-71]。一旦出现此种并发症，患者不仅功能和活动度下降，而且会影响到假体的稳定性。Bohsali的系统回顾性研究发现，大约一半的肩袖损伤会涉及肩胛下肌[69]，进而影响假体的前方稳定性。一旦出现巨大的肩袖损伤，涉及冈上肌和冈下肌，后上方的稳定性也会受到影响。很多原因会导致全肩关节术后出现肩袖损伤。除了外伤外，术中对肩胛下肌及冈上肌的处理、假体大小的选择、软组织平衡是否做到、是否继发感染以及术后的功能锻炼情况均与之有关。另外，疾病本身也是一个重要的影响因素。曾有长期的临床随访证实，类风湿性关节炎患者在接受全肩关节置换时，即使术中探查证实肩袖完整，仍会有一半的患者出现肱骨假体上移[72-73]。

肩袖的诊断不是本书讨论的重点，但越早发现肩袖损伤，治疗就越容易。随着肩袖逐渐失去功能，肱骨假体会发生上移，应力的改变会导致“摇马效应”，进一步导致肩盂假体的松动，最终整个假体出现失效[68, 74]。如果肩袖损伤已经有较长时间，术前检查证实脂肪浸润与肌肉萎缩较为严重，手术缝合修复肌腱的成功率往往极低。考虑到患者大多为高龄，肌腱移位等方法的临床效果并不肯定，因此，我们建议在患者临床症状明显，并且有一定经济能力时，首先考虑反肩关节置换。

(三)其他

半肩关节置换中可发生的问题在全肩关节置换中同样可以发生，在此不做赘述。

第四节 反肩关节置换术

随着20世纪60—70年代人工关节的应用发展，一些失效的情况也逐渐出现，尤其是合并肩袖损伤时，应用人工肩关节会产生极其糟糕的结果。人们根据髋关节假体成功的经验，曾经试图将类似的设计应用到肩关节假体上，以应对上述病情。Neer就曾考虑既然肩袖失效，则将肩盂假体牢固地固定在肩胛骨上，并与肱骨假体形成一个稳定的连接，藉此消除软组织失效的不利影响。可惜的是，这样的尝试最终以失败告终。

Grammont与Bault通过努力，改进了肩关节假体的设计理念。他们通过反转盂肱关节对位关系并内移和下降盂肱关节旋转中心，进而使三角肌在肩关节前屈上举中发挥主要作用。同时，由于新设计使盂肱关节旋转中心内移至肩盂关节面，取消了肩盂假体的颈部，使得肩盂假体紧贴肩盂，从而大大降低了肩盂假体松动的概率。肩盂假体较大的半球形设计与肱骨假体关节面相应的曲率半径相匹配，通过自身提供稳定性。这类假体在临床应用后取得了巨大的成功，从而开创了一个新的人工肩关节假体时代——反肩关节假体[75]（图 7-47）。

在设计初始阶段，反肩关节主要用于治疗巨大或不可修复的肩袖损伤所引起的关节病变。因为在此种患者中，肩袖的动态稳定机制已被破坏，三角肌的动力难以通过肩袖肌肉转化为肩关节上举的动力。而通过反肩关节置换，可以使三角肌作为肩关节前屈上举的动力直接发挥作用，进而替代了部分肩袖肌肉（冈上肌）的功能[76-77]。须要指出的是，单纯反肩关节假体置换并不能改善患者肩关节的内、外旋功能不良。

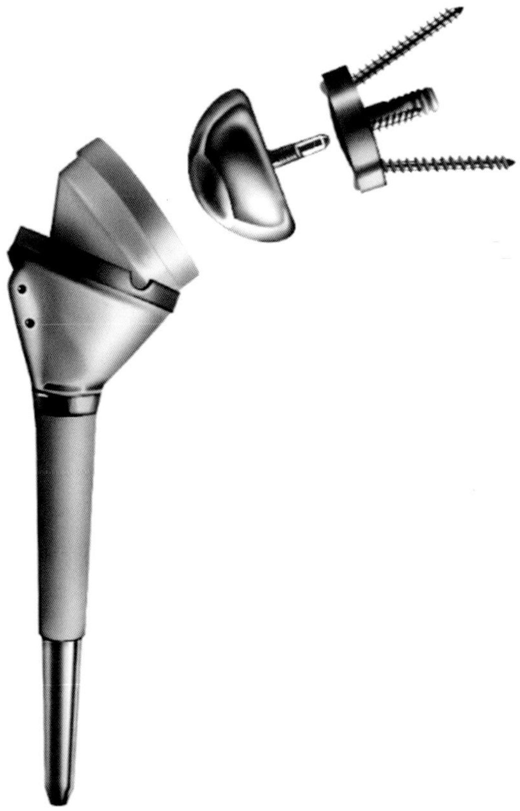

图 7-47 于 1991 年应用到临床上的 Delta Ⅲ反肩关节假体，首先在欧洲得以使用，2004 年在美国获得 FDA 批准并应用于临床

一、适应证

一般来说，反肩关节置换手术的适应证主要包括以下几个：

1. 肩袖损伤性关节病（cuff tear arthropathy，CTA）。

2. 伴有不可修复性肩袖损伤的炎症性盂肱关节退变。

3. 陈旧的巨大肩袖损伤，合并假性麻痹，或存在假性麻痹但无明显疼痛。

4. 70 岁以上的高龄复杂肱骨近端骨折，三、四部分骨折，合并或不合并肱骨头脱位。

5. 陈旧骨折、骨折不愈合或肩关节锁定（前或后）脱位。

6. 肱骨近端骨折内固定失效，大、小结节不愈合或明显吸收。

7. 肩袖缝合失效或再撕裂，再次修复的成功率低（合并脂肪浸润或肌肉萎缩）。

8. 人工半肩关节或全肩关节失效后翻修。

9. 特定肿瘤。

反肩关节能够有效地发挥作用，有两个前提必须保证：①三角肌功能完好，至少三角肌的中部和后部肌肉纤维的完整性未遭到破坏。②肩盂有充分的骨质。另外，大多数医生建议反肩关节主要适用于 70 岁以上的患者。对较年轻的患者，无论哪一种疾病，都有较高的并发症与失效率[78-80]。Boileau 甚至提出，对于那些希望获得一个完全“正常”肩关节的年轻患者，反肩关节是禁忌[81]！

二、禁忌证

1. 过于年轻的患者是相对禁忌证，仅在无其他更好的治疗选择时才应考虑反肩关节置换，并须要与患者进行充分的沟通，做好因各种意外再次翻修的身体、心理与经济准备。

2. 三角肌被既往的手术彻底破坏、失用。

3. 肩盂骨质缺乏，或翻修时可能严重损伤肩盂时。

4. 活动性或慢性感染以及未经内科控制的炎症性关节病。

5. 患有神经肌肉系统疾病而无法控制肩关节的疾病，尤其有明显的臂丛神经损伤表现。

6. 在某些先天畸形，于肱骨近端无法置入假体，以及畸形骨质无法使肩盂假体与肱骨假体良好对位。

7. 患者的一般情况较差，或无法配合术后康复，如精神疾病、酒精或药物成瘾者。

8. 考虑到反肩关节目前在我国花费巨大，建议缺乏临床经验的医生谨慎进行该项手术，其原因不言而喻！

三、手术技术

（一）入路与显露

1 体位　在肩关节手术中，患者的体位特别重要。将患者置于沙滩椅位，抬高手术床头端 25° ~ 30° 以降低静脉压，膝关节呈屈曲状态。全身麻醉，将头部妥善固定保护。将患侧肩关节后方的床档移开，在脊柱和肩胛骨内侧边缘的下方放置两块毛巾，以抬高患肢。躯干部分须位于手术床的边缘，而肩关节应离开手术床边缘。在手术床上连接上肢短托板，或者采用其他臂部支撑方法，以便于术中肩关节可以充分自如地后伸、外展和外旋。将透视机放在合适的位置，可提前调整好角度并检查，以确保术中透视可清晰地拍照完整的肩关节。

2. 入路与显露　我们建议选择三角肌 - 胸大肌间隙入路。与肩峰外端的前上方入路不同，三角肌 - 胸大肌间隙入路可在最大程度上保护三角肌的完整性不受破坏，可以很好地显露和松解下方关节囊并保护腋神经，可以对肩胛下肌和小结节进行充分的操作。采用这一入路时，由于要显露肩盂，通常要将头静脉向内侧分离并加以保护。在此过程中，应仔细结扎头静脉支配三角肌的各个分支（图 7-48）。

（1）骨折：术中应特别注意保护三角肌及其起止点。在联合腱外侧打开锁胸筋膜，清理血肿，显露并辨认肱二头肌长头肌腱，以确定大、小结节骨折块，然后将肱二头肌长头肌腱近端切断，远端可与联合腱缝合在一起，或者用锚钉固定在结节间沟胸大肌止点上方的位置。用较粗的不可吸收线在肩袖止点部位缝合骨折块，以便牵引复位。牵开大、小结节，将骨折的肱骨头完整取出。对于三部分骨折患者，小结节与肱骨头相连，此时我们建议做小结节截骨以利于显露。对于陈旧的骨折脱位者，因其紧邻腋动脉和

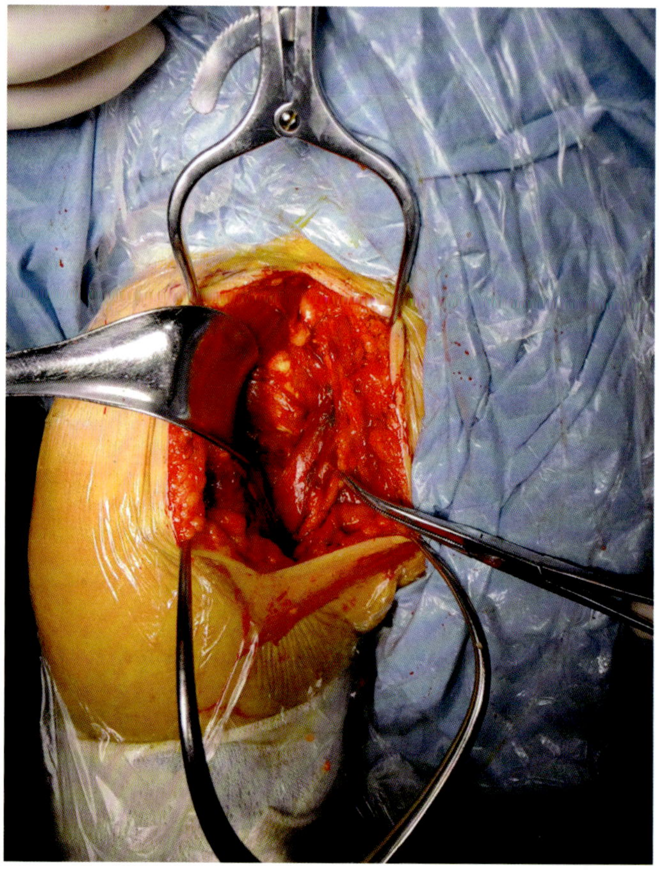

图 7-48　三角肌 – 胸大肌间隙入路，将头静脉向内侧分离

臂丛神经，并可能存在一定的粘连，术中取出肱骨头操作时须谨慎，紧贴骨面仔细松解后再轻柔地取出，以免损伤血管和神经。对于陈旧骨折患者，手术步骤基本相同。术中应仔细探查并明确陈旧性骨折块，确定肱骨近端各骨折部分。如果肱二头肌长头肌腱存在，则相对简单。如果缺乏这一重要的解剖标志，则须小心辨认。对于锁定脱位，尤其是锁定后脱位，如果时间较长，软组织挛缩严重，可先行肱骨头截骨，创造出操作空间后才能进一步充分显露肩盂及后续重建大、小结节的操作。

（2）骨病：对于肩袖病和骨关节炎的患者，可通过前述全肩关节置换中的方法。由于此时往往软组织存在一定粘连，因此，切断胸大肌在肱骨侧止点上缘 0.5 ~ 1 cm 有利于显露。注意，完成手术之前应仔细地予以修复缝合。寻找肩胛下肌，并将其腱性与肌性部分完整显露。松解肩胛下肌是手术中的关键步骤之一，上方沿肩胛下肌腱性部分走行一直要松解到喙突内侧，打开肩袖间隙，切断喙肱韧带。注意在喙突内侧的松解不要过度，但任何与内侧的粘连都应予以打开。浅层松解与联合腱及喙突的粘连相对容易。在深方应小心地分离肩胛下肌与关节囊的粘连，也以松解至喙突内侧为宜。下方在松解的过程中注意结扎紧贴其下的旋肱前动脉（“血管三姐妹”）。

彻底地松解以牵拉肩胛下肌可以获得充分的活动度为标准。同时要避免伤及走行其下的腋神经。然后与全肩关节手术类似，切除肱骨头骨赘，在内收、后伸和外旋肩关节的同时，进一步紧贴骨赘逐步松解关节囊。

（3）翻修：在所有的手术显露过程中以翻修手术最具有挑战性。这与既往的手术情况、瘢痕粘连的严重情况、残留的组织情况、内固定或假体的情况均密切相关。如果既往手术的操作较为规范，患者粘连较轻，假体松动，则翻修手术较为容易。但遗憾的是，大多数翻修手术并不如此理想！大量瘢痕的粘连、既往手术对解剖标志的破坏、重要软组织的变性、血管和神经走行的变异等都会增加手术的难度与风险，因此，须要术前仔细计划，借助体检与影像学检查进行骨性结构与软组织的评估，术中准备好所有预计可能用到的器械。

（二）假体的选择与置入

1. 肱骨髓腔的准备

（1）骨折：骨折的患者不需要截骨准备，可直接进行肱骨扩髓操作。具体的操作过程与全肩关节类似，不做赘述。注意反肩关节产品有自己的专用扩髓器械，与全肩关节不能完全通用。有的产品须要在肱骨远近端进行不同口径的扩髓，须要术者在手术前对产品进行深入的了解。在扩髓时，我们仍强调逐渐使用尺寸变大的扩髓器（1 mm 递增）手动扩髓，直至感觉到隧道内皮质接触出现阻力为止。虽然目前没有明确的证据表明骨水泥型假体与压配型假体存在临床差异，但对于骨折患者，为了安全起见，建议使用骨水泥型假体。在完成髓腔处理后，可装上肱骨近端保护器，再进行肩盂的处理。

（2）骨病：截骨前首先要去除所有增生的骨赘，以便更好地确定肱骨的解剖颈。沿肱骨解剖颈或在其远端进行肱骨头截骨。截骨时要注意后倾角不要大于 20°，以避免肱骨内旋受限。肱骨头截骨有两种方式：手动截骨或通过截骨模具进行截骨。后者又有不同的截骨模具供术者选择，比较简单的是固定角度（不同公司的产品角度不尽相同）截骨导向器，将之置于肱骨近端，以电烧沿模具做一标记后进行截骨，注意一定避免破坏小结节（图 7-49）。另一种为组装式截骨导向器（图 7-50）。对于初学者来说，这是一个很不错的选择。尽管相对繁琐，但可以保证在截骨时后倾角与颈干角适中，而且可以保护小结节不受破坏。使用扩髓器套管尖端对准肱二头肌长头肌腱沟，并置于肱骨头最上方的点上，沿骨隧道直接手动开髓。然后逐渐使用尺寸变大的扩髓器（1 mm 递增），直至感觉到隧道内皮质接触出现阻力。继续扩髓到合适的深度（130/170 mm），在隧

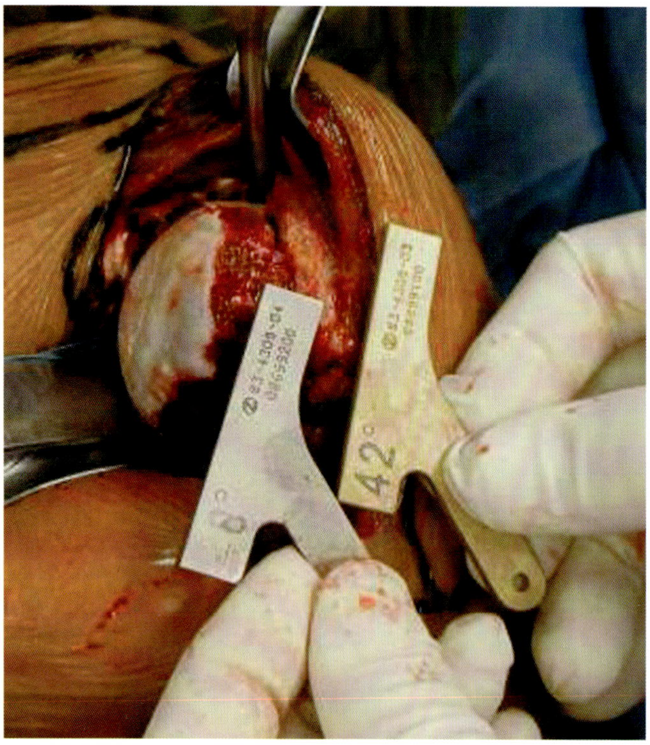

图 7-49 固定角度截骨导向器

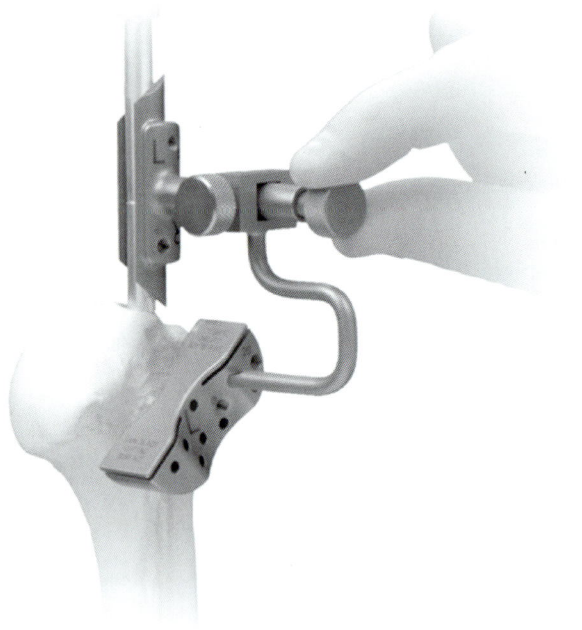

图 7-50 组装式截骨导向器

道内留置最后一个扩髓器，以连接肱骨头切割模具。注意模具分左右侧，并有截骨后倾角度的定位杆，对齐定位杆与前臂，以确定后倾程度（图 7-51）。

调整好后倾角度，使用螺纹钉固定模具，移除扩髓器，通过摆锯切除肱骨头。

对肱骨近端隧道的扩髓分远近端完成，不同公司的产品有相应的扩髓器械。通过扩髓使肱骨近端更好地适应反肩关节假体锥形设计的肱骨柄假体。同时，在扩髓过程中使用控制手柄保持肱骨后倾角不变（通常为 10° ~ 20°）。

与骨折类似，患有骨病的患者可使用骨水泥型假体或压配型假体，前者须要采用较最大扩髓直径小一号的假体柄，后者则使用相同直径的假体柄。但要注意使用压配型假体时扩髓要轻柔，以避免造成肱骨干骨折。

（3）翻修：在进行翻修时，往往大、小结节无法有效地保留。此外，如果既往是骨水泥型关节置

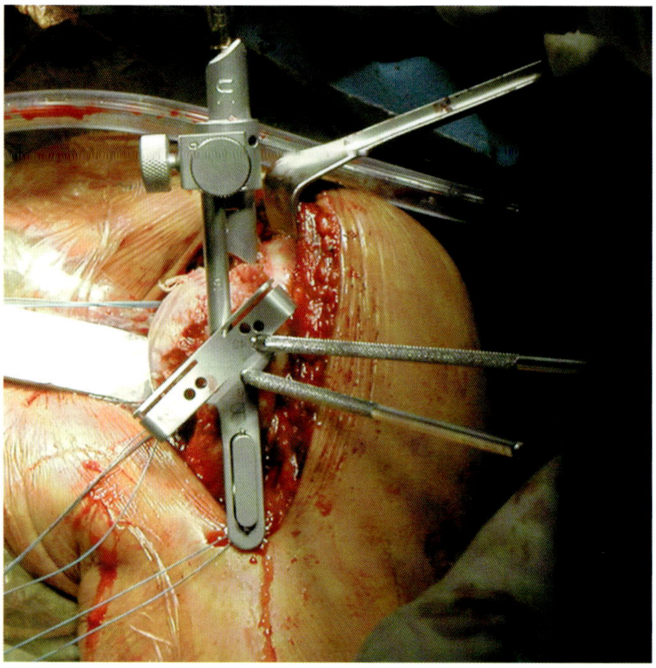

图 7-51 连接截骨模具后确定肱骨头的后倾角度

换，取出时也会非常困难，有时须要在肱骨干开窗才能将假体柄取出。去除后应彻底地清理骨髓腔的残留水泥，并通过自体骨或异体骨板移植覆盖开窗的部位，并以锁定接骨板结合单皮质/双皮质锁定螺钉进行固定。在选择新的肱骨柄假体时，应尽可能选择长柄或加长柄假体通过开窗部位。

2. 肩盂的选择与置入准备

（1）肩盂的显露：这一步骤与全肩关节置换类似，须要借助彻底的松解与特殊的器械，充分暴露肩盂。对任何不利于操作的盂唇组织、肱二头肌长头肌腱在盂上结节的起点、肱三头肌在盂下结节的起点以及关节囊的附着均应予以切除，对肩盂做360°的松解。

（2）骨床的处理：清理肩胛盂周边增生的骨赘，采用关节盂刮刀，清除关节盂表面任何残留的关节软骨或瘢痕组织。以定位针定位假体基座的中心点。注意不同产品有不同的设计，有的可以直接将重心点定位在肩盂下方形成的半圆圆心，有的则须要手动调整将中心点下移并向下倾斜10°～15°，以防止肩盂撞击磨损，以及后移以适应肩盂后方的骨缺损（图7-52）。

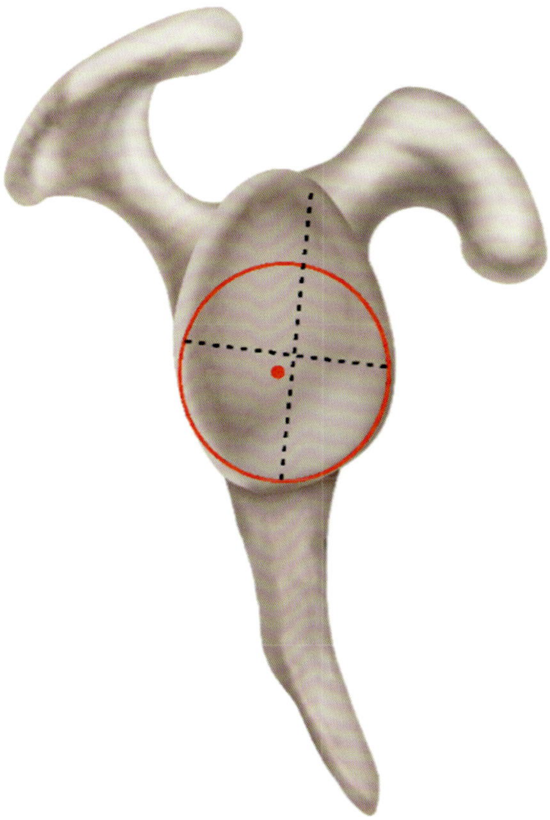

图7-52 肩盂基座中心点的调整

在肩胛盂中心沿中轴线钻出导向孔，连接起始磨锉以用来进行最初的肩胛盂打磨，然后将磨锉的导向头放入肩胛盂上钻好的导向孔内，开始逐号打磨，直至肩胛盂磨损得以纠正，使肩胛盂关节面成为规则的弧面。在打磨过程中，保证能尽量使用最大型号的肩胛盂球头，以确保与肩胛盂良好地匹配，同时肩胛盂球头边缘不会与周边骨质碰撞（图7-53）。

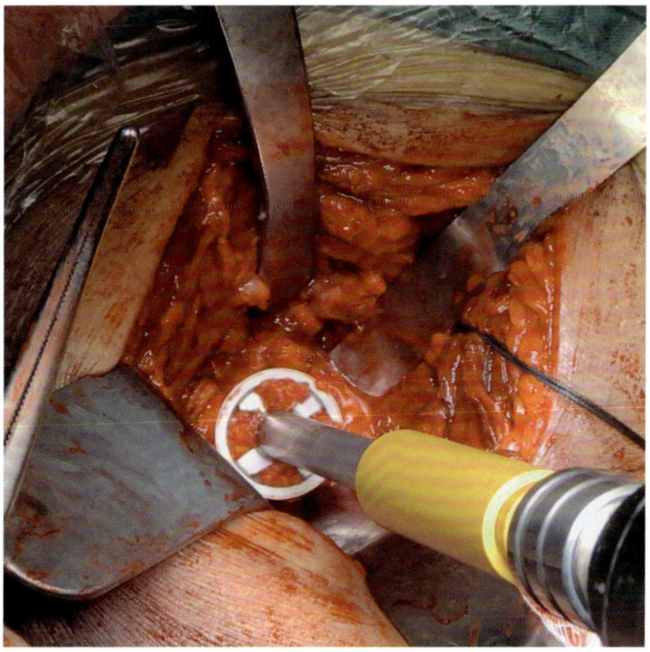

图7-53 打磨肩盂

对于肩盂缺损较多、影响肩盂假体稳定性的病例，须要将切下的肱骨头修剪好形状后植骨，以提高肩盂假体的使用寿命。

（3）肩盂假体的选择：传统的全肩关节置换术严格要求避免假体过高或假体过大而导致的关节张力过高，而反球型人工肩关节的设计理念是使三角肌作为肩关节前屈上举的动力直接发挥作用，因此，三角肌的张力是关节置换后前屈上举功能恢复及维持关节稳定性的关键。所以与传统人工肩关节置换相反，在反球型肩关节置换术中应尽可能选择较大直径的肩盂球假体，并尽量保持肩关节盂肱假体复位后的张力。

（4）肩盂假体的安装：连接基座定位装置后预钻固定孔，在此过程中应以另一只手触摸肩胛骨体的前缘，以确保螺钉的方向不会穿出骨质。使位于基座上方的固定螺钉尽可能打向喙突基底骨质最为充分的位置，并且可以保证螺钉具有足够的长度；下方的螺钉应尽可能沿肩胛骨体方向走行。如果须要前后方向上的固定螺钉，更须要注意避免螺钉穿出肩胛骨体，尤其是后方螺钉。一旦穿出骨皮质，很容易伤及肩胛上神经。钻好骨孔后连接肩盂假体的金属基座，分别拧入并锁紧各个固定螺钉。如果肩胛骨骨质堪忧，则最好使用锁定螺钉进行固定。检查基座稳定性后安装肩盂头假体（反肩关节的肩盂假体大多为非骨水泥型。图 7-54、7-55）。

注意，由于骨撬的置放，安装肩盂头假体时要确保假体完全扣入基座，而不要由于骨撬的别卡造成肩盂假体不能完全与基座组装在一起，造成术后假体脱落。

一些公司提供具有偏心距的肩盂假体，借此可使肩盂假体有相应的下降，增加肱骨假体与肩盂假体的距离，防止内收时的碰撞与磨损（图 7-56）。

3．肱骨假体的选择与置入　重新将患侧肩关节放置于后伸、内收及外旋体位，根据是否使用骨水泥置入相应的假体。对于骨折病例，在使用骨水泥前可在肱骨近端钻孔穿过缝线备用，以便之后捆绑大、小结节。使用假体安放手柄置入肱骨假体，连接定位杆以确保假体的后倾角度，等待水泥干燥（图 7-57）。

之后安装试模试行复位，并检查假体的稳定性与周围组织张力，根据具体情况决定是否须要附加金属间隔物以及聚乙烯内衬的厚度。不同公司的产品对此均有一定的组件可以搭配使用，便于进行组

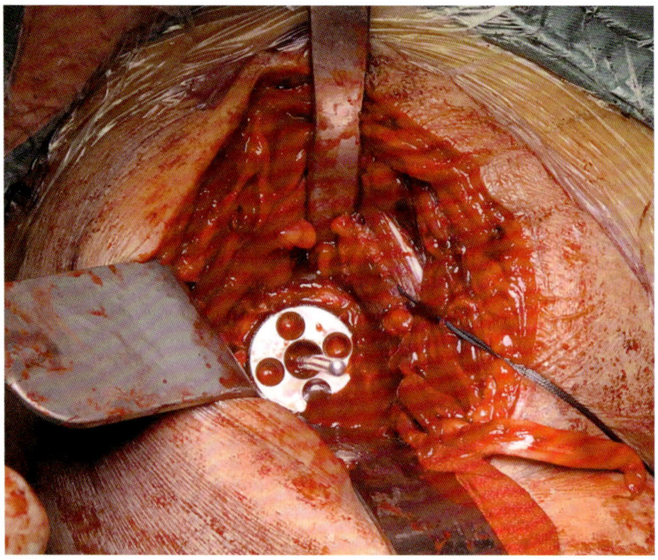

图 7-54　安装肩盂假体基座

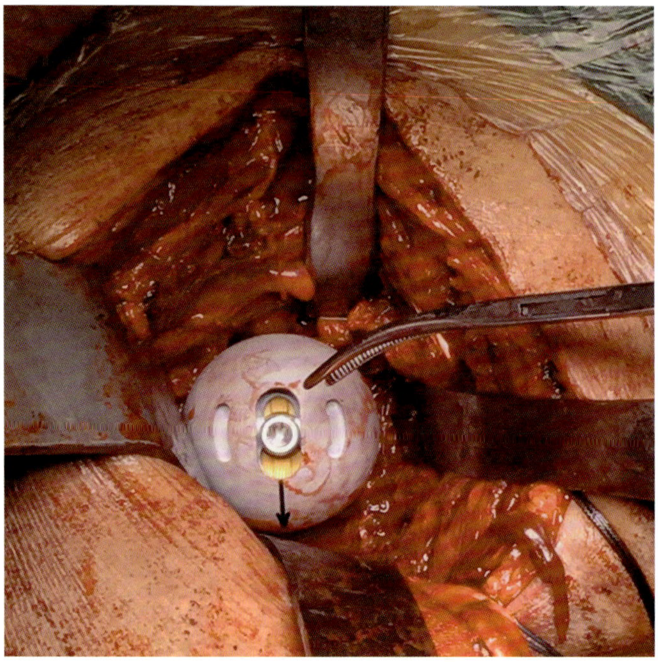

图 7-55　安装肩盂假体

织张力的调整。脱位后取下试模，放置（或不放）金属间隔物，安装聚乙烯内衬，并通过锤击确保两者紧密结合（图 7-58）。

4．复位与稳定的评估　在牵引下外展、内旋肩关节，完成假体的复位。注意在此过程中应有一定

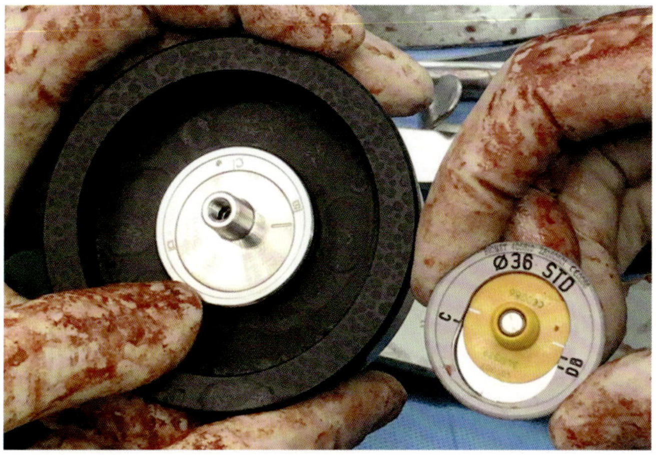

图 7-56 肩盂假体的偏心距设计

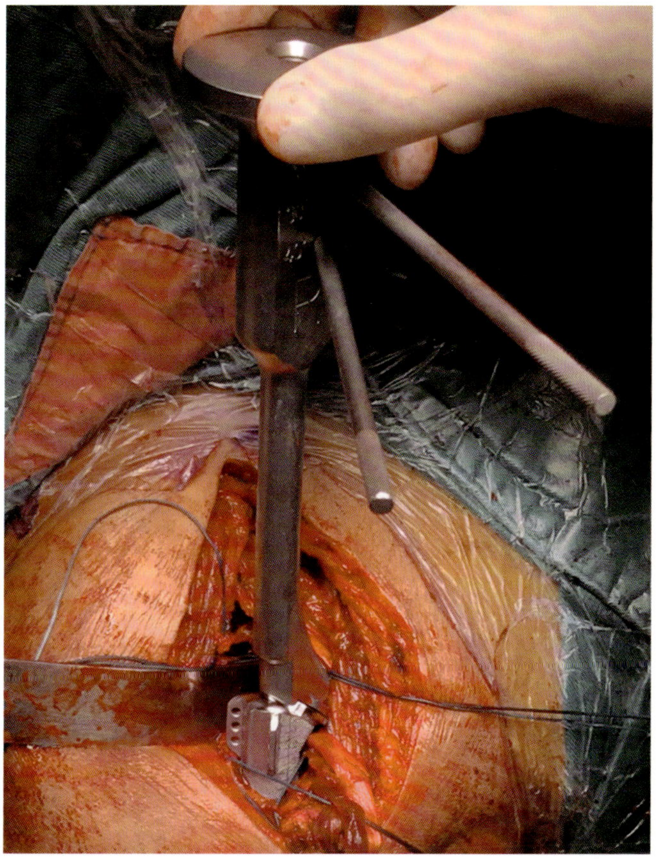

图 7-57 使用假体安放手柄置入肱骨假体，确保后倾角度

的难度。如果轻松复位，说明假体选择不合适。我们的一个检验标准是当极力完成复位后，假体很难再次脱位。同时检查三角肌和联合腱的张力，以及

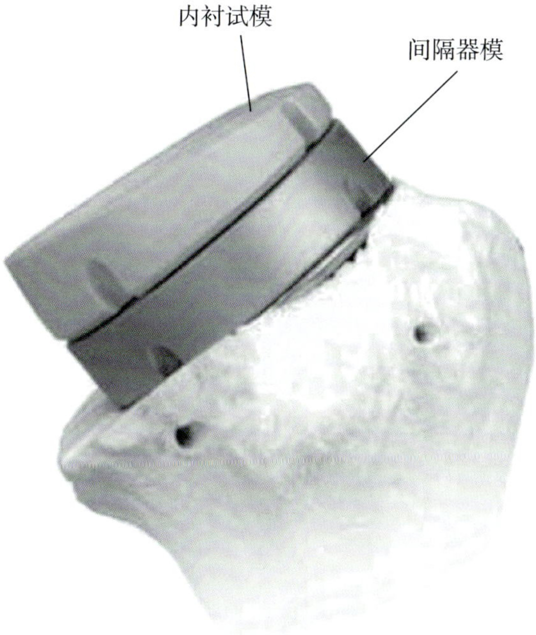

图 7-58 安放聚乙烯内衬及间隔物，以适当增加组织张力

肩关节各项活动度，确保假体处于足够的张力控制下。如果张力过小，一个调整的办法是更换更大的肩盂假体、更厚的金属间隔物以及聚乙烯内衬。

（三）其他

1. 结节及肩袖的处理　对于骨折病例，通过半肩关节置换介绍的方法用高强度不吸收缝线对大、小结节进行捆绑重建，这里不再赘述。注意反肩关节对结节的重建也很重要。大、小结节的顺利愈合是肩关节内外旋活动恢复及功能改善的保证。而对于行肩胛下肌切断的骨病病例，一定要将肩胛下肌很好地缝合修复。对于冈上肌，由于反肩关节置换后的前屈上举完全依赖于三角肌，冈上肌反而会对假体形成一定的阻挡，因此，我们建议常规切除冈上肌腱，防止撞击症。

2. 伤口关闭　彻底冲洗伤口，逐层关闭三角肌-胸大肌间隙、皮下及皮肤，不留死腔。留置负压引流管 48～72 h 后拔除。

3. 翻修病例　对于内固定失效或关节置换失效

而须要翻修的病例，即使术前没有发现感染的征象（体温、伤口、血象、红细胞沉降率及C反应蛋白和影像学检查），也不能完全除外局部存在低毒性感染。比较稳妥的办法是一期取出内固定物或人工关节，局部彻底清创，在从表浅到深层不同的部位取8～10个标本进行细菌培养。用带抗生素的间置物暂时留置体内。然后按感染进行治疗，直到细菌培养阴性结果回报，再进行二期的关节翻修。

四、术后

术后采用肩关节外展包制动6周，以放松三角肌（图7-59）。

关于手、腕及肘的被动功能锻炼，术后第1天在患者疼痛允许的情况下尽快进行，术后第3周后进行肩关节被动功能锻炼，术后6周后若存在大、小结节愈合的证据，则可摘除外展包，开始主动活动度练习，根据患者的具体康复情况逐步恢复日常生活活动。术后12周开始肌肉力量练习，并逐步恢复日常生活活动。

五、结果

通过20余年的临床治疗，反肩关节的疗效已获得普遍的肯定，相关文献较多，在此不一一叙述。总体来说，应用反肩关节治疗肩袖损伤性骨关节病、骨关节炎合并肩袖损伤或巨大不可修复肩袖损伤的临床效果要优于骨折、创伤性关节炎以及骨折后并发症[82-87]。术前小圆肌是否完整且质量良好是反肩关节术后功能是否满意的一个重要指标[82, 88]。我们自己曾回顾性分析了2008年8月至2012年8月采用反球型人工肩关节假体置换术治疗的40例复杂肱骨近端骨折患者的资料，其中男8例，女32例；平均年龄为73.4±8.6岁（67～86岁）。主力侧受累24例。新鲜骨折或骨折脱位共30例，陈旧骨折或骨折脱位共10例。40例患者术后平均随访24.9±10.6个月（12～60个月）。末次随访时患者的肩关节活动度为：前屈上举平均为134.9°±19.0°，外旋平均为24.7°±10.4°，内旋平均为第3腰椎椎体水平（±3个椎体）；VAS评分平均为0.9±1.3分（0～5）分，ASES评分平均为77.3±11.6分（50～98分）；Constant评分平均为73.4±9.2分（44～90分），UCLA评分平均为28.1±3.6分（19～34分）。与陈旧骨折患者相比，新鲜骨折患者在术后肩关节活动度、疼痛及功能评分方面均无明显差别[89]（图7-60、7-61、7-62）。

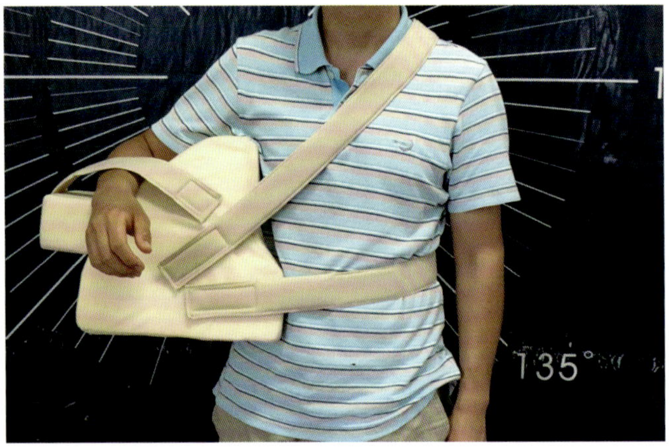

图7-59 外展包保护

六、并发症及其处理

反肩关节在我国应用得尚不普遍，病例数量较少，这里谈论的并发症大多来源于国外相关数据与经验。但随着反肩关节的不断发展，恐怕与之有关的并发症也会越来越多，希望引起读者的重视。

（一）肩盂侧并发症

1. 假体松动　肩关节旋转中心的内移大大减少了肩盂假体的应力，使肩盂假体的松动率明显下降。根据Guery 2006年的统计，反肩关节假体在10年后的松动率仅为16%，且只有约一半的病例须要进行手术处理[90]。在置入假体前，对肩盂的打磨须要注

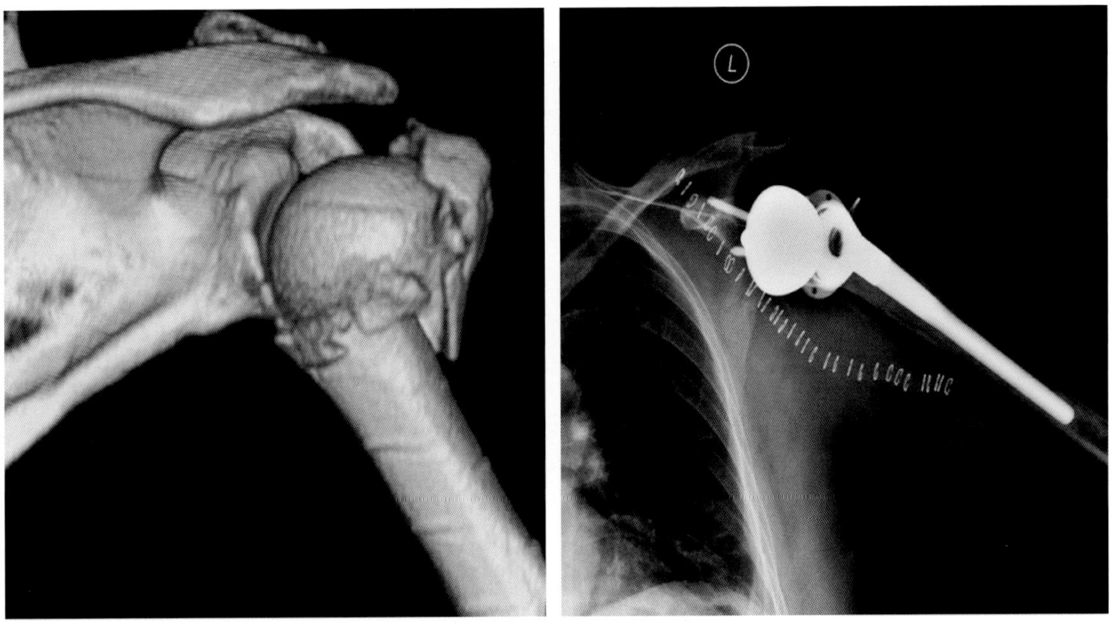

图 7-60 采用反肩关节置换术治疗新鲜肱骨近端骨折的病例

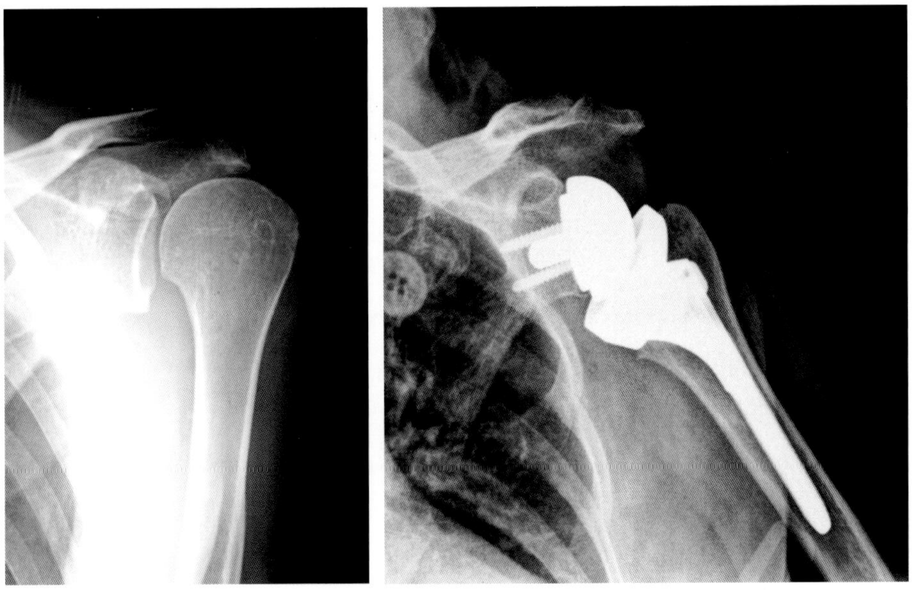

图 7-61 反肩关节置换术治疗肩袖损伤性关节病的病例

意避免向上倾斜。有证据表明肩盂假体上倾与松动明显相关[88]。生物力学试验也证明，向下倾斜 10° 打磨肩盂，可有效地增加局部压应力，理论上可降低肩盂假体的松动[90]。

2. 假体脱落 造成此种并发症的主要原因在于肩盂假体未能很好地与基座锁扣上（图 7-63）。

在将肩盂假体装上基座时，要利用肩盂显露器械充分将肩盂暴露，并确保在锤击肩盂假体形成扣锁时，肩盂假体不会因为器械的阻挡而有部分未能扣入基座。此外，应使用专门的击打器与衬垫，而

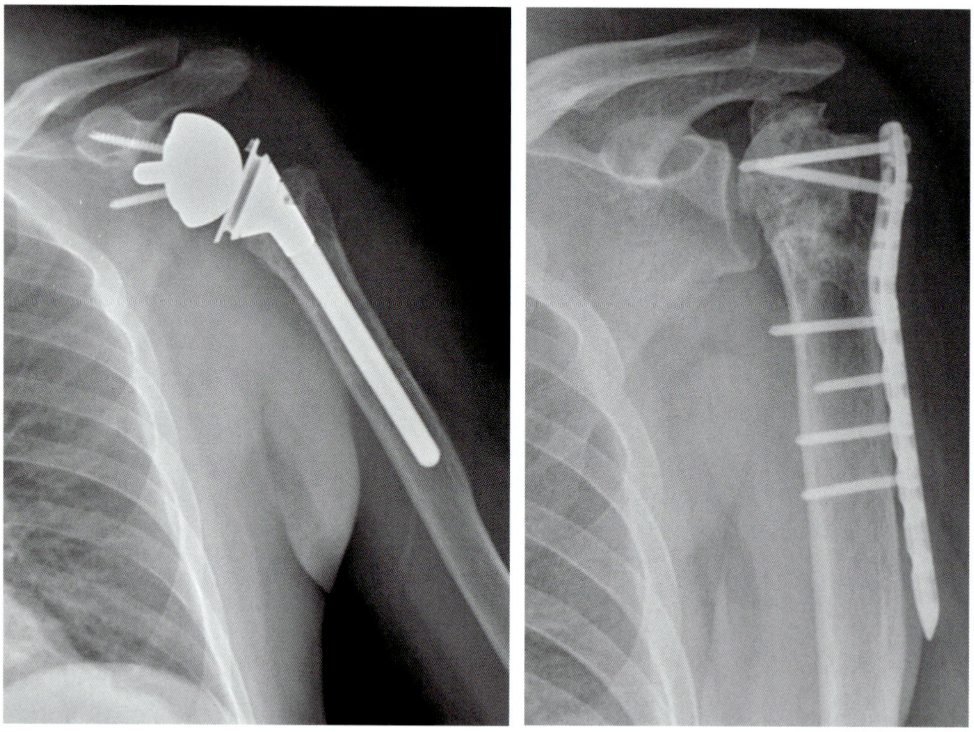

图 7-62 反肩关节置换术治疗切复内固定失效的病例

不要随便找一个锤子代替。在组装好肩盂假体后，术者要伸手仔细检查假体的稳定情况。如有任何怀疑，宁可花时间取下肩盂假体，甚至重新更换新的假体，也要强于在术后发现这种情况。

3. 肩胛骨磨损 所谓的磨损，实际上是由于反肩关节假体设计本身所导致的：在肩关节内收时，肱骨内衬的内侧缘会与肩胛骨体部外侧的下方及肩胛颈前方发生撞击，聚乙烯本身的磨损引发异物反应，并逐渐破坏肩胛骨。这也是为什么磨损发生的部位并不仅仅在撞击的局部，而会延伸到肩胛颈后方，因此，所谓“磨损”并不仅仅是一个机械因素（图 7-64）。

很多学者提出避免此种并发症的方法，如向下倾斜 10°～15° 打磨肩盂，或者将肩盂假体下移安装，其效果良好，可有效改善磨损的发生[92]。Frankle 曾设计了一款新的反肩关节假体，以球形肩盂假体代替半球形肩盂假体。这样在既往内移肩关节旋转中心的基础上再将旋转中心适当外移（仍较正常肩关节的旋转中心偏内）。其临床结果显示，尽管无 1 例发生肩胛骨磨损，但由于增加了肩胛骨的应力，有 12% 的患者发生了肩盂假体松动[93]。Boileau 则对肩盂进行了植骨，将肩盂基座和假体连同修剪成固定形状的植骨块一同固定在肩盂上。这样一方面增加了肩盂的骨量，另一方面也可有效地避免肩胛骨磨损[94]。

4. 肩盂骨质缺损 严格地说，这不是一个手术并发症，但术前肩盂骨质缺损会大大增加手术的难度，并增加手术发生并发症的可能。国外目前针对 Walch B 2 型及以上的肩盂尝试使用术前三维 CT、计算机专业软件测量及 3D 打印技术相结合，以特制的肩盂定位器进行基座螺钉的打入与肩盂假体的安装，早期效果较为满意[95]。

5. 肩峰骨折 这一并发症的发生率较低，主要与过度的三角肌张力有关，在术后 3～6 个月发生。文献报道，手术及非手术治疗都可获得一定的效果[91, 93, 96]。

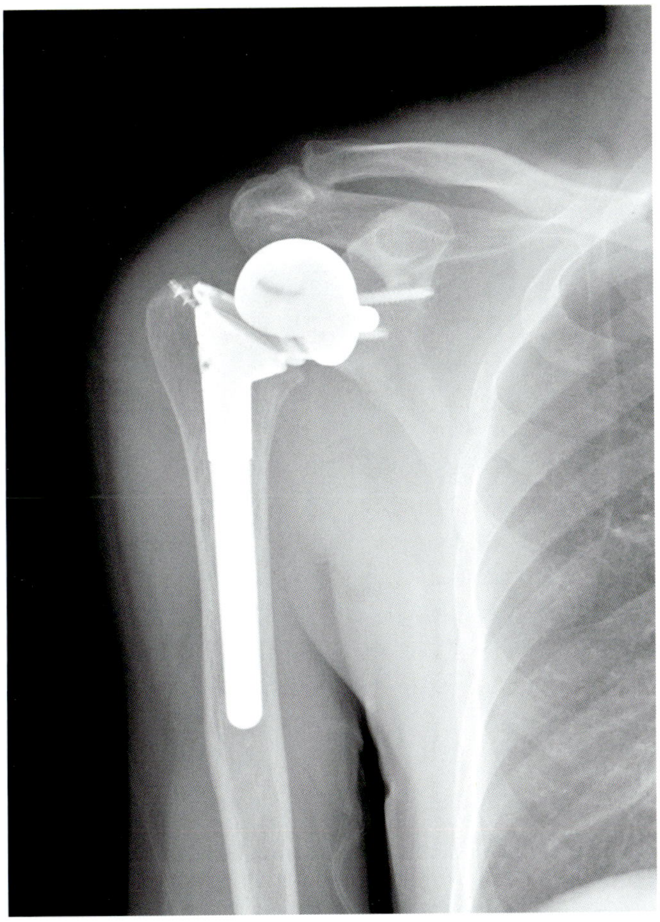

图 7-63 肩盂假体脱落

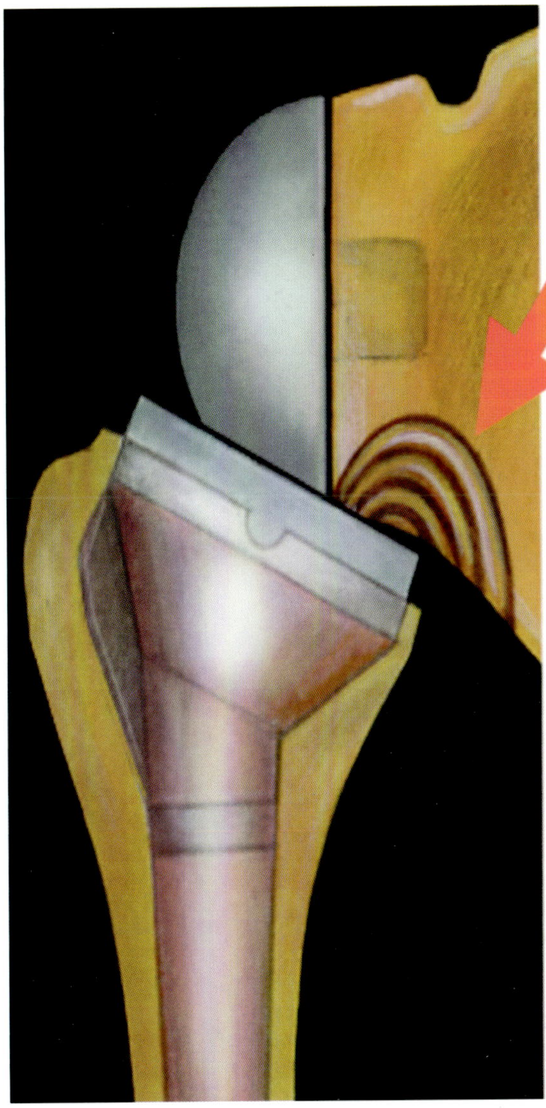

图 7-64 肩胛骨磨损示意图

（二）肱骨侧并发症

1. 肱骨假体松动 反肩关节假体将肩关节旋转中心内移，降低了肩盂侧的应力。作为代价，肱骨侧会承受更多的应力，因此，肱骨假体的松动要高于其他肩关节假体。但大多数假体周围透亮带的形成并不意味着假体会发生严重松动，也不意味着患者的功能受到明显的影响，因此尚可为患者所接受。如果松动明显，功能受限，则须考虑进行翻修。

2. 假体周围骨折 假体周围骨折的发生率为1%～3%[97]。术中发生的骨折与软组织松解不彻底导致周围组织张力过大、非手动扩髓及操作粗暴有关。因此，在显露过程中须要彻底松解，对肱骨扩髓时应轻柔并手动扩髓。如果患者的骨质疏松较为严重，建议适当扩髓即可，结合使用骨水泥型假体。如果出现骨折，须要更换加长柄（最好超过骨折处髓腔宽度2倍[98]），并附加钛缆、锁定接骨板及异体骨板等固定。如果由于遭受再次外伤，导致术后发生骨折，应尽可能采用保守治疗，并严密随访。如果骨折不愈合，则须手术固定。

（三）其他

1. 神经损伤 手术中如果不能做到彻底的松

解，再加上过度的牵拉，就会导致神经损伤，尤其是腋神经，在肩盂下方的松解、肩关节各向活动时均有损伤的风险。在打入肩盂基座螺钉，尤其是上方和后方螺钉时，也有发生肩胛上神经损伤的风险。后者由于仅影响冈上肌和冈下肌，所以术后有时并不明显。

2. 内、外旋力弱 反肩关节依赖于三角肌改善肩关节的前屈上举。如果大、小结节不愈合，或者肩胛下肌、冈下肌和小圆肌丧失功能，内外旋的活动是难以改善的。这种内外旋会明显影响患者的日常生活活动。我们强调术中注意修复肩胛下肌，保护小结节不受破坏。因为内旋功能一旦丧失，再进行手术改善的结果非常不确定。对于外旋功能，如果术中发现连同小圆肌在内的外旋肌群质量不佳，或遭到严重损伤，可通过背阔肌移位的方法对外旋功能进行重建，国外临床随访结果显示其效果还是令人鼓舞的[99-100]。

3. 感染 反肩关节一旦发生感染，如果不取出假体，则很难控制感染。如果在取出肩盂假体或清创时残留肩盂骨质而很难再行肩盂假体的安装，则可考虑改行半肩关节置换。

（鲁 谊 李奉龙）

参考文献

[1] Bankes MJ, Emery RJ. Pioneers of shoulder replacement: Themistocles Gluck and Jules Emile Péan. J Shoulder Elbow Surg, 1995, 4: 259-262.

[2] Neer CS Ⅱ, Brown TH Jr, Mclaughlin HL. Fracture of the neck of the humerus with dislocation of the head fragment. Am J Surg, 1953, 85: 252-258.

[3] Neer CS Ⅱ. Articular replacement for the humeral head. J Bone Joint Surg, 1955, 37: 215-228.

[4] Neer CS Ⅱ. Articular replacement for the humeral head. J Bone Joint Surg, 1964, 46: 1607-1610.

[5] Neer CS Ⅱ. Shoulder arthroplasty: History, new designs and newer complications, in Mansat M(ed). Les Prostheses d'Epaule. Paris, France, Expansion Scientific Publications, 1999: 1-11.

[6] Pearl ML, Volk AG. Coronal plane geometry of the proximal humerus relavent to prosthetic arthroplasty. J Shoulder Elbow Surg, 1996, 3: 320-326.

[7] Iannotti JP, Gabriel JP, Schneck SI, *et al.* The normal glenohumeral relationships. An anatomical study of one hundred and forty shoulders. J Bone Joint Surg Am, 1992, 74: 491-500.

[8] Walch G, Badet R, Boulahia A, *et al.* Morphologic study of the glenoid in primary glenohumeral osteoarthritis. J Arthroplasty, 1999, 14: 756-760.

[9] Bercik MJ, Kruse K, Yalizis M. A modification to the Walch classification of the glenoid in primary glenohumeral osteoarthritis using three-dimensional imaging. J Shoulder Elbow Surg, 2016, 25: 1601-1606.

[10] Wang VM, Krishnan R, Ugwonali OF, *et al.* Biomechanical evaluation of a noval glenoid design in total shoulder arthroplasty. J Shoulder Elbow Surg, 2005, 14: 129-140.

[11] Doyle AJ, Burks RT. Comparison of humeral head retroversion with the humeral axis/biceps groove relationship: a study in live subjects and cadavers. J Shoulder Elbow Surg, 1998, 7(5): 453-457.

[12] Stiehl JB. Trabecular metal in hip reconstructive surgery. Orthopedics, 2005, 28: 662-670.

[13] Dunbar MJ, Wilson DA, Hennigar AW, *et al.* Fixation of a trabecular metal knee arthroplasty component. A prospective randomized study. J Bone Joint Surg Am, 2009, 91: 1578-1586.

[14] Löfgren H, Engquist M, Hoffmann P, *et al.* Clinical and radiological evaluation of Trabecular Metal and the Smith-Robinson technique in anterior cervical fusion for degenerative disease: a prospective, randomized, controlled study with 2-year follow-up. Eur Spine J, 2010, 19: 464-473.

[15] Fenglong Li, Chunyan Jiang. Trabecular metal shoulder prosthesis in the treatment of complex proximal humeral fractures. Internat Orthopaed, 2013, 37: 2259-2264.

[16] Fenglong Li, Yiming Zhu, Yi Lu, *et al.* Hemiarthroplasty for the treatment of complex proximal humeral fractures: does a trabecular metal prosthesis make a difference? A prospective, comparative study with a minimum 3-year follow-up. Shoulder Elbow Surg, 2014, 23, 1437-1443.

[17] Bastian JD, Hertel R. Osteosynthesis and hemiarthroplasty of fractures of the proximal humerus: outcomes in a consecutive case series. J Shoulder Elbow Surg, 2009, 18: 216-219.

[18] Krishnan SG, Bennion PW, Reineck JR, *et al.* Hemiarth-

roplasty for proximal humeral fracture: restoration of the Gothic arch. Orthop Clin North Am, 2008, 39: 441-450.

[19] Neer CS II. Displaced proximal humeral fractures Ⅱ. treatment of three-part and fourpart displacement. J Bone Joint Surg Am, 1970, 52-A: 1090-103.

[20] Compito CA, Self EB, Bigliani LU. Arthroplasty and acute shoulder trauma. Reasons for success and failure. Clin Orthop Relat Res, 1994, 307: 27-36.

[21] Sperling JW, Cuomo F, Hill JD, *et al.* The difficult proximal humerus fracture: tips and techniques to avoid complications and improve results. Instr Course Lect, 2007, 56: 45-57.

[22] Fialka C, Stampfl P, Arbes S, *et al.* Primary hemiarthroplasty in four-part fractures of the proximal humerus: randomized trial of two different implant systems. J Shoulder Elbow Surg, 2008, 17: 210-215.

[23] Gronhagen CM, Abbaszadegan H, Revay SA, *et al.* Medium-term results after primary hemiarthroplasty for comminute proximal humerus fractures: a study of 46 patients followed up for an average of 4. 4 years. J Shoulder Elbow Surg, 2007, 16: 766-773.

[24] Radnay CS, Setter KJ, Chambers L, *et al.* Total shoulder replacement compared with humeral head replacement for the treatment of primary glenohumeral osteoarthritis: a systematic review. J Shoulder Elbow Surg, 2007, 16: 396-402.

[25] Kralinger F, Schwaiger R, Wambacher M, *et al.* Outcome after primary hemiarthroplasty for fracture of the head of the humerus. A retrospective multicentre study of 167 patients. J Bone Joint Surg Br, 2004, 86: 217-219.

[26] Boileau P, Krishnan SG, Tinsi L, *et al.* Tuberosity malposition and migration: reasons for poor outcomes after hemiarthroplasty for displaced fractures of the proximal humerus. J Shoulder Elbow Surg, 2002, 115: 401-412.

[27] Boileau P, Walch G. Shoulder arthroplasty for fractures: problems and solutions. // Walch G, Boileau P, editors. Shoulder arthroplasty. Heidelberg: Springer-Verlag, 1999, 297-314.

[28] Tanner MW, Cofield RH. Prosthetic arthroplasty for fractures and fracture dislocations of the proximal humerus. Clin Orthop, 1983, 179: 116-128.

[29] Wirth MA, Ondrla J, Southworth C, *et al.* Replicating proximal humeral articular geometry with a third generation implant: a radiographic study in cadaveric shoulders. J Shoulder Elbow Surg, 2007, 16(Suppl 3): 111-116.

[30] Krause FG, Huebschle L, Hertel R. Reattachment of the tuberosities with cable wires and bone graft in hemiarthroplasties done for proximal humeral fractures with cable wire and bone graft: 58 patients with a 22-month minimum follow-up. J Orthop Trauma, 2007, 21: 682-686.

[31] Huffman GR, Itamura JM, McGarry MH. Biomechanical assessment of inferior tuberosity placement during hemiarthroplasty for four-part proximal humeral fractures. J Shoulder Elbow Surg, 2008, 172: 189-196.

[32] Sosna A, Pokorny D, Hromadka R, *et al.* A new technique for reconstruction of the proximal humerus after three- and four-part fractures. J Bone Joint Surg Br, 2008, 90-B; 194-199.

[33] Goldberg SS, Bell JE, Kim HJ, *et al.* Hemiarthroplasty for the rotator cuff-deficient shoulder. J Bone Joint Surg Am, 2008, 90: 554-559.

[34] Levy J, Frankle M, Mighell M, *et al.* The use of the reverse shoulder prosthesis for the treatment of failed hemiarthroplasty for proximal humeral fracture. J. Bone Joint Surg Am, 2007, 89: 292-300.

[35] 姜春岩, 朱以明, 鲁谊, 等. 人工肱骨头置换术后大结节影像学改变与肩关节功能. 中华骨科杂志, 2007, 27: 505-508.

[36] MS Topolski, PY Chin, JW Sperling, *et al.* Revision shoulder arthroplasty with positive intraoperative cultures: The value of preoperative studies and intraoperative histology. J Shoulder Elbow Surg, 2006, 15: 402-406.

[37] JW Sperling, TK Kozak, AD Hanssen, *et al.* Infection after shoulder arthroplasty. Clin Orthop Relat Res, 2001, 382: 206-216.

[38] A Ince, K Seemann, L Frommelt, *et al.* One-stage exchange shoulder arthroplasty for peri-prosthetic infection. J Bone Joint Surg Br, 2005, 87: 814-818.

[39] JS Coste, S Reig, C Trojani, *et al.* The management of infection in arthroplasty of the shoulder. J Bone Joint Surg Br, 2004, 86: 65-69.

[40] JF Lohr, M Floren, HK Schwyzer, *et al.* Shoulder joint instability after primary arthroplasty. Orthopedics, 1998, 27: 571-575.

[41] RH Cofield. Revision procedures for shoulder arthroplasty. BF Morrey Reconstructive Surgery of the Joints, 1996, vol 1: 789-799 Churchill Livingstone New York.

[42] CA Wirth MA Rockwood. Current concepts review complications of total shoulder-replacement arthroplasty. J Bone Joint Surg Am, 1996, 78: 603-616.

[43] SJ Hattrup, RH Cofield, SS Cha. Rotator cuff repair after shoulder replacement. J Shoulder Elbow Surg, 2006, 15: 78-83.
[44] SJ Hattrup, RH Cofield, SS Cha. Rotator cuff repair after shoulder replacement. J Shoulder Elbow Surg, 2006, 15: 78-83.
[45] Sanchez-Sotelo J, O'Driscoll SW, Torchia ME, *et al.* Radiographic assessment of cemented humeral components in shoulder arthroplasty. J Shoulder Elbow Surg, 2001, 10: 526-531.
[46] JW Sperling, CM Cofield RH Rowland. Neer hemiarthroplasty and Neer total shoulder arthroplasty in patients fifty years old or less. J Bone Joint Surg Am, 1998, 80: 464-473.
[47] J Mileti, ND Boardman 3rd, JW Sperling, *et al.* Radiographic analysis of polyethylene glenoid components using modern cementing techniques. J Shoulder Elbow Surg, 2004, 13: 492-498.
[48] S Kumar, JW Sperling, GH Haidukewych, *et al.* Periprosthetic humeral fractures after shoulder arthroplasty. J Bone Joint Surg Am, 2004, 86: 680-689.
[49] Worland RL, Kim DY, Arredondo J. Periprosthetic humeral fractures: management and classification. J Shoulder Elbow Surg, 1999, 8 (6): 590-594.
[50] Wright TW, Cofield RH. Humeral fractures after shoulder arthroplasty. J Bone Joint Surg Am, 1995, 77 (9): 1340-1346.
[51] Neer CS. Replacement arthroplasty for glenohumeral osteoarthritis. J Bone Joint Surg Am, 1974, 56 (1): 1-13.
[52] Engelbrecht E, Stellbrink G. Total schulterendoprosthese model. St. George Chir, 1976, 47: 525.
[53] Kenmore PI, MacCartee C, Vitek B. A simple shoulder replacement. J Biomed Mater Res, 1974, 5: 329.
[54] Norris TR, Iannotti JP. Functional outcome after shoulder arthroplasty for primary osteoarthritis: a multicenter study. J Shoulder Elbow Surg, 2002, 11: 130-135.
[55] 李奉龙, 姜春岩, 鲁谊等. 人工全肩关节置换术治疗原发性和继发性盂肱关节骨关节炎的疗效研究. 临床骨科与研究, 2017, 1: 34-38.
[56] McLendon PB, Schoch BS, Sperling JW, *et al.* Survival of the pegged glenoid component in shoulder arthroplasty: part Ⅱ. J Shoulder Elbow Surg, 2017, 26: 1469-1476.
[57] Vavken P, Sadoghi P, von Keudell A, *et al.* Rates of radiolucency and loosening after total shoulder arthroplasty with pegged or keeled glenoid components. J Bone Joint Surg Am, 2013, 95: 215-221.
[58] Nuttall D, Haines JF, Trail Ⅱ. A study of the micromovement of pegged and keeled glenoid components compared using radiostereometric analysis. J Shoulder Elbow Surg, 2007, 16(Suppl): S65-70.
[59] Fox TJ, Cil A, Sperling JW, *et al.* Survival of the glenoid component in shoulder arthroplasty. J Shoulder Elbow Surg, 2009, 18: 859-863.
[60] Gartsman GM, Elkousy HA, Warnock KM, *et al.* Radiographic comparison of pegged and keeled glenoid components. J Shoulder Elbow Surg, 2005, 14: 252-257.
[61] RJ Friedman, M LaBerge, RL Dooley, *et al.* Finite element modeling of the glenoid component: effect of design parameters on stress distribution. J Shoulder Elbow Surg, 1992, 1 (5): 261-270 .
[62] FA Matsen 3rd. Early effectiveness of shoulder arthroplasty for patients who have primary glenohumeral degenerative joint disease. J Bone Joint Surg Am, 1996, 78 (2): 260-264.
[63] ME Torchia, RH Cofield, CR Settergren. Total shoulder arthroplasty with the Neer prosthesis: Long-term results. J Shoulder Elbow Surg, 1997, 6 (6): 495-505.
[64] Neer CS 2nd, Watson KC, Stanton FJ. Recent experience in total shoulder replacement. J Bone Joint Surg Am, 1982, 64 (3): 319-337.
[65] Norris TR, Iannotti JP. Functional outcome after shoulder arthroplasty for primary osteoarthritis: a multicenter study. J Shoulder Elbow Surg, 2002, 11 (2): 130-135.
[66] Iannotti JP, Norris TR. Influence of preoperative factors on outcome of shoulder arthroplasty for glenohumeral osteoarthritis. J Bone Joint Surg Am, 2003, 85 (2): 251-258.
[67] SD Martin, D Zurakowski, TS Thornhill. Uncemented glenoid component in total shoulder arthroplasty: Survivorship and outcomes. J Bone Joint Surg Am, 2005, 87: 1284-1292.
[68] Franklin JL, Barrett WP, Jackins SE, *et al.* Glenoid loosening in total shoulder arthroplasty. J Arthroplasty, 1988, 3: 39-46.
[69] Bohsali KI, Wirth MA, Rockwood CA J. Complications of total shoulder arthroplasty. J Bone Joint Surg Am, 2006, 88 (10): 2279-2292.
[70] Wirth MA, Rockwood CA J. Complications of total shoulder-replacement arthroplasty. J Bone Joint Surg Am, 1996, 78 (4): 603-616.
[71] Chin PYK, Sperling JW, Cofield RH, *et al.* Complications of total shoulder arthroplasty: are they fewer or different.

J Shoulder Elbow Surg, 2006, 15 (1): 19-22.

[72] Stewart MP, Kelly IG. Total shoulder replacement in rheumatoid disease: 7- to 13-year follow-up of 37 joints. J Bone Joint Surg Br, 1997, 79 (1): 68-72.

[73] Sneppen O, Fruensgaard S, Johanssen HV, *et al.* Total shoulder replacement in rheumatoid arthritis: proximal migration and loosening. J Shoulder Elbow Surg, 1996, 5(1): 47-52.

[74] SJ Hattrup, RH Cofield, SS Cha. Rotator cuff repair after shoulder replacement. J Shoulder Elbow Surg, 2006, 15 (1): 78-83.

[75] PM Grammont, E Baulot Delta shoulder prosthesis for rotator cuff rupture. Orthopedic, 1993, 16 (1): 65-68.

[76] Cuff D, Clark R, Pupello D, *et al.* Reverse shoulder arthroplasty for the treatment of rotator cuff deficiency: a concise follow-up, at a minimum of five years, of a previous report. J Bone Joint Surg Am, 2012, 94: 1996-2000.

[77] Ek ET, Neukom L, Catanzaro S, *et al.* Reverse total shoulder arthroplasty for massive irreparable rotator cuff tears in patients younger than 65 years old: results after five to fifteen years. J Shoulder Elbow Surg, 2013, 22: 1199-1208.

[78] J Guery, L Favard, F Sirveaux, *et al.* Reverse total shoulder arthroplasty: Survivorship analysis of eighty replacements followed for five to ten years. J Bone Joint Surg Am, 2006, 88 (8): 1742-1747.

[79] R Jacobs, P Debeer, L De Smet. Treatment of rotator cuff arthropathy with a reversed Delta shoulder prosthesis. Acta Orthop Belg, 2001, 67 (4): 344-347.

[80] F Sirveaux, L Favard, D Oudet, *et al.* Grammont inverted total shoulder arthroplasty in the treatment of glenohumeral osteoarthritis with massive rupture of the cuff: Results of a multicentre study of 80 shoulders. J Bone Joint Surg Br, 2004, 86 (3): 388-395.

[81] P Boileau, D Watkinson, AM Hatzidakis, *et al.* The Grammont reverse shoulder prosthesis: Results in cuff tear arthritis, fracture sequelae, and revision arthroplasty. J Shoulder Elbow Surg, 2006, 15 (5): 527-540.

[82] F Sirveaux, L Favard, D Oudet, *et al.* Grammont inverted total shoulder arthroplasty in the treatment of glenohumeral osteoarthritis with massive rupture of the cuff: Results of a multicentre study of 80 shoulders. J Bone Joint Surg Br, 2004, 86 (3): 388-395.

[83] M Rittmeister, F Kerschbaumer. Grammont reverse total shoulder arthroplasty in patients with rheumatoid arthritis and nonreconstructible rotator cuff lesions. J Shoulder Elbow Surg, 2001, 10(1): 17-22.

[84] P Boileau, C Chuinard, Y Roussanne, *et al.* Modified latissimus dorsi and teres major transfer through a single delto-pectoral approach for external rotation deficit of the shoulder: As an isolated procedure or with a reverse arthroplasty. J Shoulder Elbow Surg, 2007, 16 (6): 671-682.

[85] C Gerber, SD Pennington, EJ Lingenfelter, *et al.* Reverse delta-III total shoulder replacement combined with latissimus dorsi transfer: A preliminary report. J Bone Joint Surg Am, 2007, 89 (5): 940-947.

[86] T Bufquin, A Hersan, L Hubert, *et al.* Reverse shoulder arthroplasty for the treatment of three- and four-part fractures of the proximal humerus in the elderly: A prospective review of 43 cases with a short-term follow-up. J Bone Joint Surg Br, 2007, 89 (4): 51.

[87] CM Werner, PA Steinmann, M Gilbart, *et al.* Treatment of painful pseudoparesis due to irreparable rotator cuff dysfunction with the Delta Ⅲ reverse-ball-and-socket total shoulder prosthesis. J Bone Joint Surg Am, 2005, 87 (7): 1476-1486.

[88] B Wall, L Nové-Josserand, DP O'Connor, *et al.* Reverse total shoulder arthroplasty: A review of results according to etiology. J Bone Joint Surg Am, 2007, 89 (7): 1476-1485.

[89] 姜春岩, 李奉龙, 鲁谊等: 反球型人工肩关节假体置换术治疗复杂肱骨近端骨折. 中华创伤骨科杂志, 2014, 10: 834-838.

[90] S Gutierrez, RM Greiwe, MA Frankle, *et al.* Biomechanical comparison of component position and hardware failure in the reverse shoulder prosthesis. J Shoulder Elbow Surg, 2007, 16 (3 Suppl): S9-S12.

[91] P Boileau, DJ Watkinson, AM Hatzidakis, *et al.* Grammont reverse prosthesis: Design, rationale, and biomechanics. J Shoulder Elbow Surg, 2005, 14 (1 Suppl S): 147S-161S.

[92] RW Simovitch, MA Zumstein, E Lohri, *et al.* Predictors of scapular notching in patients managed with the Delta III reverse total shoulder replacement. J Bone Joint Surg Am, 2007, 89 (3): 588-600.

[93] M Frankle, S Siegal, D Pupello, *et al.* The reverse shoulder prosthesis for glenohumeral arthritis associated with severe rotator cuff deficiency: A minimum two-year follow-up study of sixty patients. J Bone Joint Surg Am, 2005, 87 (8): 1697-1705.

[94] L Neyton, P Boileau, L Nové-Josserand, *et al.* Glenoid

bone grafting with a reverse design prosthesis. J Shoulder Elbow Surg, 2007, 16 (3 Suppl): S71-S78.

[95] Eraly K, MSca B, Stoffelen D, *et al.* A patient-specific guide for optimizing custom-made glenoid implantation in cases of severe glenoid defects: an in vitro study. J Shoulder Elbow Surg, 2016, 25: 837-845.

[96] Werner CM, Steinmann PA, Gilbart M, *et al.* Treatment of painful pseudoparesis due to irreparable rotator cuff dysfunction with the Delta Ⅲ reverse-ball-and-socket total shoulder prosthesis. J Bone Joint Surg Am, 2005, 78 (7): 1476-1486.

[97] Williams GR Jr, Iannotti JP. Management of periprosthetic fractures: the shoulder. J Arthroplasty, 2002, 17 (4 Suppl 1): 14-16.

[98] Wirth MA, Rockwood CA Jr. Complications of total shoulder-replacement arthroplasty. J Bone Joint Surg Am, 1996, 78 (4): 603-616.

[99] Gerber C, Pennington SD, Lingenfelter EJ, *et al.* Reverse Delta-III total shoulder replacement combined with latissimus dorsi transfer: a preliminary report. J Bone Joint Surg Am, 2007, 89 (5): 940-947.

[100] Boileau P, Chuinard C, Roussanne Y, *et al.* Modified latissimus dorsi and teres major transfer through a single delto-pectoral approach for external rotation deficit of the shoulder: as an isolated procedure or with a reverse arthroplasty. J Shoulder Elbow Surg, 2007, 16 (6): 671-682.